毒物劇物取扱者合格教本

第3版

湘央生命科学技術専門学校
竹尾文彦
＋
花輪俊宏 著

試験問題を徹底分析！
毒物劇物をキーワードで分類・整理！

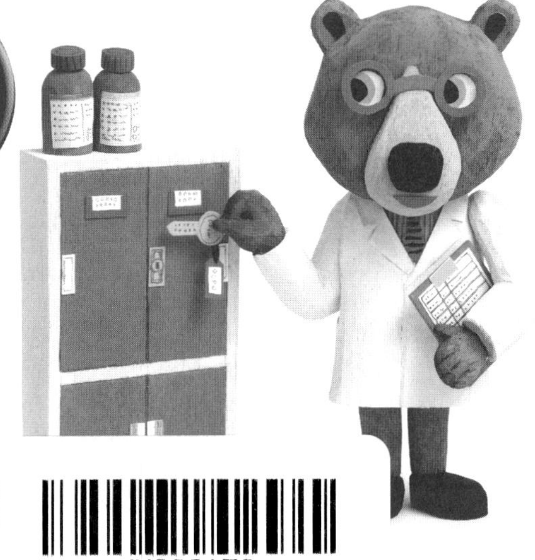

技術評論社

■注意

・ 本書の著者および出版社は、本書の使用による毒物劇物取扱者試験の合格を保証するものではありません。
・ 本書は2018年に発行された「改訂新版 毒物劇物取扱者合格教本」の改訂版です。重複する内容もございますが、あらかじめご了承ください。
・ 本書に関するご質問は、FAXか書面、弊社Webページからお願いします。電話での直接のお問い合わせにはお答えできませんので、あらかじめご了承ください。
・ 本書に記述してある内容を超えるご質問、個人指導と思われるご質問、試験問題そのものに対するご質問には、お答えできませんので、あらかじめご了承ください。
・ 本文中では、TMマークや®マークなどは明記していません。

■追加情報・補足情報について

本書の追加情報、補足情報、正誤表、資料、ダウンロード教材などについては、インターネットの以下のURLからご覧ください。

https://gihyo.jp/book/2021/978-4-297-12046-7/support

はじめに

私たちが所属する湘央生命科学技術専門学校バイオ学科(現 応用生物科学科)では、1988年に講師の故・上野明先生がはじめられて以来、毒物劇物取扱者試験(一般で受験)の対策をずっと行ってまいりました。「国家資格の取得を通して、ひとり一人の学生が自信を深めて欲しい」という上野先生の強い想いは、今も私たちと在校生・卒業生の中に脈々と受け継がれております。そして、その重要なエッセンスをまとめたのが、「毒物劇物取扱者合格教本」です。

2010年4月10日に「毒物劇物取扱者合格教本」が出版され、2018年4月29日に「改訂新版 毒物劇物取扱者合格教本」として改訂されましたが、今般、「地域の自主性及び自立性を高めるための改革の推進を図るための関係法律の整備に関する法律」(2018年法律第66号)第3条の規定により、「毒物及び劇物取締法」が一部改正され、2020年4月1日に施行されたことを受け、「第3版 毒物劇物取扱者合格教本」として再度改訂されることになりました。今回の書籍の改訂はこの法律改正を受けてのものですので、「第1章 毒物及び劇物に関する法規」の内容変更が中心になりますが、「第2章 基礎化学」も一部内容の追加を行っております。今回の改訂でも毒物劇物取扱者試験(一般)の試験内容の分析が中心となっているのは変わりありませんが、広範な試験範囲の中でも特に重要な基本的なポイントをピックアップし、なるべく整理してわかりやすくまとめたつもりです。なお、演習問題が少ないことなどが本書の弱点ですが、それらを補うために各種ダウンロード教材を準備しておりますので、適宜ご利用ください。また、姉妹書として同じく技術評論社から出版されている「らくらく突破 毒物劇物取扱者オリジナル問題集」は、ページ数の制限で合格教本にはあまり掲載できなかった演習問題とプラスα(アルファ)の内容を補完する目的で出版されたものです。よろしかったら、こちらも併せて学習していただくと、効果的です。どのように学習するかは人それぞれだとは思いますが、受験する都道府県、地域の過去問題を3年分(できれば5年分)必ず手に入れて、出題形式や傾向の分析を必ず並行して行ってください。

最後に、この本を手にしてくださった受験者の方々が無事に合格を勝ち取ることを心より祈っております。そして、多くの読者のみなさま、このような機会をくださった技術評論社のみなさまに厚くお礼申しあげます。

2021年3月　著者ら記す

目次

目次

毒物劇物取扱者試験とは

1 毒物及び劇物取締法とは

毒物及び劇物取締法の目的は、毒物及び劇物について、保健衛生上の見地から必要な取締を行うことです。これにより、毒物劇物営業者は、毒物または劇物を直接取り扱う製造所、営業所または店舗ごとに毒物劇物取扱責任者を置き、毒物または劇物による保健衛生上の危害の防止に当たらせなければなりません。

2 毒物劇物取扱責任者になるためには

(1) 毒物劇物取扱責任者になるための資格

毒物劇物取扱責任者になるためには次のいずれかの資格が必要となります。

① 薬剤師
② 厚生労働省令で定める学校で、応用化学に関する学課を修了した者
③ 都道府県知事が行う毒物劇物取扱者試験に合格した者

(2) 応用化学に関する学課を修了した者とは

上記②の「厚生労働省令で定める学校で、応用化学に関する学課を修了した者」とは、以下のような方です。

① 大学等

大学（短期大学と旧専門学校を含む）で応用化学に関する学課を修了した者。応用化学に関する学課とは次の学部、学科。

（ア）薬学部
（イ）理学部、理工学部または教育学部の化学科、理学科、生物化学科など
（ウ）農学部、水産学部または畜産学部の農業化学科、農芸化学科、農産化学科、園芸化学科、水産化学科、生物化学工学科、畜産化学科、食品化学科など
（エ）工学部の応用化学科、工業化学科、化学工学科、合成化学科、合成化学工学科、応用電気化学科、化学有機工学科、燃料化学科、高分子化学科など
（オ）化学に関する授業科目の単位数が必修科目の単位中28単位以上または50%以上である学科

② 高等専門学校

高等専門学校工業化学科またはこれに代わる応用化学に関する学課を修了した者。

③ **専門課程を置く専修学校（専門学校）**

専門学校において応用化学に関する学課を修了した者については、30単位以上の化学に関する科目を修得している者。

④ **高等学校**

高等学校（旧実業高校も含む）において応用化学に関する学課を修了した者で、30単位以上の化学に関する科目を修得した者。

(3) 毒物劇物取扱責任者になれない者

次のいずれかに該当する人は、毒物劇物取扱責任者にはなれません。

① 18歳未満の者

② 心身の障害により毒物劇物取扱責任者の業務を適正に行うことができない者として厚生労働省令で定めるもの

③ 麻薬、大麻、あへんまたは覚せい剤の中毒者

④ 毒物もしくは劇物または薬事に関する罪を犯し、罰金以上の刑に処せられ、その執行を終り、または執行を受けることがなくなった日から起算して3年を経過していない者

3 毒物劇物取扱者試験の受験資格

国籍、性別、職業、年齢などに関係なく、誰でも受験できます。

4 毒物劇物取扱者試験の種類

毒物劇物取扱者試験は、取り扱う毒物劇物の種類により3つに分類されています。

① **一般毒物劇物取扱者試験** ………………すべての毒物劇物

② **農業用品目毒物劇物取扱者試験** ………農業用品目である毒物劇物

③ **特定品目毒物劇物取扱者試験** …………特定品目である毒物劇物

5 毒物劇物取扱者試験の実施

毒物劇物取扱者試験は、年1回都道府県ごとに行われます。したがって都道府県ごとに試験の時期、試験時間（1時間30分～2時間）、問題数（40問～100問ぐらい）は異なります。解答方式は、マークシートが多いようです。

受験案内は、各都道府県の関係部署（薬務課など）より試験日のおよそ2ヶ月前には発表されます。都道府県ごとに試験の実施時期が異なりますので、複数の都道府県で受験することも可能です。なお、関西広域連合（滋賀県、京都府、

大阪府、兵庫県、和歌山県、徳島県)、中国地方(鳥取県、島根県、岡山県、広島県、山口県)、九州全県・沖縄県は同日実施です※。

※ 状況により同日実施の地区や試験日が変わることもありますので、試験前に各都道府県にご確認ください。

6 受験の手続き

必要書類は、受験願書、写真、受験手数料です。都道府県によっては、戸籍抄本または住民票抄本(本籍の記載されているもの)が必要な場合もあります。これらは、郵送か代理人または本人が直接持参して手続きを行います。

受験願書は、各都道府県の薬務課で入手できます。また薬務課以外に保健所でも配布している都道府県や郵送で入手できる都道府県もあります。

7 試験科目

毒物劇物取扱者試験は、筆記試験と実地試験で行われます。筆記試験は次の3つの内容から出題されます。

① 毒物及び劇物に関する法規

② 基礎化学

③ 毒物及び劇物の性質及び貯蔵その他取扱方法

実地試験は、毒物及び劇物の識別及び取扱方法について出題されます。

試験科目名は、各都道府県によって異なります。筆記・実地試験と分けずに科目名で分けていたり、科目名が全く異なる場合もあります。

8 合格基準

都道府県ごとに合格基準は定められており、ホームページ上で公開している都道府県もあります。6割以上かつ各科目で基準がある都道府県が多いようです。難易度については、都道府県ごとに試験は実施されますので各都道府県によって異なります。合格率も都道府県ごとに異なります。およそ20%～50%未満の間のようです。

本書の使い方

毒物劇物取扱者試験は筆記試験と実地試験から成り、筆記試験は「毒物及び劇物に関する法規」、「基礎化学」、「毒物及び劇物の性質及び貯蔵その他取扱方法」の項目から出題され、実技試験は毒物及び劇物の鑑別及び取扱方法について、出題されます。

■まず第1章から第3章をしっかり学習しよう

本書は、毒物劇物取扱者試験を受験する上で必要となる基礎知識を効率よく学習できるように工夫してあります。どの都道府県、どの試験の種類（一般、農業用品目、特定品目など）で受験する場合でも、本書の第1章から第3章はしっかりと学習してください（第3章については農業用品目、特定品目で受験の場合には、その品目に分類されている毒物劇物のみ学習してください）。

■受験地の過去問題を分析してから第4章から第9章を取り組もう

第4章から第9章に関しましては、各都道府県によって出題傾向に差があるので、それをつかんでから取り組まれることをお勧めします。そのためにも、受験を予定している都道府県が過去に実施した試験問題を少なくとも過去3年分、できれば過去5年分を入手して、出題形式の確認、出題傾向の分析を行ってください。

とはいえ、出題傾向はあくまでも傾向です。今までの傾向が大きく変わることもあるので、注意してください。力の入れ方は項目により変えるとはいえ、そのためにもまんべんなく学習していただくのが理想です。

■毒物劇物の性状を理解することが基本

おそらく多くの方が、筆記試験の「毒物及び劇物の性質及び貯蔵その他取扱方法」と実地試験の勉強が最も大変だと感じ、その出来が合否を分けることになるのではないかと思います。この部分の勉強については、毒物劇物の性状を理解しておくことが基本となりますが、これについては第3章にまとめてありますので、まずはその毒物劇物が常温で固体、液体、気体のいずれであるかを意識しながら（今後、常に意識するようにしてください）、読み進めて行ってください。これを知っておくだけでも、選択肢を絞り込むことができます。

とにかく、毒物劇物の性状についてしっかりと理解しているかどうかが、貯蔵法、廃棄法、毒性、鑑別法など、多岐にわたる内容を理解するための基本となります。毒物劇物の性状との関連性を推測して覚えると効率がよいですし、知識の定着が期待できます。効率よく理解するために、項目ごとに「暗記プリント」を用意しておりますので、知識の定着にご利用ください。

■各種資料をダウンロードで用意しています

また、勉強が進むと、本書を読んでいて、毒物劇物の性状、貯蔵法、廃棄法、毒性、鑑別法などが個々の毒物劇物別に書かれていればよいのにと感じる方もいらっしゃるかもしれません。そのような方のために、インターネットからダウンロードするという形式で「毒物及び劇物に関する参考資料（改訂版）」を用意していますので、ご利用ください。暗記がとにかく得意で、「丸暗記の方が、私には向いている。」という方には、この資料を中心に勉強していくのも一つの方法かもしれません。そして、自分がしっかりと理解できているかどうかを確認するために、本書には章末問題があります。紙面の都合で頻出問題に絞って掲載しておりますが、問題が少ないと感じる方もいらっしゃるかもしれません。そんなときには受験する各都道府県の過去問題を解いたり、「ダウンロード問題（一般、農業用品目、特定品目別のものもあります）」を利用したり、私たちがまとめて、技術評論社から出版されている「らくらく突破 毒物劇物取扱者オリジナル問題集」（別売）をご利用いただいたりすると、理解度の確認ができ、より理解が深まるのではないかと思います。

本書を利用くださっている方々が学習を円滑に進められるように、これらの各種ダウンロード資料を必要に応じて利用できるようにしてありますので、皆さまの勉強のツールとして利用いただけましたら、幸いです。かなりボリュームがある資料もありますが、必要な方はp.327を参照して、インターネットからダウンロードしてみてください。

ここまでいろいろと書いてきましたが、最終的には勉強法は人それぞれです。自分に合った勉強法で覚えていってもらえば、それでいいのだと思います。自分の考える形で、本書とツールをどうぞご利用ください。

■農業品目で受験した方がよいのか？

また、特定品目で受験を考えられている方は少し状況が違うかもしれませんが、農業用品目で受験を考えられている方は、「よほど農薬にくわしくない限り、農業用品目で受験するよりは、思い切って一般で受験した方が勉強しやすいということもあるかもしれない」と個人的には思っています。あくまで個人の見解ですが、こんなことも少し意識して、受験する試験の区分（種類）を考えられるとよいのではないかと思います。参考程度にお考えください。

皆さまからのご意見・ご感想は、私たちの励みになっております。もしよろしければ、書籍レビューなどを通して、ご意見等をお聞かせいただけましたら幸いです。本書をよりよいものとするためにも、よろしくお願い申しあげます。

本書を利用してくださっている方々が、無事に合格を勝ち取られることをお祈り申し上げます。

本書の構成

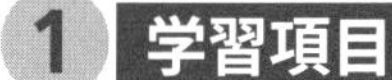

1 学習項目

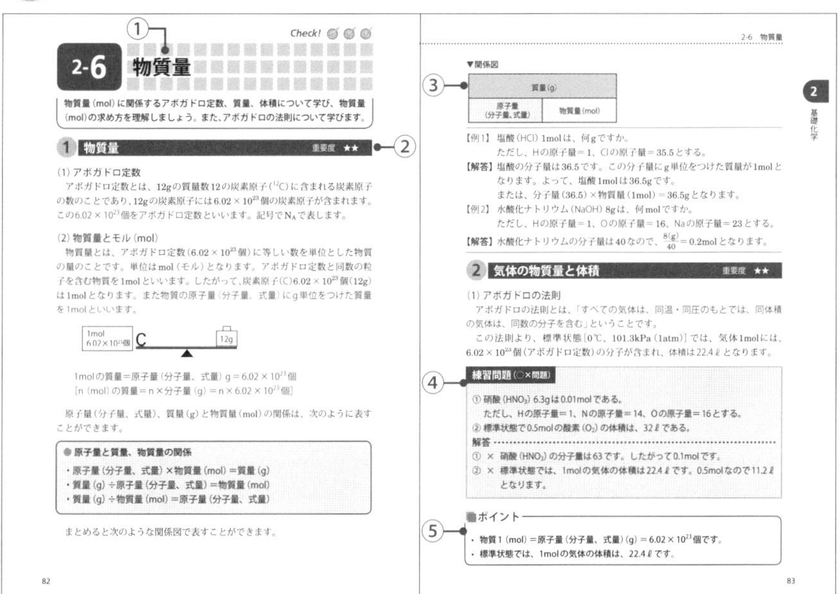

①

Check!

2-6 物質量

物質量（mol）に関係するアボガドロ定数、質量、体積について学び、物質量（mol）の求め方を理解しましょう。また、アボガドロの法則について学びます。

1 物質量　重要度 ★★ ―②

(1) アボガドロ定数

アボガドロ定数とは、12gの質量数12の炭素原子（^{12}C）に含まれる炭素原子の数のことであり、12gの炭素原子には6.02×10^{23}個の炭素原子が含まれます。この6.02×10^{23}個をアボガドロ定数といいます。記号でN_Aで表します。

(2) 物質量とモル（mol）

物質量とは、アボガドロ定数（6.02×10^{23}個）に等しい数を単位とした物質の量のことです。単位はmol（モル）となります。アボガドロ定数と同数の粒子を含む物質を1molといいます。したがって、炭素原子（C）6.02×10^{23}個（12g）は1molとなります。また物質の原子量（分子量、式量）にg単位をつけた質量を1molといいます。

1molの質量＝原子量（分子量、式量）g＝6.02×10^{23}個
［n（mol）の質量＝n×分子量（g）＝n×6.02×10^{23}個］

原子量（分子量、式量）、質量（g）と物質量（mol）の関係は、次のように表すことができます。

● 原子量と質量、物質量の関係

- 原子量（分子量、式量）×物質量（mol）＝質量（g）
- 質量（g）÷原子量（分子量、式量）＝物質量（mol）
- 質量（g）÷物質量（mol）＝原子量（分子量、式量）

まとめると次のような関係図で表すことができます。

82

2-6 物質量

▼関係図 ―③

質量（g）	
原子量（分子量、式量）	物質量（mol）

【例1】塩酸（HCl）1molは、何gですか。
ただし、Hの原子量＝1、Clの原子量＝35.5とする。

【解答】塩酸の分子量は36.5です。この分子量にg単位をつけた質量が1molとなります。よって、塩酸1molは36.5gです。
または、分子量（36.5）×物質量（1mol）＝36.5gとなります。

【例2】水酸化ナトリウム（NaOH）8gは、何molですか。
ただし、Hの原子量＝1、Oの原子量＝16、Naの原子量＝23とする。

【解答】水酸化ナトリウムの分子量は40なので、$\frac{8(g)}{40}$＝0.2molとなります。

2 気体の物質量と体積　重要度 ★★

(1) アボガドロの法則

アボガドロの法則とは、「すべての気体は、同温・同圧のもとでは、同体積の気体は、同数の分子を含む」ということです。

この法則より、標準状態［0℃、101.3kPa（1atm）］では、気体1molには、6.02×10^{23}個（アボガドロ定数）の分子が含まれ、体積は22.4ℓとなります。

④ 練習問題（○×問題）

① 硝酸（HNO_3）6.3gは0.01molである。
ただし、Hの原子量＝1、Nの原子量＝14、Oの原子量＝16とする。
② 標準状態で0.5molの酸素（O_2）の体積は、32ℓである。

解答
① × 硝酸（HNO_3）の分子量は63です。したがって0.1molです。
② × 標準状態では、1molの気体の体積は22.4ℓです。0.5molなので11.2ℓとなります。

⑤ ■ポイント

- 物質1（mol）＝原子量（分子量、式量）（g）＝6.02×10^{23}個です。
- 標準状態では、1molの気体の体積は、22.4ℓです。

2 基礎化学

83

① **節のテーマ**：節のテーマとこの節で何を学習するかを示しています。

② **重要度**：各項の重要度を示しています。各節の中でも項目によって重要度は違います。★★★は出題頻度が高いことを示し、逆に★は出題頻度が低いことを示しています。この重要度を参考に覚えましょう。

③ **図表**：文字だけではわかりづらいところは図表を用いて説明しています。

④ **練習問題**：この節で学んだことを復習する○×問題です。第1章と第2章のみ掲載。

⑤ **ポイント**：各節のポイントをまとめています。第1章と第2章のみ掲載。

2 章末問題

各章の最後に章末問題を掲載しています。いままで学習した内容を確認しましょう。

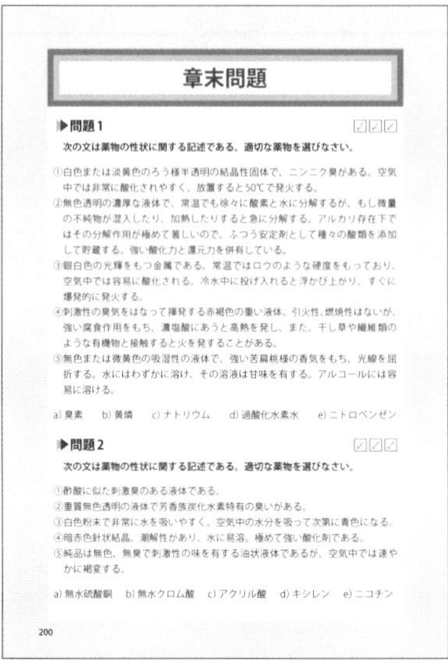

章末問題

▶問題1

次の文は薬物の性状に関する記述である。適切な薬物を選びなさい。

①白色または淡黄色のろう様半透明の結晶性固体で、ニンニク臭がある。空気中では非常に酸化されやすく、放置すると50℃で発火する。
②無色透明の濃厚な液体で、常温でも徐々に酸素と水に分解するが、もし微量の不純物が混入したり、加熱したりすると急に分解する。アルカリ存在下ではその分解作用が極めて著しいので、ふつう安定剤として種々の酸類を添加して貯蔵する。強い酸化力と還元力を併有している。
③銀白色の光輝をもつ金属である。常温ではロウのような硬度をもっており、空気中では容易に酸化される。冷水中に投げ入れると浮かび上がり、すぐに爆発的に発火する。
④刺激性の臭気をはなって揮発する赤褐色の重い液体。引火性、燃焼性はないが、強い腐食作用をもち、濃塩酸にあうと高熱を発し、また、干し草や繊維類のような有機物と接触すると火を発することがある。
⑤無色または微黄色の吸湿性の液体で、強い苦扁桃様の香気をもち、光線を屈折する。水にはわずかに溶け、その溶液は甘味を有する。アルコールには容易に溶ける。

a）臭素　b）黄燐　c）ナトリウム　d）過酸化水素水　e）ニトロベンゼン

▶問題2

次の文は薬物の性状に関する記述である。適切な薬物を選びなさい。

①酢酸に似た刺激臭のある液体である。
②重質無色透明の液体で芳香族炭化水素特有の臭いがある。
③白色粉末で非常に水を吸いやすく、空気中の水分を吸って次第に青色になる。
④暗赤色針状結晶、潮解性があり、水に易溶。極めて強い酸化剤である。
⑤純品は無色、無臭で刺激性の味を有する油状液体であるが、空気中では速やかに褐変する。

a）無水硫酸銅　b）無水クロム酸　c）アクリル酸　d）キシレン　e）ニコチン

200

3 問題集について

本書を読み、さらに問題を解きたい場合や、もっと深く理解したい場合などには、小社刊「らくらく突破 毒物劇物取扱者オリジナル問題集 改訂新版」（竹尾文彦＋花輪俊宏著、2200円＋税）をあわせてご利用ください。本書と同じ構成（章立て）となっていますので、効率的に学習することができます。

4 ダウンロード教材について

本を手にしていただいた方へのささやかなお礼として「毒物及び劇物に関する参考資料（改訂版）」、「試験用暗記プリント」、「オリジナル問題」、「読み方ガイド」など各種資料を用意しています。以下のURLからご覧ください。

https://gihyo.jp/book/2021/978-4-297-12046-7/support/
または
https://www.sho-oh.ac.jp/dokugeki/

ダウンロードの詳細やパスワードについては、p.327をご覧ください。

第1章

毒物及び劇物に関する法規

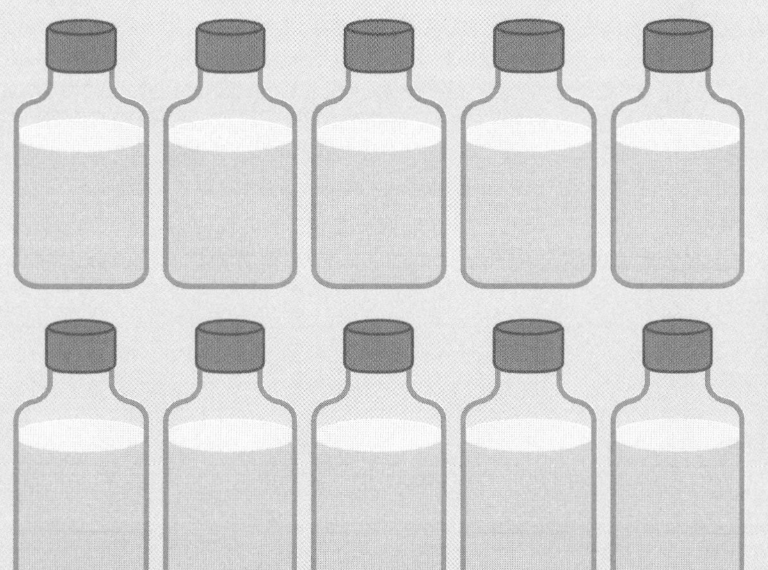

Check!   

1-1 毒物及び劇物取締法の目的と定義

毒物及び劇物取締法の目的と3つに分類される毒物及び劇物の定義を覚えましょう。毒物及び劇物は、医薬品及び医薬部外品以外のものです。

1 本章の読み方について

毒物及び劇物取締法とは、医薬品及び医薬部外品以外の毒物及び劇物について保健衛生上の見地から取締を行うことを目的とした法律です。毒物及び劇物は政令で定められ、登録された者でなければ製造、輸入、販売などを行うことが禁止されています。また、設備の基準、運搬方法、事故の際の措置など取扱に関して規定が定められています。

試験では、毒物及び劇物取締法の条文がそのまま出題されることもあります。本書では、毒物及び劇物取締法の重要な条文を抜粋または一部抜粋し、条文の読みやすさを重視して編集を加え、掲載しています。

また、毒物及び劇物取締法に関連する施行令または規則を併記することによって、関連づけしやすいようにしています。毒物及び劇物取締法だけでなく、関連する施行令及び規則のキーワードもしっかり押さえ、条文と合わせて覚えましょう。キーワードと条文を関連づけて覚えることが大切です。この関連づけができれば、法規問題は確実にクリアできます。

2 目的と定義 重要度 ★

(1) 目的

●第1条

この法律は、毒物及び劇物について、保健衛生上の見地から必要な取締を行うことを目的とします。

(2) 定義

●第2条

この法律で「毒物」とは、別表第1に掲げる物であって、医薬品及び医薬部外品以外のものをいいます。

● **主な「毒物」（別表第1より抜粋）**

・エチルパラニトロフェニルチオノベンゼンホスホネイト（別名EPN）

・黄燐	・クラーレ	・シアン化水素
・シアン化ナトリウム	・水銀	・セレン
・砒素（ひそ）	・ニコチン	・弗化水素（ふっかすいそ）
・硫化燐（りゅうかりん）	・ニッケルカルボニル	・四アルキル鉛*
・モノフルオール酢酸*	・モノフルオール酢酸アミド*	

（*は特定毒物）

2　この法律で「劇物」とは、別表第2に掲げる物であって、医薬品及び医薬部外品以外のものをいいます。

● **主な「劇物」（別表第2より抜粋）**

・アクリルニトリル	・アクロレイン	・アニリン
・アンモニア*	・塩化水素*	・塩化第一水銀
・過酸化水素*	・過酸化ナトリウム*	・過酸化尿素*
・カリウム	・クレゾール*	・クロルエチル
・クロルスルホン酸	・クロルピクリン	・クロルメチル
・クロロホルム	・硅弗化水素酸（けいふっかすいそさん）	・四塩化炭素
・シアン酸ナトリウム	・蓚酸（しゅうさん）*	

・ジメチル—二・二—ジクロルビニルホスフェイト（別名DDVP）

・臭素	・硝酸（しょうさん）*	・ピクリン酸
・水酸化カリウム*	・水酸化ナトリウム*	・スルホナール
・トリクロル酢酸	・ナトリウム	・二硫化炭素
・ニトロベンゼン	・ヒドロキシルアミン	・フェノール*
・ブロムエチル	・ブロム水素	・ブロムメチル
・ホルムアルデヒド*	・無水クロム酸	・メタノール
・モノクロル酢酸	・沃化水素（ようかすいそ）	・沃素（ようそ）
・硫酸*	・硫酸タリウム	・燐化亜鉛（りんかあえん）

（*は除外濃度あり）

▼劇物から除外される濃度

濃度(%)	物質名
1%以下	ホルムアルデヒド
5%以下	水酸化カリウム、水酸化ナトリウム、過酸化ナトリウム、クレゾール、フェノール
6%以下	過酸化水素
10%以下	アンモニア、塩化水素、蓚酸、硝酸、硫酸
17%以下	過酸化尿素

3　この法律で「特定毒物」とは、毒物であって、別表第3に掲げるものをいいます。

● 主な「特定毒物」(別表第3より抜粋)

・オクタメチルピロホスホルアミド(別名シュラーダン)
・ジエチルパラニトロフェニルチオホスフェイト(別名パラチオン)
・テトラエチルピロホスフェイト(別名TEPP)

▼第1条と第2条のキーワード

条文	キーワード
第1条	保健衛生上の見地、取締
第2条(毒物、劇物)	医薬品及び医薬部外品以外のもの

練習問題(○×問題)

① 毒物及び劇物取締法は、毒物及び劇物について、適正使用の見地から必要な取締を行うことを目的とする。
② 毒物及び劇物取締法により、砒素は特定毒物に、水銀は毒物に指定されている。

解答

① ×「適正使用の見地」ではなく、「保健衛生上の見地」です。第1条参照。
② × 砒素は特定毒物ではなく、砒素は毒物です。第2条参照。

■ポイント

- 毒物及び劇物取締法の目的は、「保健衛生上の見地」から「取締」を行うことです。
- 毒物及び劇物は、医薬品及び医薬部外品以外のものです。

Check!

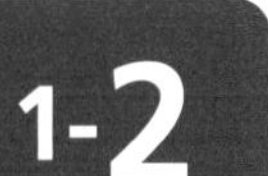

1-2 毒物及び劇物取締法の禁止規定

毒物及び劇物の取扱に必要な登録や毒物及び劇物の使用目的、取扱について理解しましょう。また、特定毒物研究者、特定毒物使用者の特定毒物の取扱についても学びます。

1 禁止規定① 重要度 ★★★

(1) 登録、販売、製造、輸入

登録または許可を受けた者でなければ、販売・製造・輸入はできません。また、特定毒物には着色の義務があります。

●第3条

毒物または劇物の製造業の登録を受けた者でなければ、毒物または劇物を販売または授与の目的で製造してはいけません。

2 毒物または劇物の輸入業の登録を受けた者でなければ、毒物または劇物を販売または授与の目的で輸入してはいけません。

3 毒物または劇物の販売業の登録を受けた者でなければ、毒物または劇物を販売し、授与し、または販売もしくは授与の目的で貯蔵し、運搬し、もしくは陳列してはいけません。ただし、毒物または劇物の製造業者または輸入業者が、その製造し、または輸入した毒物または劇物を、他の毒物または劇物の製造業者、輸入業者または販売業者（以下「毒物劇物営業者」という）に販売し、授与し、またはこれらの目的で貯蔵し、運搬し、もしくは陳列するときは、この限りではありません。

●第3条の2

毒物もしくは劇物の製造業者または学術研究のため特定毒物を製造し、もしくは使用することができる者としてその主たる研究所の所在地の都道府県知事の許可を受けた者（以下「特定毒物研究者」）でなければ、特定毒物を製造してはいけません。

2 毒物もしくは劇物の輸入業者または特定毒物研究者でなければ、特定毒物を輸入してはいけません。

3 特定毒物研究者または特定毒物を使用することができる者として品目ごとに政令で指定する者（以下「特定毒物使用者」）でなければ、特定毒物を使用してはいけません。ただし、毒物または劇物の製造業者が毒物または劇物の製造のために特定毒物を使用するときは、この限りではありません。

4　特定毒物研究者は、特定毒物を学術研究以外の用途に供してはいけません。
5　特定毒物使用者は、特定毒物を品目ごとに政令で定める用途以外の用途に供してはいけません。

▼登録または許可を得た者

区分	役割
毒物劇物営業者	登録を受けた毒物劇物の製造業者、輸入業者、販売業者
特定毒物研究者	特定毒物を製造し、使用できるものとして都道府県知事の許可を得た者
特定毒物使用者	特定毒物研究者または特定毒物を使用できるものとして品目ごとに政令で指定する者

6　毒物劇物営業者、特定毒物研究者または特定毒物使用者でなければ、特定毒物を譲り渡し、または譲り受けてはいけません。
7　前項に規定する者は、同項に規定する者以外の者に特定毒物を譲り渡し、または同項に規定する者以外の者から特定毒物を譲り受けてはいけません。
8　毒物劇物営業者または特定毒物研究者は、特定毒物使用者に対し、その者が使用することができる特定毒物以外の特定毒物を譲り渡してはいけません。
9　毒物劇物営業者または特定毒物研究者は、保健衛生上の危害を防止するため政令で特定毒物について品質、着色または表示の基準が定められたときは、当該特定毒物（注）については、その基準に適合するものでなければ、これを特定毒物使用者に譲り渡してはいけません。

注：当該特定毒物…下記の「特定毒物の着色基準」表中の※1～※5

▼特定毒物の着色基準

	製剤	用途	着色
※1	四アルキル鉛を含有する製剤（施行令第1条、第2条）	ガソリンへの混入	赤色、青色、黄色または緑色
※2	モノフルオール酢酸の塩類を含有する製剤（施行令第11条、第12条）	野ねずみの駆除	深紅色
※3	ジメチルエチルメルカプトエチルチオホスフェイトを含有する製剤（施行令第16条、17条）	害虫の防除	紅色
※4	モノフルオール酢酸アミドを含有する製剤（施行令第22条、第23条）	害虫の防除	青色
※5	燐化アルミニウムとその分解促進剤とを含有する製剤（施行令第28条）	ねずみ、昆虫等の駆除	なし

10　毒物劇物営業者、特定毒物研究者または特定毒物使用者でなければ、特定毒物を所持してはいけません。

11　特定毒物使用者は、その使用することができる特定毒物以外の特定毒物を譲り受け、または所持してはいけません。

2 禁止規定②　重要度 ★★★

(1) 興奮、幻覚または麻酔

興奮、幻覚または麻酔作用がある毒物または劇物を摂取・吸入・所持をしてはいけません。

●第3条の3

興奮、幻覚または麻酔の作用を有する毒物または劇物（これらを含有する物を含む）（※6）であって政令で定めるものは、みだりに摂取し、もしくは吸入し、またはこれらの目的で所持してはいけません。

▼興奮、幻覚または麻酔作用

※6	**興奮、幻覚または麻酔の作用を有する毒物または劇物（施行令第32条の2）**	トルエン、ならびに酢酸エチル、トルエンまたはメタノールを含有するシンナー（塗料の粘度を減少させるために使用される有機溶剤をいう）、接着剤、塗料及び閉そく用またはシーリング用の充てん料

(2) 引火性、発火性または爆発性

引火性・発火性・爆発性のある毒物または劇物を所持するには正当な理由が必要です。

●第3条の4

引火性、発火性または爆発性のある毒物または劇物（※7）であって政令で定めるものは、業務その他正当な理由による場合を除いては、所持してはいけません。

▼発火性または爆発性

※7	**発火性または爆発性のある劇物（施行令第32条の3）**	亜塩素酸ナトリウム（30%以上含有する製剤も含む）、塩素酸塩類（35%以上含有する製剤も含む）、ナトリウム、ピクリン酸

コラム　毒物劇物の判定基準

毒物及び劇物の判定は、薬事・食品衛生審議会では、動物における知見、ヒトにおける知見、またはその他の知見に基づき、当該物質の物性、化学製品としての物質等をも勘案して行うものとしています。代表的なものとして動物における知見（急性毒性）の基準は次のようになっています。

経口		毒物：LD_{50}が50mg/kg以下のもの
		劇物：LD_{50}が50mg/kgを越え300mg/kg以下のもの
経皮		毒物：LD_{50}が200mg/kg以下のもの
		劇物：LD_{50}が200mg/kgを越え1,000mg/kg以下のもの
吸入	①ガス	毒物：LC_{50}が500ppm（4hr）以下のもの
		劇物：LC_{50}が500ppm（4hr）を越え2,500ppm（4hr）以下のもの
	②蒸気	毒物：LC_{50}が2.0mg/L（4hr）以下のもの
		劇物：LC_{50}が2.0mg/L（4hr）を越え10mg/L（4hr）以下のもの
	③ダスト、ミスト	毒物：LC_{50}が0.5mg/L（4hr）以下のもの
		劇物：LC_{50}が0.5mg/L（4hr）を越え1.0mg/L（4hr）以下のもの

LD_{50}：動物での50%致死量　　LC_{50}：動物での50%致死濃度

練習問題（○×問題）

① 毒物または劇物の製造業の登録を受けた者は、特定毒物を製造してはならない。
② 特定毒物研究者は、特定毒物を学術研究以外の用途に供してはならない。
③ 酢酸エチルを含有する接着剤は、何人も所持してはならない。

解答

① × 特定毒物を製造できる者は、毒物または劇物の製造業の登録を受けた者と特定毒物研究者です。第3条、第3条の2参照。
② ○ 設問の通りです。第3条の2第4項参照。
③ × 有機溶剤乱用を防止することが主なので、所持はできます。第3条の3参照。

ポイント

- 販売・製造・輸入には、登録、許可が必要です。
- 興奮・幻覚または麻酔の作用を有する物を摂取、吸入してはいけません。
- 引火性・発火性または爆発性のある物を理由なく所持してはいけません。

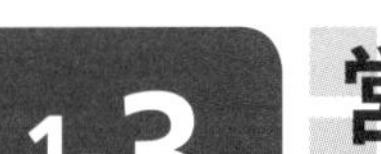

1-3 営業の登録・登録基準・登録事項

販売業・製造業・輸入業の登録は、誰が行うのか、更新はいつ行うのかを覚えましょう。また3つの販売業の登録の内容を理解し、そして製造所の設備の登録基準について理解します。

1 営業の登録　重要度 ★★★

(1) 営業の登録

毒物または劇物の製造業、輸入業または販売業の登録は、都道府県知事が行います。また、製造業または輸入業の登録の更新は5年ごとに、販売業の登録の更新は6年ごとに行います。

●第4条

毒物または劇物の製造業、輸入業または販売業の登録は、製造所、営業所または店舗ごとに、その製造所、営業所または店舗の所在地の都道府県知事が行います。

2　毒物または劇物の製造業、輸入業または販売業の登録を受けようとする者は、製造業者にあっては製造所、輸入業者にあっては営業所、販売業者にあっては店舗ごとに、その製造所、営業所または店舗の所在地の都道府県知事に申請書を出さなければなりません。

3　製造業または輸入業の登録は、5年ごとに、販売業の登録は、6年ごとに、更新を受けなければ、その効力を失います。

▼営業登録手続き

種別	申請先	登録	更新
製造業、輸入業	所在地の都道府県知事	所在地の都道府県知事	5年
販売業			6年

▼登録更新申請手続き（施行規則第4条）

種別	申請時期
製造業、輸入業	登録の日から起算して5年を経過した日の1カ月前までに申請
販売業	登録の日から起算して6年を経過した日の1カ月前までに申請

(2) 販売業の登録の種類

販売業の登録は、一般、農業用品目、特定品目の3種類。一般販売業はすべての毒物または劇物、農業用品目は農業上必要な毒物または劇物、特定品目は厚生労働省令で定める毒物または劇物が取扱できます。

●第4条の2

毒物または劇物の販売業の登録は、次のとおりです。

一　一般販売業の登録

二　農業用品目販売業の登録

三　特定品目販売業の登録

●第4条の3（販売品目の制限）

農業用品目販売業の登録を受けた者は、農業上必要な毒物または劇物であって厚生労働省令で定めるもの以外の毒物または劇物を販売し、授与し、または販売もしくは授与の目的で貯蔵し、運搬し、もしくは陳列していけません。

2　特定品目販売業の登録を受けた者は、厚生労働省令で定める毒物または劇物以外の毒物または劇物を販売し、授与し、または販売もしくは授与の目的で貯蔵し、運搬し、もしくは陳列してはいけません。

▼毒物劇物販売業の種類

種類	取扱できるもの
一般販売業	すべての毒物または劇物を販売できます。
農業用品目販売業	農業上必要な毒物または劇物であってp.25に掲げるような毒物または劇物を販売できます。
特定品目販売業	p.26に掲げるような劇物を販売できます。

●第4条の3に規定する厚生労働省令で定める毒物及び劇物

1. 農業用品目販売業者の取り扱う毒物及び劇物（規則第4の2別表第1抜粋）

(1) 毒物

1　EPN（エチルパラニトロフェニルチオノベンゼンホスホネイト）及びこれを含有する製剤
（エチルパラニトロフェニルチオノベンゼンホスホネイト1.5%以下を含有するものを除く）

2　無機シアン化合物及びこれを含有する製剤
（紺青及びこれを含有する製剤、フェリシアン塩及びこれを含有する製剤、フェロシアン塩及びこれを含有する製剤を除く）

3　ニコチン、その塩類及びこれらのいずれかを含有する製剤

4　モノフルオール酢酸並びにその塩類及びこれを含有する製剤

5　燐化アルミニウムとその分解促進剤とを含有する製剤

(2) 劇物

1　アンモニア及びこれを含有する製剤
（アンモニア10%以下を含有するものを除く）

2　塩素酸塩類及びこれを含有する製剤（爆発薬を除く）

3　クロルピクリン及びこれを含有する製剤

4　シアン酸ナトリウム

5　DDVP（ジクロルボス、ジメチル－2,2－ジクロルビニルホスフェイト）及びこれを含有する製剤

6　硫酸及びこれを含有する製剤（硫酸10%以下を含有するものは除く）

7　硫酸タリウム及びこれを含有する製剤
（硫酸タリウム0.3%以下を含有し、黒色に着色され、かつ、トウガラシエキスを用いて著しくからく着味されているものを除く）

8　燐化亜鉛及びこれを含有する製剤
（燐化亜鉛1%以下を含有し、黒色に着色され、かつ、トウガラシエキスを用いて著しくからく着味されているものを除く）

9　ロテノン及びこれを含有する製剤
（ロテノン2%以下を含有するものを除く）

2. 特定品目販売業者の取り扱う劇物（規則第４条の３別表第２抜粋）

(1) 劇物

1　アンモニア及びこれを含有する製剤
（アンモニア10%以下を含有するものを除く）

2　塩化水素及びこれを含有する製剤
（塩化水素10%以下を含有するものを除く）

3　塩素

4　過酸化水素を含有する製剤（過酸化水素6%以下を含有するものを除く）

5　キシレン

6　クロロホルム

7　酢酸エチル

8　酸化鉛

9　四塩化炭素及びこれを含有する製剤

10　重クロム酸塩類及びこれを含有する製剤

11　硝酸及びこれを含有する製剤（硝酸10%以下を含有するものを除く）

12　水酸化カリウム及びこれを含有する製剤
（水酸化カリウム5%以下を含有するものを除く）

13　水酸化ナトリウム及びこれを含有する製剤
（水酸化ナトリウム5%以下を含有するものを除く）

14　トルエン

15　ホルムアルデヒドを含有する製剤
（ホルムアルデヒド1%以下を含有するものを除く）

16　メタノール

17　メチルエチルケトン

18　硫酸及びこれを含有する製剤（硫酸10%以下を含有するものを除く）

2 登録基準　重要度 ★★★

毒物または劇物の製造業、輸入業または販売業の登録には、設備の基準があります。

●第5条

都道府県知事は、毒物または劇物の製造業、輸入業または販売業の登録を受けようとする者の設備が、厚生労働省令で定める基準に適合しないと認めるとき、またはその者が第19条第2項もしくは第4項の規定により登録を取り消され、取消しの日から起算して2年を経過していないものであるときは、第4条第1項の登録をしてはいけません。

● 製造所等の設備（施行規則第4条の4）

毒物または劇物の製造所の設備の基準は、次のとおりです。

（製造作業）

一　毒物または劇物の製造作業を行なう場所は、次に定めるところに適合するものであること。

イ　コンクリート、板張りまたはこれに準ずる構造とする等その外に毒物または劇物が飛散し、漏れ、しみ出もしくは流れ出、または地下にしみ込むおそれのない構造であること。

ロ　毒物または劇物を含有する粉じん、蒸気または廃水の処理に要する設備または器具を備えていること。

（貯蔵設備）

二　毒物または劇物の貯蔵設備は、次に定めるところに適合するものであること。

イ　毒物または劇物とその他の物とを区分して貯蔵できるものであること。

ロ　毒物または劇物を貯蔵するタンク、ドラムかん、その他の容器は、毒物または劇物が飛散し、漏れ、またはしみ出るおそれのないものであること。

ハ　貯水池その他容器を用いないで毒物または劇物を貯蔵する設備は、毒物または劇物が飛散し、地下にしみ込み、または流れ出るおそれがないものであること。

ニ　毒物または劇物を貯蔵する場所にかぎをかける設備があること。ただし、その場所が性質上かぎをかけることができないものであるときは、この限りでない。

ホ　毒物または劇物を貯蔵する場所が性質上かぎをかけることができないものであるときは、その周囲に、堅固なさくが設けてあること。

（陳列場所）

三　毒物または劇物を陳列する場所にかぎをかける設備があること。

（運搬用具）

四　毒物または劇物の運搬用具は、毒物または劇物が飛散し、漏れ、またはしみ出るおそれがないものであること。

● 輸入業の営業所及び販売業の設備

2　毒物または劇物の輸入業の営業所及び販売業の店舗の設備の基準については、前項第二号から第四号までの規定を準用する。

3 登録事項　重要度 ★★★

（1）登録事項

登録を受けるときの内容となります。さらに登録簿には、登録番号及び登録年月日、製造所・営業所または店舗の名称、毒物劇物取扱責任者の氏名及び住所などを記載します。

●第6条

第4条第1項の登録は、次に掲げる事項について行います。

一　申請者の氏名及び住所（法人にあっては、その名称及び主たる事務所の所在地）

二　製造業または輸入業の登録にあっては、製造し、または輸入しようとする毒物または劇物の品目

三　製造所、営業所または店舗の所在地

（2）特定毒物研究者の許可

特定毒物研究者の許可は都道府県知事が行います。また条件により特定毒物研究者の許可が与えられません。

●第6条の2

特定毒物研究者の許可を受けようとする者は、その主たる研究所の所在地の都道府県知事に申請書を出さなければなりません。

2　都道府県知事は、毒物に関し相当の知識を持ち、かつ、学術研究上特定毒物を製造し、または使用することを必要とする者でなければ、特定毒物研究者の許可を与えてはいけません。

3　都道府県知事は、次に掲げる者には、特定毒物研究者の許可を与えないことができます。

一　心身の障害により特定毒物研究者の業務を適正に行うことができない者として厚生労働省令で定めるもの

二　麻薬、大麻、あへんまたは覚せい剤の中毒者

三　毒物もしくは劇物または薬事に関する罪を犯し、罰金以上の刑に処せられ、その執行を終わり、または執行を受けることがなくなった日から起算して3年を経過していない者

四　第19条第4項の規定により許可を取り消され、取消しの日から起算して2年を経過していない者

練習問題（○×問題）

① 毒物または劇物の製造業または輸入業の登録は、3年ごとに、販売業の登録は、6年ごとに、更新を受けなければ、その効力を失う。

② 毒物または劇物を貯蔵する場所にかぎをかけられないときは、その周囲に、堅固なさくを設ければよい。

解答

① ×　毒物または劇物の製造業または輸入業の登録は3年ごとではなく、5年ごとに行います。第4条第4項参照。

② ○　設問の通りです。施行規則第4条の4参照。

ポイント

- 製造業・輸入業、販売業の登録は都道府県知事が行います。
- 登録の更新は、製造業・輸入業は5年、販売業は6年です。

Check!   

1-4 毒物劇物取扱責任者

毒物劇物営業者の毒物劇物取扱責任者の設置について理解しましょう。この節では毒物劇物取扱責任者の資格取得、毒物劇物取扱者試験の３つの区分について学びます。

1 毒物劇物取扱責任者　重要度 ★★★

(1) 毒物劇物取扱責任者

毒物劇物営業者は、保健衛生上の危害の防止のため専任の毒物劇物取扱責任者を置かなければなりません。届出は、毒物劇物営業者（製造業者、輸入業者または販売業者）では都道府県知事に30日以内に届け出をしなければいけません。

●第7条

毒物劇物営業者は、毒物または劇物を直接に取り扱う製造所、営業所または店舗ごとに、専任の毒物劇物取扱責任者を置き、毒物または劇物による保健衛生上の危害の防止に当たらせなければなりません。ただし、自ら毒物劇物取扱責任者として毒物または劇物による保健衛生上の危害の防止に当たる製造所、営業所または店舗については、この限りではありません。

2　毒物劇物営業者が毒物もしくは劇物の製造業、輸入業もしくは販売業のうち2以上を併せ営む場合において、その製造所、営業所もしくは店舗が互いに隣接しているとき、または同一店舗において毒物もしくは劇物の販売業を2以上併せて営む場合には、毒物劇物取扱責任者は、前項の規定にかかわらず、これらの施設を通じて1人で足ります。

3　毒物劇物営業者は、毒物劇物取扱責任者を置いたときは、30日以内に、その製造所、営業所または店舗の所在地の都道府県知事にその毒物劇物取扱責任者の氏名を届け出なければなりません。毒物劇物取扱責任者を変更したときも、同様とします。

▼毒物劇物取扱責任者を置いたときの届出先

種別	届出先	期間
毒物劇物営業者 （製造業者、輸入業者、販売業者）	所在地の都道府県知事	30日以内

---

(2) 毒物劇物取扱責任者の資格

毒物劇物取扱責任者になれる者は3通りあります。また、条件により毒物劇物取扱責任者になることができません。試験区分により制限があります。

第8条

次の各号に掲げる者でなければ、前条の毒物劇物取扱責任者となることができません。

一　薬剤師

二　厚生労働省令で定める学校で、応用化学に関する学課を修了した者

三　都道府県知事が行う毒物劇物取扱者試験に合格した者

2　次に掲げる者は、前条の毒物劇物取扱責任者となることができません。

一　18歳未満の者

二　心身の障害により毒物劇物取扱責任者の業務を適正に行うことができない者として厚生労働省令で定めるもの

三　麻薬、大麻、あへんまたは覚せい剤の中毒者

四　毒物もしくは劇物または薬事に関する罪を犯し、罰金以上の刑に処せられ、その執行を終り、または執行を受けることがなくなった日から起算して3年を経過していない者

▼毒物劇物取扱責任者になれる人、なれない人

なれる人	なれない人
・薬剤師 ・応用化学に関する学課を修了した者 ・毒物劇物取扱者試験に合格した者	・18歳未満の者 ・心身の障害により毒物劇物取扱責任者の業務を適正に行うことができない者 ・麻薬、大麻、あへんまたは覚せい剤の中毒者 ・毒物もしくは劇物または薬事に関する罪を犯し、罰金以上の刑に処せられ、その執行を終り、または執行を受けることがなくなった日から起算して3年を経過していない者

3　第1項第3号の毒物劇物取扱者試験を分けて、一般毒物劇物取扱者試験、農業用品目毒物劇物取扱者試験及び特定品目毒物劇物取扱者試験とします。

4　農業用品目毒物劇物取扱者試験または特定品目毒物劇物取扱者試験に合格した者は、それぞれ第4条の3第1項（p.24）の厚生労働省令で定める毒物もしくは劇物のみを取り扱う輸入業の営業所もしくは農業用品目販売業の店舗または同条第2項（p.24）の厚生労働省令で定める毒物もしくは劇物のみを取り扱う輸入業の営業所もしくは特定品目販売業の店舗においてのみ、毒物劇

物取扱責任者となることができます。

5　この法律に定めるもののほか、試験科目その他毒物劇物取扱者試験に関し必要な事項は、厚生労働省令で定めます。

▼毒物劇物取扱者試験区分と制限

試験区分	営業区分（毒物劇物責任者）
一般	毒物または劇物を直接取り扱う製造所、輸入業の営業所、すべての毒物、劇物を取扱う店舗
農業用品目	輸入業の営業所、農業用品目販売業の店舗のみ
特定品目	輸入業の営業所、特定品目販売業の店舗のみ

練習問題（○×問題）

① 同一店舗において毒物または劇物の輸入業と販売業をあわせて営む場合には、1人の毒物劇物取扱責任者が兼務してよい。

② 薬剤師は、毒物劇物取扱責任者になることができる。

解答

① ○　設問の通りです。第7条第2項参照。

② ○　設問の通りです。第8条参照。

■ポイント

- 製造所、営業所、店舗には、専任の毒物劇物取扱責任者が必要です。
- 毒物劇物取扱責任者になることができる者は、薬剤師、応用化学に関する学課を修了した者、毒物劇物取扱者試験に合格した者です。
- 毒物劇物取扱者試験区分は、一般、農業用品目、特定品目です。

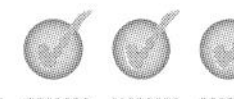

1-5 登録の変更・届出

毒物劇物営業者の登録の変更・届出事項の内容を覚えましょう。この節では、毒物劇物営業者が氏名または住所などを変更したときの届出先について学びます。また特定毒物研究者の届出について学びます。

1 登録の変更　重要度 ★★★

毒物または劇物の製造業者または輸入業者が、登録を受けた毒物または劇物以外の毒物または劇物を取扱うときは登録の変更が必要です。

●**第9条**

毒物または劇物の製造業者または輸入業者は、登録を受けた毒物または劇物以外の毒物または劇物を製造し、または輸入しようとするときは、あらかじめ、第6条第二号（p.28 毒物または劇物の品目）に掲げる事項につき登録の変更を受けなければなりません。

2　第4条第2項（p.23）及び第5条（p.27 登録基準）の規定は、登録の変更について準用します。

2 届出　重要度 ★★★

毒物劇物営業者が氏名または住所などを変更したときは、30日以内に届出なければなりません。

●**第10条**

毒物劇物営業者は、次の各号のいずれかに該当する場合には、30日以内に、その製造所、営業所または店舗の所在地の都道府県知事にその旨を届け出なければなりません。

一　氏名または住所（法人にあっては、その名称または主たる事務所の所在地）を変更したとき。

二　毒物または劇物を製造し、貯蔵し、または運搬する設備の重要な部分を変更したとき。

三　その他厚生労働省令で定める事項を変更したとき（※1）。

四　当該製造所、営業所または店舗における営業を廃止したとき。

※1　営業者の届出事項（施行規則第10条の2）
法第10条第1項第三号に規定する厚生労働省令で定める事項
一　製造所、営業所または店舗の名称
二　登録に係る毒物または劇物の品目（当該品目の製造または輸入を廃止した場合に限る）

▼登録の変更届出先

種別	届出先	期間
毒物劇物営業者 （製造業者、輸入業者、販売業者）	所在地の都道府県知事	30日以内

2　特定毒物研究者は、次の各号のいずれかに該当する場合には、30日以内に、その主たる研究所の所在地の都道府県知事にその旨を届け出なければなりません。
一　氏名または住所を変更したとき。
二　その他厚生労働省令で定める事項を変更したとき（※2）。
三　当該研究を廃止したとき。

※2　特定毒物研究者の届出事項（施行規則第10条の3）
法第10条第2項第二号に規定する厚生労働省令で定める事項
一　主たる研究所の名称または所在地
二　特定毒物を必要とする研究事項
三　特定毒物の品目
四　主たる研究所の設備の重要な部分

3　第1項第四号または前項第三号の場合において、その届出（廃止の届出）があったときは、当該登録または許可は、その効力を失います。

■ポイント

- **毒物劇物営業者、特定毒物研究者の変更の届出は、30日以内です。**
- **毒物劇物営業者の届出事項には、氏名または住所、設備の重要な部分以外に、製造所、営業所または店舗の名称、登録に係る毒物または劇物の品目が含まれます。**

演習問題1-1

問題1

次は、毒物及び劇物取締法の条文の一部である。(1)～(5)にあてはまる字句として、正しいものはどれですか。

（第1条）

この法律は、毒物及び劇物について、［(1)］上の見地から必要な取締を行うことを目的とする。

（第2条第1項）

この法律で「毒物」とは、別表第一に掲げるものあつて、医薬品及び［(2)］以外のものをいう。

（第3条第3項）

毒物又は劇物の販売業の登録を受けた者でなければ、毒物又は劇物を販売し、［(3)］し、又は販売若しくは［(3)］の目的で貯蔵し、運搬し、若しくは［(4)］してはならない。但し、毒物又は劇物の製造業者又は輸入業者が、その製造し、又は輸入した毒物又は劇物を、他の毒物又は劇物の製造業者、輸入業者又は販売業者（以下「［(5)］」という。）に販売し、［(3)］し、又はこれらの目的で貯蔵し、運搬し、若しくは［(4)］するときは、この限りでない。

（1） 1 公衆衛生　2 労働衛生　3 産業衛生　4 保健衛生
（2） 1 医薬用外　2 化粧品　3 健康食品　4 医薬部外品
（3） 1 授与　2 譲渡　3 配布　4 交付
（4） 1 配布　2 陳列　3 保管　4 譲渡
（5） 1 毒物劇物取扱責任者　2 毒物劇物営業者　3 特定毒物研究者　4 特定毒物使用者

問題2

次の文は、毒物劇物取扱責任者についての記述です。各記述の正誤について、正しい組合せを選びなさい。

a　特定品目毒物劇物取扱者試験に合格した者は、特定品目販売業者が販売することのできる毒物又は劇物のみを製造する製造所において、毒物劇物取扱責任者になることができる。

b　農業用品目毒物劇物取扱者試験に合格した者は、農業用品目販売業者が販売することのできる毒物又は劇物のみを取り扱う輸入業の営業所において、毒物劇物取扱責任者になることができる。

c　毒物劇物営業者が毒物又は劇物の製造業及び販売業を併せ営む場合、その製造所と店舗が互いに隣接しているときには、これらの施設を通じて毒物劇物取扱責任者は1人で足りる。

d　一般毒物劇物取扱者試験に合格した者は、一般販売業の店舗において毒物劇物取扱責任者となることができるが、農業用品目販売業や特定品目販売業の店舗においては、毒物劇物取扱責任者となることができない。

	a	b	c	d
1	正	正	正	正
2	正	正	正	誤
3	誤	正	誤	誤
4	誤	正	正	誤

問題3

毒物又は劇物の製造所の設備の基準に関する記述の正誤について、正しい組合せを選びなさい。

a　毒物又は劇物とその他の物とを区分して貯蔵できるものであること。

b　毒物又は劇物を貯蔵するタンク、ドラムかん、その他の容器は、毒物又は劇物が飛散し、漏れ、又はしみ出るおそれのないものであること。

c　毒物又は劇物を陳列する場所にかぎをかける設備があること。ただし、その場所が性質上かぎをかけることができないものであるときは、この限りでない。

d　毒物又は劇物を含有する粉じん、蒸気又は廃水の処理に要する設備又は器具を備えていること。

	a	b	c	d
1	正	正	正	正
2	正	正	誤	正
3	正	誤	正	正
4	正	正	誤	誤

問題4

次の記述の正誤について、正しい組合せを選びなさい。

a　製造業の登録は、製造所ごとにその製造所の所在地の都道府県知事が行う。

b　毒物又は劇物の販売業の登録を受けようとする者は、店舗ごとに、その店舗の所在地の都道府県知事に申請書を出さなければならない。

c　輸入業の登録を受けた者は、販売業の登録を受けなくても、自ら輸入した毒物又は劇物を毒物劇物営業者に販売することができる。

d　毒物又は劇物の製造業又は輸入業の登録は、5年ごとに、販売業の登録は、6年ごとに、更新を受けなければ、その効力を失う。

	a	b	c	d
1	正	正	正	正
2	誤	正	誤	正
3	誤	誤	正	正
4	正	誤	正	正

問題5

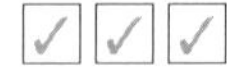

次のa～dのうち、興奮、幻覚又は麻酔の作用のある毒物又は劇物であって、みだりに摂取し、もしくは吸入し、またはこれらの目的で所持してはならないものとして、政令で定めるものはどれですか。正しい組合せを選びなさい。

a　エーテル
b　トルエン
c　クロロホルム
d　酢酸エチルを含有する塗料

1	a、b
2	a、c
3	b、c
4	b、d

問題6

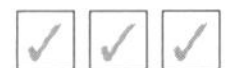

次の物質について、毒物（特定毒物を除く）に該当するもの、劇物に該当するもの、特定毒物に該当するものに分類した組合せで正しいものを選びなさい。

a　砒素
b　四アルキル鉛
c　水銀
d　過酸化水素

	a	b	c	d
1	毒物	毒物	特定毒物	毒物
2	毒物	特定毒物	毒物	劇物
3	毒物	劇物	劇物	劇物
4	毒物	特定毒物	劇物	毒物

解説と解答

問題1

解答 (1) 4 (2) 4 (3) 1 (4) 2 (5) 2

問題2

bとcは正しい記述です。aは誤った記述です。厚生労働省令で定める毒物もしくは劇物のみを取り扱う輸入業の営業所もしくは特定品目販売業の店舗においてのみ、毒物劇物取扱責任者になれます。dは誤った記述です。農業用品目販売業や特定品目販売業の店舗においても毒物劇物取扱責任者になることができます。

解答 4

問題3

aとbとdは正しい記述です。cは誤った記述です。毒物または劇物を陳列する場所には「かぎをかける設備がある」ことのみです。

解答 2

問題4

a、b、c、dは正しい記述です。

解答 1

問題5

政令で定める興奮、幻覚また麻酔の作用のある毒物または劇物は、bのトルエン並びにdの酢酸エチル、トルエンまたはメタノールを含有するシンナー、接着剤、塗料及び閉そく用またはシーリング用の充てん料です。

解答 4

問題6

a.砒素は毒物、b.四アルキル鉛は特定毒物、c.水銀は毒物、d.過酸化水素は劇物です。

解答 2

Check!  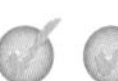 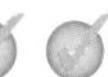

1-6 毒物劇物の取扱・表示方法

この節では、毒物劇物営業者及び特定毒物研究者はどのようなときに措置を講じなければならないかを学びます。毒物または劇物の表示方法について覚えましょう。

1 毒物または劇物の取扱　重要度 ★

毒物劇物営業者及び特定毒物研究者は盗難や紛失、事故を防ぐのに必要な措置を講じなければなりません。

●第11条

毒物劇物営業者及び特定毒物研究者は、毒物または劇物が盗難にあい、または紛失することを防ぐのに必要な措置を講じなければいけません。

2　毒物劇物営業者及び特定毒物研究者は、毒物もしくは劇物または毒物もしくは劇物を含有する物であって政令で定める物（p.45の※1）がその製造所、営業所もしくは店舗または研究所の外に飛散し、漏れ、流れ出、もしくはしみ出、またはこれらの施設の地下にしみ込むことを防ぐのに必要な措置を講じなければいけません。

3　毒物劇物営業者及び特定毒物研究者は、その製造所、営業所もしくは店舗または研究所の外において毒物もしくは劇物または前項の政令で定める物を運搬する場合には、これらの物が飛散し、漏れ、流れ出、またはしみ出ることを防ぐのに必要な措置を講じなければいけません。

4　毒物劇物営業者及び特定毒物研究者は、毒物または厚生労働省令で定める劇物については、その容器として、飲食物の容器として通常使用される物を使用してはいけません（※1）。

※1　飲食物の容器を使用してはならない劇物（施行規則第11条の4）
法第11条第4項に規定する劇物は、すべての劇物とする。

▼使用できない容器

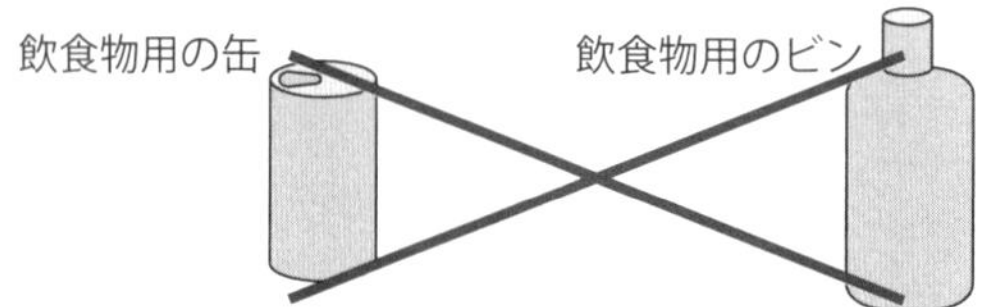

2 毒物また劇物の表示　重要度 ★★★

毒物または劇物の容器や被包(ひほう)には決まった表示方法があり、表示内容も決まっています。また、貯蔵、陳列する場所にも表示をしなければなりません。

●第12条

毒物劇物営業者及び特定毒物研究者は、毒物または劇物の容器及び被包に、「医薬用外」の文字及び毒物については赤地に白色をもって「毒物」の文字、劇物については白地に赤色をもって「劇物」の文字を表示しなければなりません。

▼「毒物」と「劇物」の表示

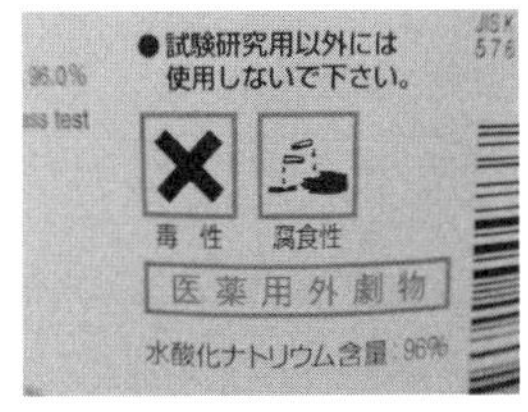

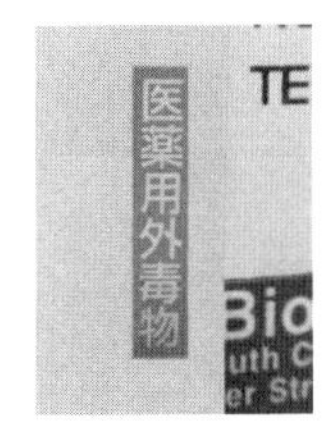

容器の表示例

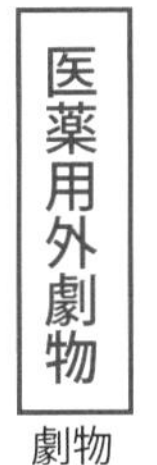

劇物

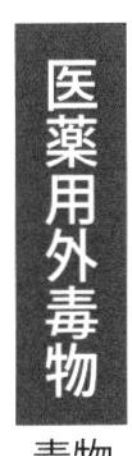

毒物

2　毒物劇物営業者は、その容器及び被包に、次に掲げる事項を表示しなければ、毒物または劇物を販売し、または授与してはいけません。

一　毒物または劇物の名称

二　毒物または劇物の成分及びその含量

三　厚生労働省令で定める毒物または劇物については、それぞれ厚生労働省令で定めるその解毒剤(げどくざい)の名称（※2）

四　毒物または劇物の取扱及び使用上特に必要と認めて、厚生労働省令で定める事項

> **※2　解毒剤に関する表示（施行規則第11条の5）**
>
> 法第12条第2項第三号に規定する毒物及び劇物は、有機燐化合物及びこれを含有する製剤たる毒物及び劇物とし、同号に規定するその解毒剤は、二―ピリジルアルドキシムメチオダイド（別名PAM）の製剤及び硫酸アトロピンの製剤です。

3　毒物劇物営業者及び特定毒物研究者は、毒物または劇物を貯蔵し、または陳列する場所に、「医薬用外」の文字及び毒物については「毒物」、劇物については「劇物」の文字を表示しなければなりません。

3 特定の用途に供される毒物または劇物の販売等　重要度 ★★

農業用劇物もあせにくい黒色で着色したものでなければ販売し、授与してはいけません。

●第13条

毒物劇物営業者は、政令で定める毒物または劇物については、厚生労働省令で定める方法により着色したもの（※3、※4）でなければ、これを農業用として販売し、または授与してはいけません。

※3　着色すべき農業用劇物（施行令第39条）

法第13条に規定する政令で定める劇物は、次のとおりとする。

一　硫酸タリウムを含有する製剤たる劇物

二　燐化亜鉛を含有する製剤たる劇物

※4　農業用劇物の着色方法（施行規則第12条）

法第13条に規定する厚生労働省令で定める方法は、あせにくい黒色で着色する方法とする。

練習問題（○×問題）

① 毒物を貯蔵する場所には、「医薬用外毒物」の文字を表示しなければならないが、陳列する場所には表示する必要はない。

解答

①　×　陳列する場所にも表示をします。第12条第3項参照。

■ポイント

- 毒物または劇物の容器及び被包には、毒物は赤地に白色の文字、劇物は白地に赤色の文字で表示をします。
- 有機燐化合物には、解毒剤（PAMまたは硫酸アトロピン）を表示します。
- 毒物または劇物の容器は、通常使用される飲食物の容器を使用してはいけません。
- 農業用劇物は、あせにくい黒色で着色をしなければ、販売し授与してはいけません。

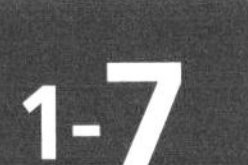

1-7 毒物劇物の譲渡手続・交付の制限

毒物または劇物の譲渡手続とその保管方法を理解しましょう。また、毒物または劇物の交付の制限を覚えましょう。譲渡とは、他人に譲り渡すことで、交付とは他人に渡すことです。

1 毒物または劇物の譲渡手続　重要度 ★★★

毒物または劇物の譲渡には書面による手続きが必要です。またその書面は5年間保存しなければなりません。譲渡とは、他人に譲り渡すことですが、ここでは販売または授与のことです。販売または授与をする方とされる方との間で手続きが必要です。

●第14条

毒物劇物営業者は、毒物または劇物を他の毒物劇物営業者に販売し、または授与したときは、その都度、次に掲げる事項を書面（※1）に記載しておかなければなりません。

一　毒物または劇物の名称及び数量

二　販売または授与の年月日

三　譲受人の氏名、職業及び住所（法人にあっては、その名称及び主たる事務所の所在地）

2　毒物劇物営業者は、譲受人から前項各号に掲げる事項を記載し、厚生労働省令で定めるところにより作成した書面（※1）の提出を受けなければ、毒物または劇物を毒物劇物営業者以外の者に販売し、または授与してはなりません。

※1　毒物または劇物の譲渡手続に係る書面（施行規則第12条の2）

法第14条第2項の規定により、譲受人は押印（おういん）した書面を作成します。

▼譲受書

譲受書

毒物または劇物の名称及び数量

販売または授与の年月日

譲受人の住所、氏名、職業

3　（略）

4　毒物劇物営業者は、販売または授与の日から5年間、第1項及び第2項の書面並びに前項前段に規定する方法が行われる場合に当該方法において作られる電磁的記録を保存しなければなりません。

2 毒物または劇物の交付の制限等　重要度 ★★★

毒物または劇物の交付には制限があり、氏名や住所の確認をしなければなりません。また帳簿を備え5年間保存しなければなりません。

交付とは、他人に渡すことですが、渡すことができる者をさらに制限しています。

●第15条

毒物劇物営業者は、毒物または劇物を次に掲げる者に交付してはいけません。

一　18歳未満の者

二　心身の障害により毒物または劇物による保健衛生上の危害の防止の措置を適正に行うことができない者として厚生労働省令で定めるもの

三　麻薬、大麻、あへんまたは覚せい剤の中毒者

2　毒物劇物営業者は、厚生労働省令の定めるところにより、その交付を受ける者の氏名及び住所を確認した後でなければ、第3条の4 (p.21) に規定する政令で定める物を交付してはいけません。

3　毒物劇物営業者は、帳簿を備え、前項の確認をしたときは、厚生労働省令の定めるところにより、その確認に関する事項を記載しなければなりません。

4　毒物劇物営業者は、前項の帳簿を、最終の記載をした日から5年間、保存しなければなりません。

練習問題（○×問題）

① 毒物または劇物の販売業者は、譲受人から必要事項を記載した書面の提出を受けなければ毒物または劇物を販売してはならない。また、この書面を販売の日から2年間保存しなければならない。

解答

① × 書面の保存は2年間ではなく、5年間です。第14条第4項参照。

■ポイント

- 譲渡手続には、決められた記載事項があります。
- 書面には押印が必要です。
- 書面は、5年間保存します。
- 毒物または劇物の交付には、制限があります。

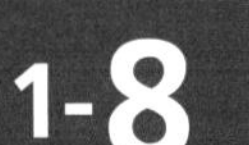

1-8 廃棄方法

毒物または劇物の廃棄方法を学びます。政令で定める物の廃棄方法に関する技術上の基準には、4つの方法があり、その方法について理解しましょう。

1 廃棄　重要度 ★★

毒物または劇物の廃棄は、技術上の基準に従わなければ廃棄してはいけません。

●第15条の2

毒物もしくは劇物または第11条第2項に規定する政令で定める物（※1）は、廃棄の方法（※2）について政令で定める技術上の基準に従わなければ、廃棄してはいけません。

※1　毒物又は劇物を含有する物（施行令第38条）

法第11条第2項に規定する政令で定める物は、無機シアン化合物たる毒物を含有する液体状の物（シアン含有量が1Lにつき1mg以下のものを除く）と塩化水素、硝酸もしくは硫酸または水酸化カリウムもしくは水酸化ナトリウムを含有する液体状の物（水で10倍に希釈した場合の水素イオン濃度が水素指数2.0から12.0までのものを除く）です。

※2　廃棄の方法（施行令第40条）

法第15条の2の規定により、毒物もしくは劇物または法第11条第2項に規定する政令で定める物の廃棄の方法に関する技術上の基準を次のように定めます。

一　中和、加水分解、酸化、還元、稀釈（きしゃく）その他の方法により、毒物及び劇物並びに法第11条第2項に規定する政令で定める物のいずれにも該当しない物とすること。

二　ガス体または揮発性の毒物または劇物は、保健衛生上危害を生ずるおそれがない場所で、少量ずつ放出し、または揮発させること。

三　可燃性の毒物または劇物は、保健衛生上危害を生ずるおそれがない場所で、少量ずつ燃焼させること。

四　前各号により難い場合には、地下1メートル以上で、かつ、地下水を汚染するおそれがない地中に確実に埋め、海面上に引き上げられ、もしくは浮き上がるおそれがない方法で海水中に沈め、または保健衛生上危害を生ずるおそれがないその他の方法で処理すること。

Check!  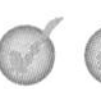 

1-9 運搬・事故の際の措置

毒物または劇物を鉄道または車両によって運搬する方法を覚えましょう。また、他に委託して運搬する場合の通知義務を理解しましょう。毒物または劇物の取扱について事故の際の届出先を覚えましょう。

1 運搬等についての技術上の基準等　重要度 ★★★

毒物または劇物の運搬方法には、技術上の基準が定められています。

●第16条

保健衛生上の危害を防止するため必要があるときは、政令で、毒物または劇物の運搬、貯蔵その他の取扱について、技術上の基準を定めることができます。

● 運搬方法（施行令第40条の5）

四アルキル鉛を含有する製剤を鉄道によって運搬する場合には、有がい貨車（一般的な箱型の貨車）を用いなければなりません。

2　別表第2（p.318）に掲げる毒物または劇物を車両を使用して1回につき5,000キログラム以上運搬する場合には、その運搬方法は、次の各号に定める基準に適合するものでなければなりません。

一　厚生労働省令で定める時間を超えて運搬する場合には、車両1台について運転者のほか交替して運転する者を同乗させること。

二　車両には、厚生労働省令で定めるところにより標識を掲げること。

三　車両には、防毒マスク、ゴム手袋その他事故の際に応急の措置を講ずるために必要な保護具で厚生労働省令で定めるものを2人分以上備えること。

四　車両には、運搬する毒物または劇物の名称、成分及びその含量並びに事故の際に講じなければならない応急の措置の内容を記載した書面を備えること。

● 交替して運転する者の同乗（施行規則第13条の4）

令第40条の5第2項第一号の規定により交替して運転する者を同乗させなければならない場合は、運搬の経路、交通事情、自然条件その他の条件から判断して、次の各号のいずれかに該当すると認められる場合です。

一　一の運転者による連続運転時間（1回が連続10分以上で、かつ、合計が30分以上の運転の中断をすることなく連続して運転する時間をいう）が、4時間を超える場合

二　一の運転者による運転時間が、1日当たり9時間を超える場合

● 毒物または劇物を運搬する車両に掲げる標識（施行規則第13条の5）

令第40条の5第2項第二号に規定する標識は、0.3メートル平方の板に地を黒色、文字を白色として「毒」と表示し、車両の前後の見やすい箇所に掲げなければなりません。

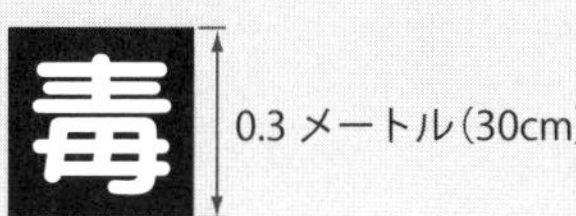

車両に掲げる標識▶

● 荷送人の通知義務（施行令第40条の6）

毒物または劇物を車両を使用して、または鉄道によって運搬する場合で、当該運搬を他に委託（いたく）するときは、その荷送人（にそうにん）は、運送人に対し、あらかじめ、当該毒物または劇物の名称、成分及びその含量並びに数量並びに事故の際に講じなければならない応急の措置の内容を記載した書面を交付しなければなりません。ただし、厚生労働省令で定める数量以下の毒物または劇物を運搬する場合は、この限りではありません。

2　前項の荷送人は、同項の規定による書面の交付に代えて、当該運送人の承諾を得て、当該書面に記載すべき事項を電子情報処理組織を使用する方法（磁気ディスク、CD-ROM、その他これらに準ずる方法）、その他の情報通信の技術を利用する方法（電子通信回線で接続したもの）であって厚生労働省令で定めるものにより提供することができます。この場合において、当該荷送人は、当該書面を交付したものとみなします。

● 荷送人の通知義務を要しない毒物または劇物の数量（施行規則第13条の7）

令第40条の6第1項に規定する厚生労働省令で定める数量は、1回の運搬につき1,000キログラムとします。

2 事故の際の措置　重要度 ★★★

毒物または劇物が飛散し、漏れ、流れ出たなどの場合は、直ちに保健所、警察署または消防機関に、盗難または紛失の場合は、直ちに警察署に届け出ます。

●第17条

毒物劇物営業者及び特定毒物研究者は、その取扱いに係る毒物もしくは劇物または第11条第2項の政令で定める物（p.45の※1）が飛散し、漏れ、流れ出し、染み出し、または地下に染み込んだ場合において、不特定または多数の者について保健衛生上の危害が生ずるおそれがあるときは、直ちに、その旨を保健所、警察署または消防機関に届け出るとともに、保健衛生上の危害を防止するために必要な応急の措置を講じなければなりません。

2　毒物劇物営業者及び特定毒物研究者は、その取扱いに係る毒物または劇物が盗難にあい、または紛失したときは、直ちに、その旨を警察署に届け出なければなりません。

練習問題（○×問題）

① 毒物劇物営業者は、その取扱いに係る毒物または劇物が飛散し、漏れ、流れ出、しみ出、または地下にしみ込んだ場合は、事故後30日以内にその旨を保健所、警察署または消防機関に届け出なければならない。

② 荷送人は、毒物または劇物を1回につき1,000kgを超えて運搬を他に委託するときは、法定事項を記載した書面を交付する必要がある。

解答

① ×　事故後30日以内ではなく、直ちに届け出ます。第17条参照。

② ○　設問の通りです。施行令第40条の6、施行規則第13条の7参照。

ポイント

- 車両を用いて運搬する場合、保護具や応急の措置の内容を記載した書面などを備えなければいけません。
- 運搬車両の標識は、0.3メートル平方で黒地に白色で「毒」と表示します。
- 毒物もしくは劇物が飛散し、漏れなどの場合は、直ちに、保健所、警察署または消防機関に届け出ます。毒物または劇物が盗難、紛失したときは、直ちに、警察署に届け出ます。

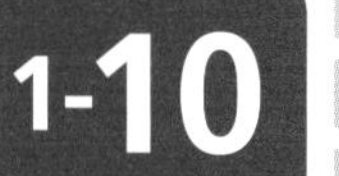

1-10 立入検査等

毒物劇物監視員は、毒物劇物販売業者等の店舗等に立入検査等を行うことができます。また、毒物劇物販売業者等は、この立入検査等に応じなければなりません。

1 立入検査等　重要度 ★

都道府県知事に対し、この法律を実施するにあたって必要な調査、監督の権限を与えたものです。

●第18条

都道府県知事は、保健衛生上必要があると認めるときは、毒物劇物営業者もしくは特定毒物研究者から必要な報告を徴し、または薬事監視員のうちからあらかじめ指定する者に、これらの者の製造所、営業所、店舗、研究所その他業務上毒物もしくは劇物を取り扱う場所に立ち入り、帳簿その他の物件を検査させ、関係者に質問させ、もしくは試験のため必要な最小限度の分量に限り、毒物、劇物、第11条第2項の政令で定める物もしくはその疑いのある物を収去させることができます。

2　前項の規定により指定された者は、毒物劇物監視員と称します。

3　毒物劇物監視員は、その身分を示す証票を携帯し、関係者の請求があるときは、これを提示しなければなりません。

4　第1項の規定は、犯罪捜査のために認められたものと解してはなりません。

ポイント

- この条文の規定は、業務上取扱者にも準用されます。

Check!   

1-11 登録の失効

毒物劇物営業者、特定毒物研究者、特定毒物使用者の登録または許可が失効した場合の届出先について覚えましょう。この節では、特定毒物研究者または特定毒物使用者の届出事項について学びます。

1 登録が失効した場合等の措置　重要度 ★

営業の登録もしくは特定毒物研究者の許可が失効した場合、都道府県知事に届出をします。

●**第21条**

毒物劇物営業者、特定毒物研究者または特定毒物使用者は、その営業の登録もしくは特定毒物研究者の許可が効力を失い、または特定毒物使用者でなくなったときは、15日以内に、毒物劇物営業者にあってはその製造所、営業所または店舗の所在地の都道府県知事に、特定毒物研究者にあってはその主たる研究所の所在地の都道府県知事に、特定毒物使用者にあっては都道府県知事に、それぞれ現に所有する特定毒物の品名及び数量を届け出なければなりません。

2　前項の規定により届出をしなければならない者については、これらの者がその届出をしなければならないこととなった日から起算して50日以内に同項の特定毒物を毒物劇物営業者、特定毒物研究者または特定毒物使用者に譲り渡す場合に限り、その譲渡及び譲受については、第3条の2第6項及び第7項（p.20）の規定を適用せず、また、その者の前項の特定毒物の所持については、同期間に限り、同条第10項の規定を適用しない。

3　（略）

4　（略）

■ポイント

- **毒物劇物営業者、特定毒物研究者または特定毒物使用者は都道府県知事に届け出ます。**
- **届出は登録失効の15日以内。特定毒物の譲渡は50日以内です。**

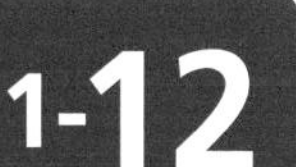

1-12 業務上取扱者の届出

この節では、毒物または劇物を業務上取り扱う者（業務上取扱者）について学びます。業務上取扱者の届出先、届出事項について理解しましょう。業務上取扱者の届出を行う事業を覚えましょう。

1 業務上取扱者の届出等　重要度 ★★

業務上取扱者の届出は、事業場ごとに都道府県知事に届出ます。届出を行う事業は、4事業あり、事業ごとに取り扱う物が定められています。

●第22条

政令で定める事業を行う者であってその業務上シアン化ナトリウムまたは政令で定めるその他の毒物もしくは劇物を取り扱うもの（※1、※2）は、事業場ごとに、その業務上これらの毒物または劇物を取り扱うこととなった日から30日以内に、厚生労働省令で定めるところにより、次に掲げる事項を、その事業場の所在地の都道府県知事に届け出なければなりません。

一　氏名または住所（法人にあっては、その名称及び主たる事務所の所在地）
二　シアン化ナトリウムまたは政令で定めるその他の毒物もしくは劇物のうち取り扱う毒物または劇物の品目
三　事業場の所在地
四　その他厚生労働省令で定める事項

※1　業務上取扱者の届出（施行令第41条）

法第22条第1項に規定する政令で定める事業は、次のとおりです。

一　電気めっきを行う事業
二　金属熱処理を行う事業
三　最大積載量が5,000キログラム以上の自動車もしくは被牽引（けんいん）自動車（以下「大型自動車」）に固定された容器を用い、または内容積（※3）が厚生労働省令で定める量以上の容器を大型自動車に積載して行う毒物または劇物の運送の事業
四　しろありの防除を行う事業

1 毒物及び劇物に関する法規

▼※2 業務上取扱者の届出（施行令第42条）

事業	製剤
電気めっきを行う事業	無機シアン化合物たる毒物及びこれを含有する製剤
金属熱処理を行う事業	無機シアン化合物たる毒物及びこれを含有する製剤
毒物または劇物の運送の事業	別表第2（p.318）に掲げる物
しろありの防除を行う事業	砒素化合物たる毒物及びこれを含有する製剤

※3　令第41条第3号に規定する内容積（規則第13条の13）

令第41条第3号に規定する厚生労働省令で定める量は、四アルキル鉛を含有する製剤を運搬する場合の容器にあっては200リットルとし、それ以外の毒物又は劇物を運搬する場合の容器にあっては1,000リットルとします。

練習問題（○×問題）

① シアン化ナトリウムを取り扱って電気めっきの事業を行う者は、事業場ごとに所定の事項を届け出なければならない。

② 毒物または劇物の業務上取扱者として、都道府県知事に届出を要する事業は、無機シアン化合物たる毒物を用いて行う、しろありの防除を行う事業である。

解答

①　○　設問の通りです。第22条参照。

②　×　しろありの防除を行う事業は、無機シアン化合物たる毒物ではなく、砒素化合物たる毒物です。

■ポイント

- 届出は30日以内。
- 電気めっき・金属熱処理を行う事業は、無機シアン化合物たる毒物及びこれを含有する製剤。
- しろありの防除を行う事業は、砒素化合物たる毒物及びこれを含有する製剤。

演習問題1-2

問題1

次は毒物又は劇物の表示・着色に関する記述です。各記述の正誤について、正しい組合せを選びなさい。

a　毒物劇物営業者及び特定毒物研究者は、毒物の容器及び被包に、「医薬用外」の文字及び赤地に白色をもって「毒物」の文字を表示しなければならない。

b　毒物劇物営業者は、その容器及び被包に、毒物又は劇物の名称、毒物又は劇物の成分及びその数量、厚生労働省令で定める毒物又は劇物については、それぞれ厚生労働省令で定めるその解毒剤の名称を表示しなければ、毒物又は劇物を販売し、または授与してはならない。

c　毒物劇物営業者及び特定毒物研究者は、毒物又は劇物を貯蔵し、または陳列する場所に、「医薬用外」の文字及び白地に赤色をもって毒物については「毒物」、劇物については「劇物」の文字を表示しなければならない。

d　毒物劇物営業者は、政令で定める毒物又は劇物については、厚生労働省令で定める方法により着色したものでなければ、これを農業用として販売し、または授与してはならない。

	a	b	c	d
1	正	正	誤	正
2	正	誤	誤	正
3	誤	正	正	誤
4	誤	正	誤	誤

問題2

次のうち、毒物及び劇物取締法第22条第1項に規定する政令で定める事業で業務上取扱者の届出をしなければならないものはどれですか。正しい組合せを選びなさい。

a　最大積載量が1,000kg以上の自動車を用いて塩酸を運送する事業者。

b　シアン化カリウムを使用して電気めっきを行う事業者。

c　アンモニアを使用して、金属熱処理を行う事業者。
d　亜砒酸を用いて、しろありの防除を行う事業者。

1	a、b
2	a、c
3	b、c
4	b、d

問題3

毒物劇物営業者は、毒物又は劇物を他の毒物劇物営業者に販売し、又は授与したときに、書面に記載しておかなければならない事項はどれですか。正しい組合せを選びなさい。

a　毒物又は劇物の名称及び数量
b　販売又は授与の年月日
c　譲受人の氏名、住所（法人にあっては、その名称及び主たる事務所の所在地）
d　毒物又は劇物の製造年月日

1	a、b、c
2	a、b、d
3	a、c、d
4	a、b

問題4

次は、毒物劇物営業者に関する記述です。各記述の正誤について、正しい組合せを選びなさい。

a　毒物劇物営業者は、毒物又は厚生労働省令で定める劇物については、その容器として、飲食物の容器として通常使用される物を使用してはならない。
b　毒物劇物営業者は、毒物又は劇物を18歳以下の者に交付してはならない。
c　毒物劇物営業者は、毒物又は劇物を交付した際に記載した帳簿を、最終の記載をした日から5年間、保存しなければならない。
d　毒物劇物営業者は、その取扱いに係る毒物又は劇物が盗難にあい、または紛失したときは、1週間以内に、その旨を警察署に届け出なければならない。

	a	b	c	d
1	正	正	正	誤
2	正	誤	正	誤
3	誤	正	正	誤
4	誤	正	誤	正

問題5

✓ ✓ ✓

毒物劇物取締法第13条に規定する政令で定める劇物(着色すべき農業用劇物)どれですか。

1　燐化アルミニウム
2　燐化亜鉛
3　硫酸ナトリウム
4　硫酸亜鉛

解説と解答

問題1

a、dは正しい記述です。

bは誤った記述です。「毒物又は劇物の成分及びその数量」ではなく、「毒物又は劇物の成分及びその含量」です。

cは誤った記述です。毒物劇物営業者及び特定毒物研究者は、毒物又は劇物を貯蔵し、または陳列する場所に、「医薬用外」の文字及び毒物については「毒物」、劇物については「劇物」の文字を表示しなければいけませんが、貯蔵し、または陳列する場所に、地の色と文字の色の指定はありません。 **解答** 2

問題2

b、dは正しい記述です。aは誤った記述です。「最大積載量が1,000kg以上の自動車」ではなく、「最大積載量が5,000kg以上の自動車」です。cは誤った記述です。「アンモニア」ではなく、「無機シアン化合物たる毒物及びこれを含有する製剤」です。 **解答** 4

問題3

a、bは正しい記述です。cは誤った記述です。「譲受人の氏名、住所（法人にあっては、その名称及び主たる事務所の所在地）」ではなく、「譲受人の氏名、職業及び住所（法人にあっては、その名称及び主たる事務所の所在地）」です。譲受人の職業も含まれます。dの「毒物又は劇物の製造年月日」は、書面に記載の必要はありません。

解答 4

問題4

a、cは正しい記述です。

bは誤った記述です。毒物劇物営業者は、毒物又は劇物を次に掲げる者に交付してはいけません。「①18歳未満の者、②心身の障害により毒物又は劇物による保健衛生上の危害の防止の措置を適正に行うことができない者として厚生労働省令で定めるもの、③麻薬、大麻、あへん又は覚せい剤の中毒者。」です。18歳以下ではありません。

dは誤った記述です。毒物劇物営業者は、その取扱に係る毒物又は劇物が盗難にあい、または紛失したときは、直ちに、その旨を警察署に届け出なければいけません。1週間以内ではありません。

解答 2

問題5

毒物及び劇物取締法第13条に規定する政令で定める劇物（着色すべき農業用劇物）は、「①硫酸タリウムを含有する製剤たる劇物、②燐化亜鉛を含有する製剤たる劇物」です。

解答 2

章末問題

▶問題1

次のうち、毒物及び劇物取締法に関する記述として、誤っているものを選びなさい。

1　毒物及び劇物取締法は、毒物及び劇物について、保健衛生上の見地から必要な取締を行うことを目的とする。
2　毒物若しくは劇物の製造業者又は学術研究のため特定毒物を製造し、若しくは使用できる者としてその主たる研究所の所在地の都道府県知事の許可を受けた者でなければ、特定毒物を製造してはならない。
3　特定品目販売業の登録を受けた者でなければ、特定毒物を販売してはならない。
4　毒物又は劇物の販売業の登録には、一般販売業、農業用品目販売業及び特定品目販売業の3種類がある。

▶問題2

次の記述の(1)～(5)に入る正しい語句を選びなさい。

第3条の3　[(1)]、幻覚又は[(2)]の作用を有する毒物又は劇物であって政令で定めるものは、みだりに摂取し、若しくは吸入し、又はこれらの目的で[(3)]してはならない。

第3条の4　引火性、[(4)]性又は爆発性のある毒物又は劇物であって政令で定めるものは、業務その他正当な理由による場合を除いては、[(5)]してはならない。

(1)	1　酩酊	2　覚醒	3　興奮	4　幻聴
(2)	1　麻酔	2　昏睡	3　不安	4　睡眠
(3)	1　携帯	2　譲渡	3　販売	4　所持
(4)	1　燃焼	2　発火	3　爆裂	4　揮発
(5)	1　販売	2　所持	3　製造	4　使用

▶問題3

☑☑☑

次のうち、毒物及び劇物取締法に関する記述として、正しい組合せを選びなさい。

a　特定毒物使用者は、その使用することができる特定毒物以外の特定毒物を譲り受け、又は所持してはならない。

b　毒物又は劇物の製造業又は輸入業の登録は、製造所又は営業所ごとにその製造所又は営業所の所在地の都道府県知事が行う。

c　製造業又は輸入業の登録は、6年ごとに、販売業の登録は、5年ごとに、更新を受けなければ、その効力を失う。

d　農業用品目販売業の登録を受けた者は、農業上必要な毒物又は劇物であって厚生労働省令で定めるもの以外の毒物又は劇物を販売し、授与し、又は販売若しくは授与の目的で貯蔵し、運搬し、若しくは陳列してはならない。

e　特定毒物研究者は、特定毒物を学術研究以外の用途に供してはならない。

	a	b	c	d	e
1	正	正	誤	正	正
2	正	誤	正	正	正
3	正	誤	誤	正	正
4	正	誤	正	正	誤

▶問題4

☑☑☑

次の記述の（　　）内に入る語句の組合せとして、正しいものを選びなさい。

毒物劇物営業者及び特定毒物研究者は、毒物又は劇物の容器及び被包に、「（　A　）」の文字及び毒物については（　B　）をもって「毒物」の文字、劇物については（　C　）をもって「劇物」の文字を表示しなければならない。

	A	B	C
1	医薬用外	赤地に白色	白地に赤色
2	医薬用外	白地に赤色	赤地に白色
3	毒物劇物	白地に赤色	赤地に白色
4	毒物劇物	赤地に白色	白地に赤色

▶問題5

毒物又は劇物の製造所等の設備の基準について正しい組合せを選びなさい。

a　毒物又は劇物の貯蔵設備は、毒物と劇物を区分して貯蔵できるものであること。
b　毒物又は劇物の貯蔵設備は、毒物又は劇物を含有する粉じん、蒸気又は廃水の処理に要する設備又は器具を備えていること。
c　毒物又は劇物を陳列する場所にかぎをかける設備があること。
d　毒物又は劇物の運搬用具は、毒物又は劇物が飛散し、漏れ又はしみ出るおそれがないものであること。

1　a、b　　2　a、d　　3　b、c　　4　c、d

▶問題6

次のうち、毒物劇物営業者が、毒物及び劇物取締法第13条に規定する政令で定める劇物を農業用として販売する場合の着色方法として、正しいものを選びなさい。

1　あせにくい緑色で着色する。
2　あせにくい黒色で着色する。
3　鮮明な黄色で着色する。
4　鮮明な赤色で着色する。

▶問題7

次の物質について、毒物（特定毒物を除く）に該当するものに1を、劇物に該当するものに2を、特定毒物に該当するものに3で答えなさい。

1　フッ化水素
2　15%アンモニア
3　四塩化炭素
4　TEPP（テトラエチルピロホスフェイト）
5　過酸化水素

▶問題8

次のうち、毒物及び劇物取締法第10条の毒物劇物営業者の届出について誤っているものを選びなさい。

1　氏名又は住所を変更したとき
2　設備の重要な部分を変更したとき
3　店舗における営業を廃止したとき
4　販売する毒物又は劇物の品目を変更したとき

▶問題9

次のうち、毒物及び劇物取締法に関する記述として、誤っているものを選びなさい。

1　毒物劇物営業者は、毒物又は劇物を18歳未満の者に交付してはならない。
2　毒物劇物営業者は、毒物又は劇物を他の毒物劇物営業者に販売したときは、販売又は授与の日から5年間、規定する事項を記載した書面を保存しなければならない。
3　毒物劇物営業者は、毒物又は劇物の交付を受ける者の氏名及び職業を確認した後でなければ毒物又は劇物を交付してはならない。
4　毒物劇物営業者は、毒物又は劇物を毒物劇物営業者以外の者に販売し、又は授与するとき、譲受人から規定により作成した書面に譲受人が押印した書面の提出を受けなければ、毒物又は劇物を販売し、又は授与してはならない。

▶問題10

毒物及び劇物取締法施行令第40条の廃棄の方法に関する技術上の基準について誤っているものを選びなさい。

1　中和、加水分解、酸化、還元、稀釈その他の方法により、毒物及び劇物並びに法第11条第2項に規定する政令で定める物のいずれにも該当しない物とすること。
2　ガス体又は揮発性の毒物又は劇物は、保健衛生上危害を生ずるおそれがない場所で、少量ずつ放出し、又は揮発させること。

3　可燃性の毒物又は劇物は、保健衛生上危害を生ずるおそれがない場所で、少量ずつ燃焼させること。
4　前各号により難い場合には、地下3メートル以上で、かつ、地下水を汚染するおそれがない地中に確実に埋め、海面上に引き上げられ、若しくは浮き上がるおそれがない方法で海水中に沈め、又は保健衛生上危害を生ずるおそれがないその他の方法で処理すること。

問題11

毒物又は劇物の製造業又は輸入業、販売業の登録事項について（　　）にあてはまる語句を選びなさい。

1　申請者の（　①　）及び（　②　）
2　製造業又は輸入業の登録にあっては、製造し、又は輸入しようとする毒物又は劇物の（　③　）
3　製造所、営業所又は店舗の（　④　）

1　職業　2　住所　3　氏名　4　電話番号　5　名称　6　所在地
7　成分　8　数量　9　品目　0　含量

問題12

毒物及び劇物取締法施行規則第13条の5の毒物又は劇物を運搬する車両に掲げる標識について正しいものを選びなさい。

1　0.3メートル平方の板に地を黒色、文字を黄色として「毒」と表示する。
2　0.3メートル平方の板に地を白色、文字を黒色として「毒」と表示する。
3　0.3メートル平方の板に地を黒色、文字を白色として「毒」と表示する。
4　0.3メートル平方の板に地を白色、文字を黄色として「毒」と表示する。

▶問題13

毒物及び劇物取締法施行令の第40条の5の毒物及び劇物の運搬方法について正しいものには1、誤っているものには2で答えなさい。

(1) 毒物又は劇物を車両を使用して1回につき1,000キログラム以上運搬する場合には、その運搬方法は、規定に定める基準に適合するものでなければならない。

(2) 厚生労働省令で定める距離を超えて運搬する場合には、車両1台について運転者のほか交替して運転する者を同乗させること。

(3) 車両には、防毒マスク、ゴム手袋その他事故の際に応急の措置を講ずるために必要な保護具で厚生労働省令で定めるものを2人分以上備えること。

(4) 車両には、運搬する毒物又は劇物の名称、成分及びその数量並びに事故の際に講じなければならない応急の措置の内容を記載した書面を備えること。

▶問題14

次のうち、毒物及び劇物取締法に関する記述として、正しい組合せを選びなさい。

a　毒物劇物営業者は、その取扱いに係る毒物もしくは劇物が飛散し、漏れ、流れ出し、染み出、または地下に染み込んだ場合において、不特定または多数の者について保健衛生上の危害が生ずるおそれがあるときは、直ちに、その旨を保健所、警察署に届け出るとともに、保健衛生上の危害を防止するために必要な応急の措置を講じなければならない。

b　毒物劇物営業者は、その取扱いに係わる毒物又は劇物が盗難にあい、又は紛失したときは、直ちに、その旨を警察署に届け出なければならない。

c　農業用品目毒物劇物取扱者試験に合格した者は、厚生労働省令で定める毒物若しくは劇物のみを取り扱う輸入業の営業所若しくは農業用品目販売業の店舗においてのみ、毒物劇物取扱責任者となることができる。

d　毒物劇物営業者は、毒物劇物取扱責任者を置いたときは、30日以内に、その製造所、営業所または店舗の所在地の都道府県知事に、その毒物劇物取扱責任者の氏名と住所を届け出なければならない。

	a	b	c	d
1	正	正	正	正
2	正	正	正	誤
3	誤	正	正	誤
4	誤	正	正	正

▶問題15

次の（　　　）にあてはまる語句として正しいものを選びなさい。

第21条　毒物劇物営業者、特定毒物研究者又は特定毒物使用者は、その営業の登録若しくは特定毒物研究者の許可が効力を失い、又は特定毒物使用者でなくなったときは、（　①　）以内に、毒物劇物営業者にあってはその製造所、営業所又は店舗の所在地の都道府県知事に、特定毒物研究者にあってはその主たる研究所の所在地の都道府県知事に、特定毒物使用者にあっては、都道府県知事に、それぞれ現に所有する特定毒物の（　②　）及び数量を届け出なければならない。

①　1　7日　2　15日　3　30日　4　1週間　5　1ヶ月
②　1　種類　2　成分　3　品名　4　品質　5　品目

▶問題16

毒物及び劇物取締法第3条の2第9項に規定する特定毒物の着色の基準が「紅色」と定められているものとして、正しいものを選びなさい。

1　四アルキル鉛を含有する製剤
2　モノフルオール酢酸の塩類を含有する製剤
3　ジメチルエチルメルカプトエチルチオホスフェイトを含有する製剤
4　モノフルオール酢酸アミドを含有する製剤

問題17

毒物及び劇物取締法施行令第41条及び第42条に規定する政令で定める事業について砒素化合物たる毒物及びこれを含有する製剤を取り扱う事業として正しいものを選びなさい。

1　金属熱処理を行う事業
2　しろありの防除を行う事業
3　電気めっきを行う事業
4　最大積載量が5,000kg以上の自動車を用いて、毒物又は劇物の運送の事業

問題18

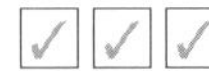

次のうち、毒物及び劇物取締法第12条の規定に基づき、毒物劇物営業者が毒物又は劇物の容器及び被包に解毒剤の名称を表示しなければならない毒物又は劇物と解毒剤の組合せとして正しいものを選びなさい。

	毒物及び劇物	解毒剤
1	有機燐化合物及びこれを含有する製剤	硫酸アトロピン
2	砒素化合物及びこれを含有する製剤	BAL
3	シアン化合物及びこれを含有する製剤	チオ硫酸ナトリウム
4	硫酸タリウムを含有する製剤	カルシウム剤

解説と解答

▶問題1

1、2、4は正しい記述です。3は、特定品目販売業の登録を受けた者は、厚生労働省令で定める毒物又は劇物以外の毒物又は劇物は販売できません。

厚生労働省令で定める劇物は、p.26の別表第2（第4条の3関係）に掲げる劇物です（法第4条の3第2項）。 **解答** 3

▶問題2

第3条の3：「興奮、幻覚又は麻酔の作用を有する毒物又は劇物であって政令で定めるものは、みだりに摂取し、若しくは吸入し、又はこれらの目的で所持してはならない。」

第3条の4：「引火性、発火性又は爆発性のある毒物又は劇物であって政令で定めるものは、業務その他正当な理由による場合を除いては、所持してはならない。」

解答 (1) 3　(2) 1　(3) 4　(4) 2　(5) 2

▶問題3

a、b、d、eは正しい記述です。

cの製造業又は輸入業の登録は、5年ごとに、販売業の登録は、6年ごとに、更新を受けます（法第4条第3項）。 **解答** 1

▶問題4

毒物劇物営業者及び特定毒物研究者は、毒物又は劇物の容器及び被包に、「医薬用外」の文字及び毒物については赤地に白色をもって「毒物」の文字、劇物については白地に赤色をもって「劇物」の文字を表示しなければいけません（法第12条第1項）。 **解答** 1

▶問題5

c、dは正しい記述です。aは「毒物と劇物を区分」ではなく、「毒物又は劇物とその他の物とを区分」です。bは「毒物又は劇物の貯蔵設備」ではなく、毒物又は劇物の製造作業を行う場所」です（法5条、施行規則第4条の4）。 **解答** 4

問題6

着色すべき農業用劇物として、硫酸タリウムを含有する製剤や燐化亜鉛を含有する製剤は、あせにくい黒色で着色しなければ販売してはいけません（法第13条、施行令第39条、施行規則第12条）。　**解答** 2

問題7

1のフッ化水素は毒物です。2の15%アンモニア、3の四塩化炭素、5の過酸化水素は劇物です。4のTEPP（テトラエチルピロホスフェイト）は特定毒物です。アンモニアの除外濃度は10%以下です（法第2条）。

解答 （1）1　（2）2　（3）2　（4）3　（5）2

問題8

1、2、3は正しい記述です。4は「販売する毒物又は劇物の品目」ではなく、「登録に係る毒物又は劇物の品目（当該品目の製造又は輸入を廃止した場合に限る。）」を変更したときです。また、製造所、営業所又は店舗の名称を変更したときは届け出なければいけません（法第10条、施行規則第10条の2）。　**解答** 4

問題9

1、2、4は正しい記述です。3は、「氏名及び職業」ではなく、「氏名及び住所」です（法第14条、法第15条）。　**解答** 3

問題10

1、2、3は正しい記述です。4は、「地下3メートル以上」ではなく、「地下1メートル以上」です（施行令第40条）。　**解答** 4

問題11

毒物又は劇物の営業の登録事項は、「1　申請者の氏名及び住所」、「2　製造業又は輸入業の登録にあっては、製造し、または輸入使用とする毒物又は劇物の品目」、「3　製造所、営業所又は店舗の所在地」です（法第6条）。

解答 ①3　②2　③9　④6

▶問題12

毒物又は劇物を運搬する車両に掲げる標識は、0.3メートル平方の板に地を黒色、文字を白色として「毒」と表示し、車両の前後の見やすい箇所に掲げなければいけません（規第13条の5）。 **解答** 3

▶問題13

(1)「1回につき1,000キログラム以上」ではなく、「1回につき5,000キログラム以上」です。

(2)「厚生労働省令で定める距離を超えて」ではなく、「厚生労働省令で定める時間を超えて」です。

(3) 正しい記述です（施行令第40条の5）。

(4)「運搬する毒物又は劇物の名称、成分及びその数量」ではなく、「運搬する毒物又は劇物の名称、成分及びその含量」です。

解答 (1) 2　(2) 2　(3) 1　(4) 2

▶問題14

b、cは正しい記述です。aは誤った記述です。「保健所、警察署に届け出るとともに」ではなく、「保健所、警察署または消防機関に届け出るとともに」です。保健所、警察署、消防機関の3つの機関に届け出ます（法第17条）。dは、「その毒物劇物取扱責任者の氏名と住所」ではなく、「その毒物劇物取扱責任者の氏名」です。毒物劇物取扱責任者の氏名のみです（法第7条第3項）。 **解答** 3

▶問題15

法第21条：「毒物劇物営業者、特定毒物研究者又は特定毒物使用者は、その営業の登録若しくは特定毒物研究者の許可が効力を失い、又は特定毒物使用者でなくなったときは、15日以内に、毒物劇物営業者にあってはその製造所、営業所又は店舗の所在地の都道府県知事に、特定毒物研究者にあってはその主たる研究所の所在地の都道府県知事に、特定毒物使用者にあっては、都道府県知事に、それぞれ現に所有する特定毒物の品名及び数量を届け出なければならない。」

解答 ①2　②3

▶問題16

毒物及び劇物取締法第3条の2第9項に規定する特定毒物の着色の基準が「紅色」と定められているものは、ジメチルエチルメルカプトエチルチオホスフェイトを含有する製剤です。

解答 3

▶問題17

法第22条第1項に規定する政令で定める事業は、①電気めっきを行う事業、②金属熱処理を行う事業、③最大積載量が5,000kg以上の自動車若しくは被牽引自動車に積載して行う毒物又は劇物の運送の事業、④しろありの防除を行う事業の4つです（施行令第41条）。

この4つのうち、砒素化合物たる毒物及びこれを含有する製剤を取り扱う事業は、「しろありの防除を行う事業」です。電気めっきを行う事業と金属熱処理を行う事業は、「無機シアン化合物たる毒物及びこれを含有する製剤」です。運送の事業は、別表第2（p.318）に掲げるものです（施行令第42条）。

解答 2

▶問題18

法第12条第2項第3号に規定する毒物及び劇物は、有機燐化合物及びこれを含有する製剤たる毒物及び劇物とし、解毒剤は、二ーピリジルアルドキシムメチオダイド（別名PAM）の製剤及び硫酸アトロピンの製剤です（施行規則第11条の5）。

解答 1

第2章

基礎化学

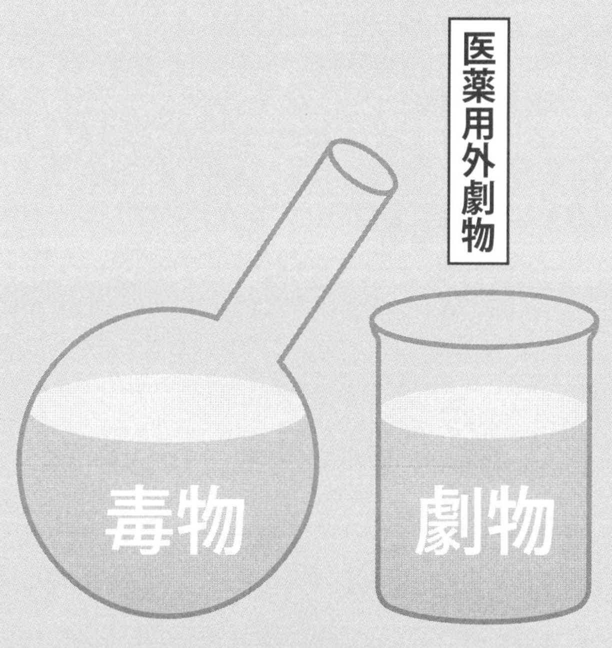

Check!  

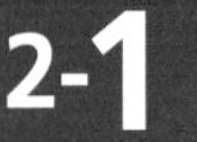

2-1 物質の三態

物質にはどんなものがあるのか、物質をつくっている物質の構成成分の元素や物質の構成粒子の原子について学びます。また、物質の温度や圧力による状態変化（物理的変化）について学びます。

1 物質　重要度 ★

(1) 純物質と混合物

i) 純物質

一種類の物質からなっているもの。

【例】酸素（O_2）、水（H_2O）、塩化ナトリウム（NaCl）など。

ii) 混合物

二種類以上の物質が混じり合っている物質。

【例】空気、石油、海水など。

iii) 不均一な物質

不均一に混ざり合っていて、とる部分によって組成が違う物質。

(2) 単体と化合物

i) 単体

一種類の元素からなる物質。

【例】O_2（酸素）、H_2（水素）、Fe（鉄）など。

ii) 化合物

二種類以上の元素からなる物質。

【例】H_2O（水）、CO_2（二酸化炭素）など。

(3) 元素と原子

i) 元素

物質を構成する基本的成分で、それぞれ固有の記号（元素記号）があります。

元素記号は、ラテン語や英語名などの頭文字または頭文字＋小文字のアルファベット記号で表されます。

ii) 原子

物質を構成する最も基本的な粒子です。

ⅲ）元素と原子の違い

元素…物質を構成する種類を区別するときに用います。

原子…物質を構成している成分の数を数えるときに用います。

【例】水分子（H_2O）

元素…水素元素（H）と酸素元素（O）からなる。

原子…水素原子2個と酸素原子1個からなる。

(4) 物質の三態

物質は温度と圧力を変えると、気体・液体・固体の3つの状態をとります。この物理的状態を物質の三態といいます。

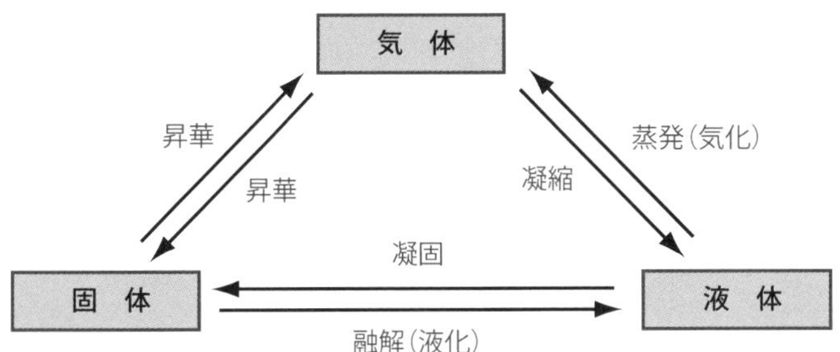

また、固体から液体へ状態変化するときの温度を融点、液体から固体へ状態変化するときの温度を凝固点といいます。蒸気圧が大気圧と等しくなるときの温度を沸点といいます。

練習問題（○×問題）

① 二種類以上の物質が混じり合っている物質を化合物という。

② 気体が液体になる状態変化を凝固という。

解答

① ×　物質が混じり合っているので混合物といいます。

② ×　気体が液体になる状態変化は凝縮といいます。

ポイント

- 純物質・混合物、単体・化合物、元素・原子の違いを理解しましょう。
- 物質の状態変化（固体⇔液体⇔気体）を覚えましょう。

Check!   

2-2 元素の周期表

元素の周期表とはどのような表なのか、縦の列の周期、横の列の族はそれぞれどんなことを表しているのかを学びます。
原子番号1～20までの元素名と元素記号を覚えましょう。

1 元素の周期表　重要度 ★

(1) 周期表

元素を原子番号の順に並べた表のことを周期表(※)といいます。周期表の縦の列を族、横の行を周期といいます。

(2) 族と周期

ⅰ)族

周期表の縦の列のことです。1～18族まであります。

ⅱ)周期

周期表の横の行のことです。1～7周期まであります。電子殻のK殻、L殻、M殻…を表します。

(3) 典型元素と遷移元素

ⅰ)典型元素

1、2族と13～18族の元素をいいます。縦に元素の化学的性質が似ています。

ⅱ)遷移元素

3～12族の元素をいいます。隣り合った元素の化学的性質が似ています。

ⅲ)同族元素

周期表の同じ族に属している元素をいいます。同族元素の一部には、固有の名称がつけられていて、それぞれ性質が似ています。1族(Hを除く)をアルカリ金属元素といい、1価の陽イオンになりやすい元素です。2族をアルカリ土類金属元素といい、2価の陽イオンになりやすい元素です。17族をハロゲン元素といい、1価の陰イオンになりやすい元素です。18族を希ガス元素といい、価電子の数が0個で、安定な電子配置です。

● **周期表(横)の覚え方**

水兵 リーベ 僕 の 船。 七曲がる シップス クラーク か。
H He Li Be B C N O F Ne Na Mg Al Si P S Cl Ar K Ca

※周期表はp.74をご覧ください。

● **1族の覚え方**

リッチな彼女、ルビーをせしめてフランスへ
Li　Na K　Rb　Cs　Fr

● **2族の覚え方**

べんりマグカップ すらっと バラ
Be　Mg Ca　Sr　Ba Ra

● **17族の覚え方**

ふっくらブラジャーヨウ子アタック
F　Cl　Br　I　At

● **18族の覚え方**

へんなネーチャン、ある日暗闇でキッス連発
He　Ne　Ar　Kr　Xe　Rn

練習問題（○×問題）

① 周期表の17族のことをハロゲン元素という。
② Ca（カルシウム）はアルカリ金属元素である。

解答

① ○　設問の通りです。
② ×　Ca（カルシウム）はアルカリ土類金属元素です。

ポイント

- 周期表は、元素を原子番号の順に並べた表のことです。
- 原子番号1～20の元素記号と元素名を覚えましょう。
- 族の別名と元素記号、元素名を覚えましょう。

▼元素の周期表

周期＼族	1	2	3	4	5	6	7	8	9
	アルカリ金属 （水素以外）	アルカリ 土類金属 （Be,Mg以外）							
1	1 H 1.008 水素 気体								
2	3 Li 6.941 リチウム	4 Be 9.012 ベリリウム							
3	11 Na 22.99 ナトリウム	12 Mg 24.31 マグネシウム							
4	19 K 39.10 カリウム	20 Ca 40.08 カルシウム	21 Sc 44.96 スカンジウム	22 Ti 47.87 チタン	23 V 50.94 バナジウム	24 Cr 52.00 クロム	25 Mn 54.94 マンガン	26 Fe 55.85 鉄	27 Co 58.93 コバルト
5	37 Rb 85.47 ルビジウム	38 Sr 87.62 ストロンチウム	39 Y 88.91 イットリウム	40 Zr 91.22 ジルコニウム	41 Nb 92.91 ニオブ	42 Mo 95.95 モリブデン	43 Tc (99) テクネチウム	44 Ru 101.1 ルテニウム	45 Rh 102.9 ロジウム
6	55 Cs 132.9 セシウム	56 Ba 137.3 バリウム	57 − 71 ランタノイド	72 Hf 178.5 ハフニウム	73 Ta 180.9 タンタル	74 W 183.8 タングステン	75 Re 186.2 レニウム	76 Os 190.2 オスミウム	77 Ir 192.2 イリジウム
7	87 Fr (223) フランシウム	88 Ra (226) ラジウム	89 − 103 アクチノイド						

元素記号

原子番号 — 1 H

原子量 — 1.008

元素名 — 水素

気体

20℃, 1 気圧での状態

- 気体 ―― 気体
- 液体 ―― 液体
- 記号なし ― 固体

57 − 71 ランタノイド	57 La 138.9 ランタン	58 Ce 140.1 セリウム	59 Pr 140.9 プラセオジウム	60 Nd 144.2 ネオジム	61 Pm (145) プロメチウム	62 Sm 150.4 サマリウム	63 Eu 152.0 ユウロピウム
89 − 103 アクチノイド	89 Ac (227) アクチニウム	90 Th 232.0 トリウム	91 Pa 231.0 プロトアクチニウム	92 U 238.0 ウラン	93 Np (237) ネプツニウム	94 Pu (239) プルトニウム	95 Am (243) アメリシウム

- 非金属の典型元素
- 金属の遷移元素
- 金属の典型元素

10	11	12	13	14	15	16	17 ハロゲン	18 希ガス
								2 He 4.003 ヘリウム 気体
			5 B 10.81 ホウ素	6 C 12.01 炭素	7 N 14.01 窒素 気体	8 O 16.00 酸素 気体	9 F 19.00 フッ素 気体	10 Ne 20.18 ネオン 気体
			13 Al 26.98 アルミニウム	14 Si 28.09 ケイ素	15 P 30.97 リン	16 S 32.07 硫黄	17 Cl 35.45 塩素 気体	18 Ar 39.95 アルゴン 気体
28 Ni 58.69 ニッケル	29 Cu 63.55 銅	30 Zn 65.38 亜鉛	31 Ga 69.72 ガリウム	32 Ge 72.63 ゲルマニウム	33 As 74.92 ヒ素	34 Se 78.97 セレン	35 Br 79.90 臭素 液体	36 Kr 83.80 クリプトン 気体
46 Pd 106.4 パラジウム	47 Ag 107.9 銀	48 Cd 112.4 カドミウム	49 In 114.8 インジウム	50 Sn 118.7 スズ	51 Sb 121.8 アンチモン	52 Te 127.6 テルル	53 I 126.9 ヨウ素	54 Xe 131.3 キセノン 気体
78 Pt 195.1 白金	79 Au 197.0 金	80 Hg 200.6 水銀 液体	81 Tl 204.4 タリウム	82 Pb 207.2 鉛	83 Bi 209.0 ビスマス	84 Po (210) ポロニウム	85 At (210) アスタチン	86 Rn (222) ラドン 気体

64 Gd 157.3 ガドリニウム	65 Tb 158.9 テルビウム	66 Dy 162.5 ジスプロシウム	67 Ho 164.9 ホルミウム	68 Er 167.3 エルビウム	69 Tm 168.9 ツリウム	70 Yb 173.1 イッテルビウム	71 Lu 175.0 ルテチウム
96 Cm (247) キュリウム	97 Bk (247) バークリウム	98 Cf (252) カリホルニウム	99 Es (252) アインスタイニウム	100 Fm (257) フェルミウム	101 Md (258) メンデレビウム	102 No (259) ノーベリウム	103 Lr (262) ローレンシウム

Check! 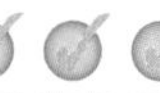

2-3 原子量と分子量

原子の相対質量（原子量）の基準について学び、さらに原子量を用いての分子量、式量の求め方を理解しましょう。また、分子式と組成式の違いについて学びます。

1 原子量と分子量 重要度 ★

(1) 原子量

原子量とは、原子の相対質量のことです。^{12}C（炭素）の質量を12として、これを基準にしてそれぞれの原子の相対質量を表したものです。また、自然界の元素の多くには同位体が存在し、それら同位体の存在比はほぼ一定です。そこで、それぞれの同位体の相対質量と存在比から、その元素を構成する原子の平均の相対質量が計算されています。

(2) 分子量

i）分子

分子とは、化合物を分解していって化合物のもつ性質をそのまま保持する最小の基本粒子のことです。2個以上の原子からなり、分子中の原子の数を表す分子式を用いて表します。

ii）分子量

分子量とは、分子を構成する原子の原子量の総和のことです。水分子と硫酸の分子量を求めてみましょう。化学式中の下付数字は、その直前の原子の数を表します。1は省略されます。

【例1】水分子（H_2O）の分子量を求めなさい。ただし、Hの原子量＝1、Oの原子量＝16とする。

【解答】 水分子（H_2O）は、Hが2個、Oが1個からできています。したがって水分子の分子量は$1 \times 2 + 16 \times 1 = 18$となります。

【例2】硫酸（H_2SO_4）の分子量を求めなさい。ただし、Hの原子量＝1、Oの原子量＝16、Sの原子量＝32とする。

【解答】 硫酸（H_2SO_4）は、Hが2個、Sが1個、Oが4個からできています。したがって硫酸の分子量は$1 \times 2 + 32 \times 1 + 16 \times 4 = 98$となります。

---

iii）組成式と式量

組成式とは、物質の元素組成（物質を構成する元素の割合）を表した式で、その式を構成する原子の原子量の総和を式量といいます。

【例1】塩化ナトリウム（NaCl）の式量を求めなさい。
ただし、Naの原子量＝23、Clの原子量＝35.5とする。

【解答】 塩化ナトリウム（NaCl）は、Naが1個、Clが1個からできています。したがって塩化ナトリウムの式量は23×1＋35.5×1＝58.5となります。

【例2】水酸化カルシウム［$Ca(OH)_2$］の式量を求めなさい。
ただし、Hの原子量＝1、Oの原子量＝16、Caの原子量＝40とする。

【解答】 原子が（　）でくくられている場合は、（　）の後の下付の数字は、それぞれの原子の数として考えます。水酸化カルシウム［$Ca(OH)_2$］の場合は、（　）内の酸素原子（O）と水素原子（H）がそれぞれ2個と考えます。したがって水酸化カルシウム［$Ca(OH)_2$］は、Caが1個、Oが2個、Hが2個からできています。水酸化カルシウムの式量は
40×1＋16×2＋1×2＝74となります。また、（　）内を先に計算して
40×1＋（16＋1）×2＝74としても正解です。

練習問題（○×問題）

① 二酸化炭素（CO_2）の分子量は、60である。ただし、Cの原子量＝12、Oの原子量＝16とする。

② 炭酸ナトリウム（Na_2CO_3）の式量は、106である。ただし、Cの原子量＝12、Oの原子量＝16、Naの原子量＝23とする。

解答

① ×　二酸化炭素の化学式はCO_2です。よって12×1＋16×2＝44となります。

② ○　設問の通りです。23×2＋12×1＋16×3＝106

■ポイント

- 分子量、式量の求め方を理解しましょう。
- 分子量、式量は、原子量の総和です。
- 下付数字は、その直前の原子の数を表します。

Check!   

2-4 原子の構造

原子の構造と原子を構成する基本粒子について学びます。また、原子の構成粒子の数によって表される原子の質量数や原子番号について学びます。

1 原子の構造　重要度 ★

(1) 原子を構成する基本粒子

原子は原子核と電子からなり、原子核はさらに陽子と中性子からなります。

▼原子の構造

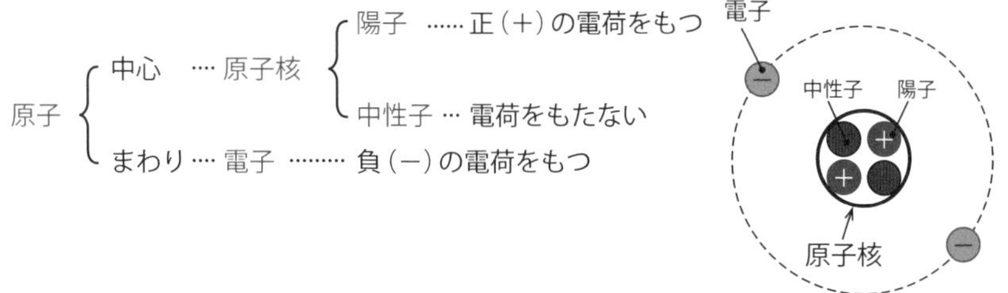

原子としては、電気的に中性(陽子と電子の電気量は等しい)です。

2 原子の表し方　重要度 ★

(1) 質量数

原子の質量のことです。陽子の数と中性子の数で表されます。

陽子の数+中性子の数=質量数となります。

(2) 原子番号

陽子の数は元素の種類によって決まっています。この数のことを原子番号といいます。記号でZで表します。

陽子の数=原子番号=電子の数

(3) 原子の表し方

元素記号の左上に質量数、左下に原子番号を書きます。

【例】炭素(C)

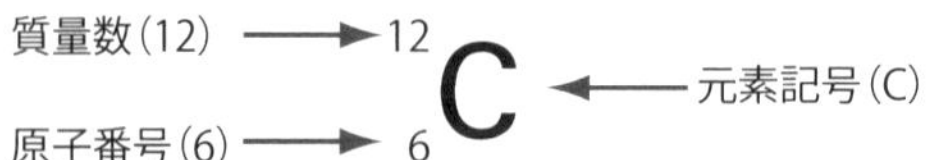

質量数	原子番号	陽子の数	中性子の数	電子の数
12	6	6	6	6

(4) 同位体（アイソトープ）

質量数（中性子の数）は異なるが原子番号（陽子の数）が同じ原子のことを互いに同位体といいます。

【例】 ^{1}H（水素）と ^{2}H（重水素）……質量数が異なります。
^{1}H の質量数は1、^{2}H の質量数は2。原子番号はどちらも1です。

(5) 同素体

同じ元素からできている単体で物理的および化学的性質が異なる物質を互いに同素体といいます。

【例】 硫黄（S）、炭素（C）、酸素（O）、リン（P）……SCOP（スコップ）

硫黄（S）	炭素（C）	酸素（O）	リン（P）
斜方晶と単斜晶など	ダイヤモンドと黒鉛（グラファイト）など	酸素とオゾン	黄リンと赤リンなど

練習問題（○×問題）

① 原子の中心には原子核があり、そのまわりに電子が分布している。
② 原子の陽子の数と中性子の数は必ず等しい。
③ 陽子の数は異なるが中性子の数が同じ原子のことを同位体という。

解答

① ○ 設問の通りです。
② × 原子の陽子の数と等しいのは電子の数です。
③ × 同位体とは、中性子の数は異なるが陽子の数が同じ原子のことです。

ポイント

- 原子の中心には原子核、そのまわりに電子が分布しています。
- 質量数は、陽子の数と中性子の数を足したものです。
- 同位体とは、質量数は異なるが原子番号が同じ原子のことです。

Check!   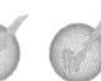

2-5 電子配置

電子が原子核のまわりにどのように配置されるのかを理解します。
また、電子の放出や獲得によって電荷をもつ粒子(イオン)について学びます。
金属のイオン化傾向を覚えましょう。

1 原子の電子状態　重要度 ★★

(1) 電子殻

電子は、原子核を中心にそのまわりの決められた空間に分布しています。その決められた空間を電子殻といいます。

電子殻は、原子核に近い内側から順にK殻、L殻、M殻…となります。

それぞれの殻には、収容できる電子の数が決まっており、$2n^2$で表されます。つまりK殻には2個、L殻には8個、M殻には18個の電子が収容できます。

電子はK殻から順に収容されます。

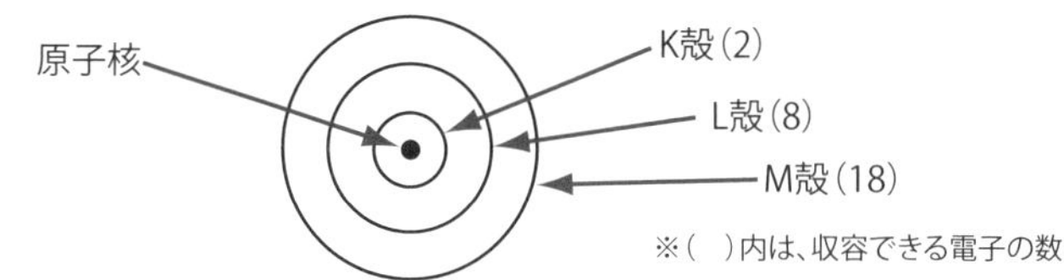

【例1】 原子番号6の炭素(C)原子の場合、電子(●)の数は6個となります。したがって、K殻に2個、L殻に4個となります。

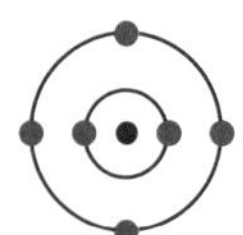

元素名	原子記号	原子番号	電子の数
炭素	C	6	6

【例2】 原子番号11のナトリウム(Na)の場合、電子(●)の数は11個となります。したがって、K殻に2個、L殻に8個、M殻に1個となります。

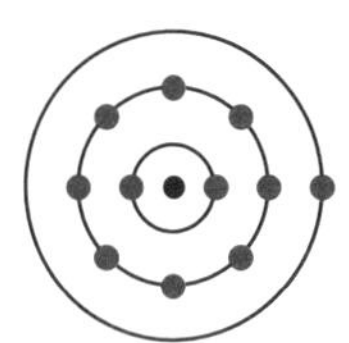

元素名	原子記号	原子番号	電子の数
ナトリウム	Na	11	11

(2) 最外殻電子

電子殻の最外殻にある電子のことをいいます。価電子ともいい、原子同士の結合に働きます。

(3) イオン

希ガス元素以外の元素は、電子を放出または電子を獲得することによって安定な電子配置になろうとする傾向があります。これをイオン化といいます。

希ガス元素は安定な電子配置（閉殻（へいかく）という）をとっているので、イオンにはなりにくい性質です。

1個以上の電子を放出した原子または原子団を陽イオン（カチオンともいう）といいます。プラス（＋、正）の電荷をもちます。逆に1個以上の電子を獲得した原子または原子団を陰イオン（アニオンともいう）といいます。マイナス（－、負）の電荷をもちます。

(4) 金属のイオン化傾向

金属には陽イオンになりやすい金属となりにくい金属があります。この性質を金属のイオン化傾向といいます。

● 主な金属のイオン化傾向の覚え方

㊅←	高利子	借りようかな。	まあ、	あてに	す	な。	ひどすぎる、	借金→㊈
	Li	K	Ca Na	Mg Al	Zn Fe Ni	Sn Pb	(H) Cu Hg Ag	Pt Au

練習問題（○×問題）

① L殻に電子が5個入る原子はB（ホウ素）である。

② Zn（亜鉛）は、Fe（鉄）よりイオン化傾向が大きい。

解答

① ×　電子はK殻から順に収容されます。L殻に5個ですからK殻と合わせて電子は7個となります。したがって原子番号7の窒素（N）となります。

② ○　設問の通りです。

■ポイント

- 電子殻は、原子核に近い内側から順にK殻、L殻、M殻となります。
- ＋（プラス）の電荷をもつイオンを陽イオン、－（マイナス）の電荷をもつイオンを陰イオンといいます。
- 金属のイオン化傾向を覚えましょう。

Check!   

2-6 物質量

物質量（mol）に関係するアボガドロ定数、質量、体積について学び、物質量（mol）の求め方を理解しましょう。また、アボガドロの法則について学びます。

1 物質量　重要度 ★★

(1) アボガドロ定数

アボガドロ定数とは、12gの質量数12の炭素原子（^{12}C）に含まれる炭素原子の数のことであり、12gの炭素原子には6.02×10^{23}個の炭素原子が含まれます。この6.02×10^{23}個をアボガドロ定数といいます。記号でN_Aで表します。

(2) 物質量とモル（mol）

物質量とは、アボガドロ定数（6.02×10^{23}個）に等しい数を単位とした物質の量のことです。単位はmol（モル）となります。アボガドロ定数と同数の粒子を含む物質を1molといいます。したがって、炭素原子（C）6.02×10^{23}個（12g）は1molとなります。また物質の原子量（分子量、式量）にg単位をつけた質量を1molといいます。

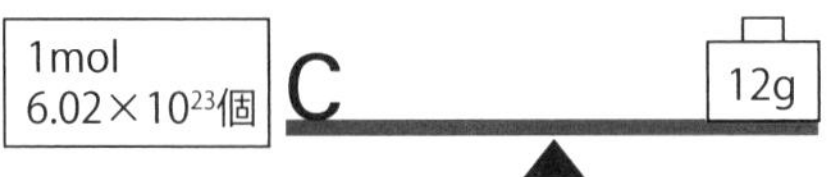

1molの質量＝原子量（分子量、式量）g＝6.02×10^{23}個
［n（mol）の質量＝n×分子量（g）＝n×6.02×10^{23}個］

原子量（分子量、式量）、質量（g）と物質量（mol）の関係は、次のように表すことができます。

● **原子量と質量、物質量の関係**

・原子量（分子量、式量）×物質量（mol）＝質量（g）
・質量（g）÷原子量（分子量、式量）＝物質量（mol）
・質量（g）÷物質量（mol）＝原子量（分子量、式量）

まとめると次のような関係図で表すことができます。

▼関係図

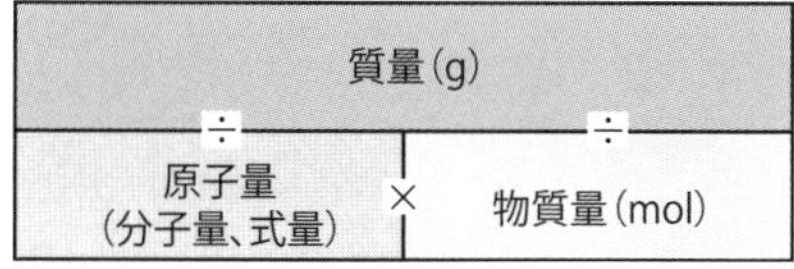

【例1】 塩酸(HCl) 1molは、何gですか。
ただし、Hの原子量＝1、Clの原子量＝35.5とする。

【解答】 塩酸の分子量は36.5です。この分子量にg単位をつけた質量が1molとなります。よって、塩酸1molは36.5gです。
または、分子量(36.5)×物質量(1mol)＝36.5gとなります。

【例2】 水酸化ナトリウム(NaOH) 8gは、何molですか。
ただし、Hの原子量＝1、Oの原子量＝16、Naの原子量＝23とする。

【解答】 水酸化ナトリウムの分子量は40なので、$\frac{8(g)}{40}$＝0.2molとなります。

2 気体の物質量と体積　重要度 ★★

(1) アボガドロの法則

アボガドロの法則とは、「すべての気体は、同温・同圧のもとでは、同体積の気体は、同数の分子を含む」ということです。

この法則より、標準状態[0℃、1.013×10^5Pa]では、気体1molには、6.02×10^{23}個(アボガドロ定数)の分子が含まれ、体積は22.4Lとなります。

練習問題(○×問題)

① 硝酸(HNO_3) 6.3gは0.01molである。
ただし、Hの原子量＝1、Nの原子量＝14、Oの原子量＝16とする。

② 標準状態で0.5molの酸素(O_2)の体積は、32Lである。

解答

① × 硝酸(HNO_3)の分子量は63です。したがって0.1molです。

② × 標準状態では、1molの気体の体積は22.4Lです。0.5molなので11.2Lとなります。

ポイント

- 物質1(mol)＝原子量(分子量、式量)(g)＝6.02×10^{23}個です。
- 標準状態では、1molの気体の体積は、22.4Lです。

Check!  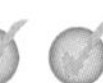

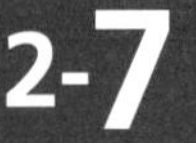

2-7 溶液の濃度

溶液、溶媒、溶質の定義について学びます。質量パーセント濃度、モル濃度の定義を理解し、質量パーセント濃度、モル濃度の求め方を学びます。

1 パーセント濃度　重要度 ★★

(1) 溶液、溶媒、溶質の定義

溶液とは、均一な混合液のことです。溶液は、少なくとも2種類以上の物質からできています。この2種類以上の物質は、溶媒と溶質に分けることができます。溶媒とは溶かしている物質のことで、溶質とは溶かされている物質のことです。つまり、溶質が溶媒に均一に溶けている液体のことを溶液といいます。

たとえば、食塩を水に溶かした溶液は、食塩が溶質、水が溶媒となり、食塩水が溶液となります。

(2) 質量パーセント濃度

溶液(g)中に溶けている溶質の質量(g)の割合を百分率で表したものを質量パーセント濃度(%)といいます。

$$\text{質量パーセント濃度(\%)} = \frac{\text{溶質(g)}}{\text{溶液(g)}} \times 100 = \frac{\text{溶質(g)}}{\text{溶媒(g)} + \text{溶質(g)}} \times 100$$

たとえば10gの食塩を水に溶かして100gの食塩水にした溶液の質量パーセント濃度(%)は、

$$\text{質量パーセント濃度(\%)} = \frac{10\text{(g)}}{100\text{(g)}} \times 100 = 10\%$$ となります。問題文より、

溶液として100gですので、計算のときに溶液を110g [10 (g) + 100 (g)] としないように注意しましょう。

2 モル濃度(mol/L)　重要度 ★★

溶液1L中に含まれる溶質のモル数を表したものをモル濃度(mol/L)といいます。

$$\text{モル濃度(mol/L)} = \frac{\text{溶質のモル数(mol)}}{\text{溶液(L)}}$$

たとえば1molの塩化ナトリウム(58.5g)を水に溶かして1Lの食塩水にした溶液のモル濃度(mol/L)は、

モル濃度（mol/L）＝ $\frac{1\,(\mathrm{mol})}{1\,(\mathrm{L})}$ ＝1mol/Lとなります。

また、塩化ナトリウムの化学式はNaClでナトリウム（Na）の原子量が23、塩素（Cl）の原子量が35.5なので塩化ナトリウム（NaCl）の式量は58.5となります。この式量にgをつけた質量58.5gが1molとなります。つまり、58.5gの塩化ナトリウムを水に溶かして1Lとした溶液が1mol/Lとなります。

では、塩化ナトリウム（NaCl）5.85gを水に溶かして100mLとした溶液のモル濃度（mol/L）はいくつになるでしょうか。

塩化ナトリウム（NaCl）の式量は58.5ですので、$\frac{5.85\,(\mathrm{g})}{58.5}$＝0.1molとなります。この0.1molを水に溶かして100mLとした溶液ですので、100mLは0.1Lです。したがって、$\frac{0.1\,(\mathrm{mol})}{0.1\,(\mathrm{L})}$＝1mol/Lとなります。

練習問題（○×問題）

① 50gの塩化ナトリウムに200gの水を加えて溶かした溶液の質量パーセント濃度は25%である。

② 50gの塩化ナトリウムに水を加えて250gにした溶液の質量パーセント濃度は20%である。

③ 4gの水酸化ナトリウム（NaOH）を水に溶かして1000mL（＝1L）にした溶液のモル濃度は、0.1mol/Lである。
ただし、Hの原子量＝1、Oの原子量＝16、Naの原子量＝23とする。

解答

① × $\frac{50\,(\mathrm{g})}{50\,(\mathrm{g})+200\,(\mathrm{g})}\times 100 = 20\%$

② ○ 設問の通りです。$\frac{50\,(\mathrm{g})}{250\,(\mathrm{g})}\times 100 = 20\%$

③ ○ 設問の通りです。水酸化ナトリウムの式量は40です。4gの水酸化ナトリウムなのでモル数は、$\frac{4\,(\mathrm{g})}{40\,(\mathrm{g})}$＝0.1molとなります。0.1molを水に溶かして1Lにしたのでモル濃度は0.1mol/Lとなります。

■ポイント

- 溶液とは、溶質と溶媒を混合した液のことです。
- 質量パーセント濃度とは、割合を表したものです。
- モル濃度（mol/L）とは、物質量（mol）を体積（L）で割ったものです。

Check!

2-8 化学結合

物質は原子やイオンが化学結合により結合しています。主な化学結合について学び、それぞれの化学結合の結合様式の違いを理解しましょう。また、それぞれの化学結合の結合の強さを覚えましょう。

1 化学結合 重要度 ★

(1) 化学結合

物質は、いくつかの原子やイオンなどが結びついてできています。この原子やイオンなどの結びつきを化学結合といいます。化学結合には、イオン結合、共有結合、水素結合などがあります。これらの結合の強さは、共有結合＞(配位結合)＞イオン結合＞(金属結合)＞水素結合＞(ファンデルワールス力)の順です。ここに記載していない結合もありますが、結合の強い順に覚えておきましょう。

(2) 化学結合の種類

ⅰ)イオン結合

陽イオンと陰イオンが互いに引き合ってできる結合をイオン結合といいます。

塩化ナトリウム(NaCl)は、Na^+(ナトリウムイオン、陽イオン)とCl^-(塩化物イオン、陰イオン)がイオン結合したものです。

【例】塩化ナトリウム(NaCl)

$Na^+ + Cl^- \rightarrow Na^+Cl^- \rightarrow NaCl$

(符号は省略)

ⅱ)共有結合

原子同士が電子を共有してできる結合を共有結合といいます。結合には、価電子(最外殻電子)が関係します。水素(H_2)、塩素(Cl_2)、水(H_2O)、アンモニア(NH_3)、メタン(CH_4)などは共有結合です。

▼分子の形成と共有結合

【例1】水素(H_2)

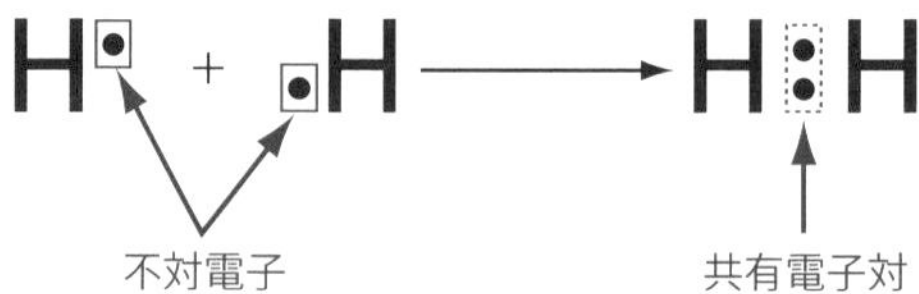

【例2】 水 (H_2O)

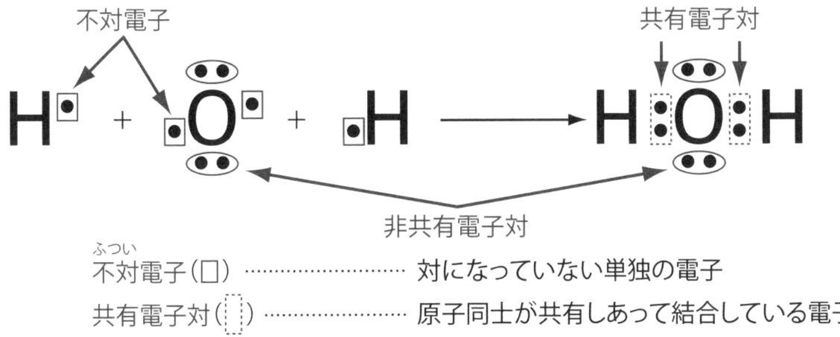

ふつい
不対電子(□) ………………………… 対になっていない単独の電子
共有電子対(⁝) ……………………… 原子同士が共有しあって結合している電子対
非共有電子対(⬭) …………… 共有していない電子対

ⅲ) 水素結合

水素原子 (H) をなかだちとしてできる分子間の結合を水素結合といいます。水 (H_2O)、アンモニア (NH_3) などです。酸素原子 (O)、窒素原子 (N)、フッ素原子 (F) は電気陰性度 (原子が電子を引きつける強さを表したもの) が大きいので、これらの原子と水素原子が結合している分子(水、アンモニアなど)では、水素結合ができます。

▼水素結合の形成

【例】水 (H_2O)

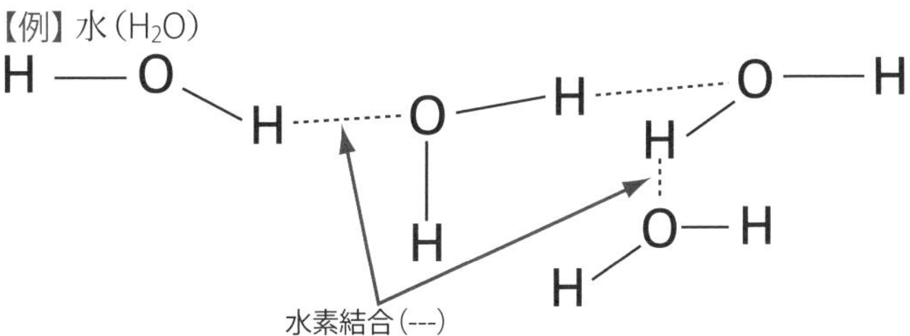

練習問題 (○×問題)

① 二酸化炭素 (CO_2) は、共有結合である。
② 結合の強い順にイオン結合＞共有結合＞水素結合である。

解答 ……………………………………………………

① ○ 設問の通りです。
② × 共有結合＞イオン結合＞水素結合の順です。

ポイント

- 結合の強い順に覚えましょう。
- 化学結合の結合様式を理解しましょう。

Check!   

2-9 化学式と化学反応式

イオンの価数を使って化学式の書き方を学びます。また、化学反応式の作り方を理解し、化学反応式からわかる物質の量的関係について学びます。

1 イオンの価数　重要度 ★★

(1) イオンの価数

原子がイオンになるときに放出したり、獲得したりする電子の数をイオンの価数といいます。典型元素の場合、電子の価電子（最外殻電子）の数と周期表の族が関係します。

1族の原子は1価の陽イオン、2族の原子は2価の陽イオンになります。16族、17族の原子はそれぞれ2価の陰イオン、1価の陰イオンになります。

▼主なイオンの価数

陽イオン	陰イオン
1価……H^+、Na^+、K^+、NH_4^+ 2価……Ca^{2+}、Ba^{2+} 3価……Al^{3+}	1価……F^-、Cl^-、Br^-、I^-、OH^- 2価……O^{2-}、S^{2-}、SO_4^{2-}、CO_3^{2-} 3価……PO_4^{3-}

2 化学式　重要度 ★★

(1) 化学式の書き方

正しい化学式を書くためには、まず元素記号が正しく書けなければいけません。元素記号をしっかり書けるようにしましょう。主な物質は、物質名と化学式を合わせて覚えるようにしましょう。

組成式の書き方は、①陽イオンを先に陰イオンをあとに書きます。②陽イオンの価数の総和と陰イオンの価数の総和が等しくなるようにします。

たとえば塩化カルシウムは、Ca^{2+}（カルシウムイオン）とCl^-（塩化物イオン）からなります。次にCa^{2+}は陽イオン、Cl^-は陰イオンなので、陽イオンのCa^{2+}を先に書くと、$Ca^{2+}Cl^-$となります。

陽イオンの価数の総和と陰イオンの価数の総和は等しいので、Ca^{2+}1個に対してCl^-は2個となります。したがって塩化カルシウムの化学式は、$CaCl_2$となります。

▼**化学式の書き方**

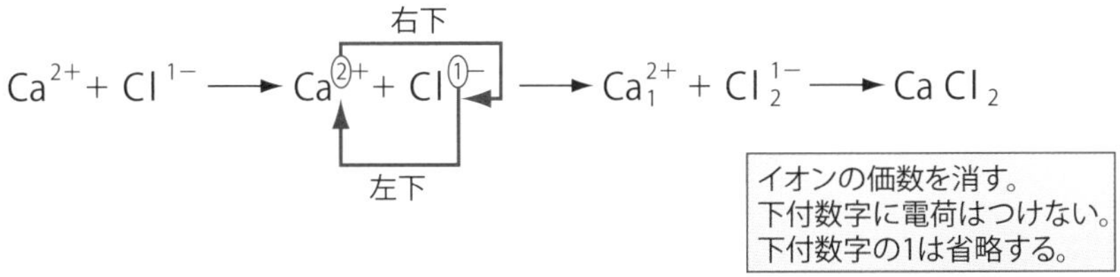

(2) 化学反応式の作り方

化学反応式は、反応する物質(反応物)を左辺に、生成する物質(生成物)を右辺に両辺を矢印(→)で結んで書き、左辺と右辺の各原子の数が等しくなるように係数をつけて表します。

たとえば、水素(H_2)と窒素(N_2)が反応してアンモニア(NH_3)が生成する化学反応式は、はじめに左辺に反応物、右辺に生成物の化学式を書きます。

$H_2 + N_2 \rightarrow NH_3$

$$\begin{bmatrix} H:2 & \neq & H:3 \\ N:2 & \neq & N:1 \end{bmatrix}$$

次に両辺の原子の数が等しくなるように係数をつけていきます。左辺ではH原子が2個とN原子が2個、右辺ではH原子が3個とN原子が1個となり、両辺の原子の数が合っていません。そこで、NH_3の前に2をつけることにより、右辺のH原子は2×3＝6個、N原子は2×1＝2個になります。

$H_2 + N_2 \rightarrow 2NH_3$

$$\begin{bmatrix} H:2 & \neq & H:6 \\ N:2 & = & N:2 \end{bmatrix}$$

左辺と右辺のN原子の数は合いましたので、次にH原子の数を合わせます。右辺には、H原子が6個ありますので、左辺のH_2の前に3をつけることにより、左辺のH原子が3×2＝6個となり、両辺の原子の数のつり合いがとれます。

$3H_2 + N_2 \rightarrow 2NH_3$

$$\begin{bmatrix} H:6 & = & H:6 \\ N:2 & = & N:2 \end{bmatrix}$$

(3) 化学反応式からわかること

化学反応式は、反応物と生成物の化学式を表しているだけではありません。反応物と生成物の係数は、物質の量的関係を表しています。

たとえば、水素(H_2)と窒素(N_2)が反応してアンモニア(NH_3)が生じる反応では、反応物と生成物の係数から分子の数や物質量などがわかります。

▼物質の量的関係

化学反応式	$3H_2$ +	N_2 →	$2NH_3$
分子の数	3個	1個	2個
物質量	3mol	1mol	2mol
質量	3×2g	1×28g	2×17g
気体の体積	3×22.4L	1×22.4L	2×22.4L
分子の数	$3\times6.02\times10^{23}$個	$1\times6.02\times10^{23}$個	$2\times6.02\times10^{23}$個

練習問題(○×問題)

① 17族元素(ハロゲン元素)のイオンの価数は、1+である。

② 水素と塩素が反応して塩化水素ができる反応式は、$H_2+Cl_2\rightarrow H_2Cl_2$である。

解答

① ×　17族元素は、電子を1個獲得しますので、イオンの価数は1−となります。

② ×　水素イオン(H^+)と塩化物イオン(Cl^-)が結合して塩化水素(HCl)ができます。左辺と右辺の原子の数を合わせるために係数をつけます。反応式は$H_2+Cl_2\rightarrow 2HCl$となります。

■ポイント

- イオンの価数は、1族元素は1+、17族元素は1−と覚えましょう。
- 化学反応式は、左辺と右辺に係数をつけて各原子の数が等しくなるようにします。
- 化学反応式からわかる物質の量的関係を理解しましょう。

2-10 熱化学方程式

化学反応における、発熱反応と吸熱反応を理解しましょう。
熱化学方程式からわかる物質量と熱量の関係を理解しましょう。
反応熱の種類を学びます。

1 化学反応と熱 重要度 ★

物質が化学反応や状態変化するときには、熱(エネルギー)の出入りが起こります。このとき出入りする熱量を反応熱といいます。

反応熱には、燃焼熱、生成熱、中和熱、溶解熱などがあります。反応熱は25℃、1.013×10^5Paにおける物質1molあたりの熱量と定義されます。

熱を放出する反応を発熱反応、熱を吸収する反応を吸熱反応といいます。

2 熱化学方程式 重要度 ★

化学反応式の左辺と右辺を等号(=)で結び、右辺に反応熱を書き加えた式を熱化学方程式といいます。反応熱は、発熱反応なら正符号(+)、吸熱反応なら負符号(−)をつけます。反応熱は、注目する物質1molあたりの熱量なので、他の物質の係数が分数になることもあります。さらに物質の状態(気)、(液)、(固)を化学式の後に書きます。

化学反応式としては、左辺と右辺の各原子の数が等しくなければいけません。

(化学反応式)　$2H_2 + O_2 \rightarrow 2H_2O$

(熱化学方程式)　H_2(気)$+\frac{1}{2}O_2$(気)$= H_2O$(液)$+ 286$kJ

または　$2H_2$(気)$+ O_2$(気)$= 2H_2O$(液)$+ 572$kJ

3 物質量と熱量 重要度 ★

C_3H_8(プロパン)を完全燃焼したときの熱化学方程式は次のようになります。

$$C_3H_8(気) + 5O_2(気) = 3CO_2(気) + 4H_2O(液) + 2{,}220\text{kJ}$$

この熱化学方程式より、各物質の物質量とこの化学反応の熱量は次のようになります。

1molのC_3H_8が5molのO_2と反応して、3molのCO_2と4molのH_2Oが生成したとき、1molのC_3H_8あたり2,220kJの熱を放出したことになります。また、各物質の物質量と熱量の関係は次のようになります。

▼物質量と熱量

物質	物質量と熱量
C_3H_8（気）	C_3H_8（プロパン）1molを完全燃焼すると2,220kJの熱量が発生
O_2（気）	C_3H_8と反応するO_2（酸素）5molあたり2,220kJの熱量を発生
CO_2（気）	生成するCO_2（二酸化炭素）3molあたり2,220kJの熱量を発生
H_2O（液）	生成するH_2O（水）4molあたり2,220kJの熱量を発生

4 反応熱の種類　重要度 ★

▼反応熱の種類と定義

反応熱	定義
燃焼熱	物質1molが完全に燃焼するときの熱量
生成熱	物質1molがその成分元素の単体から生成するときの熱量
中和熱	酸と塩基の水溶液が中和して、水1molが生じるときの熱量
溶解熱	物質1molが多量の溶媒に溶解するときの熱量

練習問題（○×問題）

① 反応熱とは、25℃、1.013×10^5Paにおける物質1molあたりの熱量のことである。
② メタン（気）0.5molを完全燃焼すると891kJの熱量が発生する。ただし、メタン（気）の燃焼熱は891kJ/molとする。

解答

① ○ 設問の通りです。
② × 1molのメタン（気）の燃焼熱は891kJです。したがって0.5molのメタン（気）の燃焼熱は445.5kJです。0.5（mol）×891（kJ/mol）＝445.5kJ

ポイント

- 反応熱は25℃、1.013×10^5Paにおける物質1molあたりの熱量です。
- 熱化学方程式は、化学反応式に反応熱を書き加えた式で、式の左辺と右辺の各原子の数は等しいことに気をつけましょう。
- 熱化学方程式からわかる各物質の物質量と熱量の関係を理解しましょう。

演習問題2-1

問題1

物質の三態について、(　　)にあてはまる語句を選びなさい。

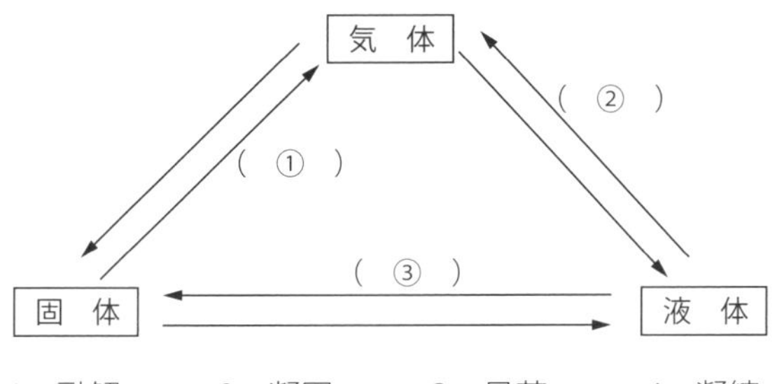

1　融解　　2　凝固　　3　昇華　　4　凝縮　　5　蒸発

問題2

次の物質を、単体ならば1、混合物ならば2、化合物ならば3で答えなさい。

①ダイヤモンド
②水
③塩化ナトリウム
④酸素
⑤空気

問題3

次のうち、酢酸の分子量として正しいものを選びなさい。
ただし、原子量はH＝1、C＝12、O＝16とする。

1　29
2　58
3　60
4　90

問題4

0.1mol/Lの水酸化ナトリウム溶液200mLに含まれる水酸化ナトリウムの質量（g）として正しいものを選びなさい。

ただし、原子量はH＝1、O＝16、Na＝23とする。

1　0.4g
2　0.8g
3　2g
4　4g

問題5

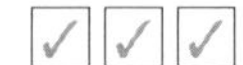

炭素（黒鉛）12gを空気中で完全燃焼すると、394kJの熱量を発生した。このときの熱化学方程式として、正しいものを選びなさい。

ただし、原子量は、C＝12、O＝16とする。

1　2C（黒鉛）＋ $2O_2$（気）＝ $2CO_2$（気）＋394kJ
2　2C（黒鉛）＋ $2O_2$（気）＝ $2CO_2$（気）＋197kJ
3　C（黒鉛）＋ O_2（気）＝ CO_2（気）＋394kJ
4　C（黒鉛）＋ O_2（気）＝ CO_2（気）＋197kJ

解説と解答

問題1

固体から気体になることを昇華、液体から気体になることを蒸発、液体から固体になることを凝固といいます。また、気体から液体になることを凝縮、固体から液体のことを融解といいます。 **解答** ①3 ②5 ③2

問題2

単体は一種類の元素からなる物質で、ダイヤモンド(C)や酸素(O_2)です。混合物は二種類以上の物質が混じり合っている物質です。空気は、酸素と窒素の混合物です。化合物は、二種類以上の元素からなる物質で、水(H_2O)や塩化ナトリウム(NaCl)です。 **解答** ①1 ②3 ③3 ④1 ⑤2

問題3

酢酸の化学式は、CH_3COOHです。分子量は、分子を構成する原子の原子量の総和なので、CH_3COOHの分子量は、12×1＋1×3＋12×1＋16×1＋16×1＋1×1＝60となります。 **解答** 3

問題4

水酸化ナトリウムの化学式はNaOHです。式量は23×1＋16×1＋1×1＝40です。0.1mol/Lの水酸化ナトリウム溶液200mL (0.2L) に含まれる水酸化ナトリウムの物質量は、0.1 (mol/L) ×0.2 (L) ＝0.02 (mol) となります。よって水酸化ナトリウムの質量は、0.02 (mol) ×40＝0.8gとなります。 **解答** 2

問題5

炭素(黒鉛)を完全燃焼すると二酸化炭素を生じます。

化学反応式はC (黒鉛) ＋O_2 (気) →CO_2 (気) です。1molの炭素と1molの酸素が反応して1molの二酸化炭素が生じたことになります。

炭素12gは、炭素の原子量が12なので、物質量は1molです。炭素1molを完全燃焼すると394kJの熱量を発生したことになります。したがって、熱化学方程式はC (黒鉛) ＋O_2 (気) ＝CO_2 (気) ＋394kJとなります。 **解答** 3

Check! 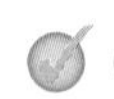 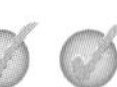

2-11 酸と塩基

一般的な酸と塩基の性質について学びます。また、酸と塩基の定義としてアレニウスの定義とブレンステッド・ローリーの定義を学びます。

1 酸と塩基の性質　重要度 ★★

(1) 酸の性質

・青色リトマス紙を赤くする。

・亜鉛、鉄などの金属と反応して水素を発生させる。

(2) 塩基（アルカリ）の性質

・赤色リトマス紙を青くする（覚え方：アルカリで青くなる）。

・酸と反応してその性質を打ち消す（中和反応）。

(3) 酸と塩基の強弱

酸や塩基は、水溶液中で陽イオンと陰イオンに分かれます。これを電離といいます。この電離する割合のことを電離度といい、記号で α で表します。電離度が大きい（$\alpha \fallingdotseq 1$）酸や塩基のことを強酸、強塩基といいます。また、電離度が小さい（$\alpha \ll 1$）酸や塩基のことを弱酸、弱塩基といいます。

2 酸と塩基の定義　重要度 ★

(1) アレニウスの定義

「酸とは、水に溶けて水素イオン（H^+）を生じる物質であり、塩基とは、水に溶けて水酸化物イオン（OH^-）を生じる物質である」と定義したのがアレニウスの定義です。

【例1】アレニウスの酸の例

$HCl \rightarrow H^+ + Cl^-$

$CH_3COOH \rightarrow CH_3COO^- + H^+$

【例2】アレニウスの塩基の例

$NaOH \rightarrow Na^+ + OH^-$

$Ca(OH)_2 \rightarrow Ca^{2+} + 2OH^-$

---

(2) ブレンステッド・ローリーの定義

「酸とは、他の物質に水素イオン（H^+）を与える物質であり、塩基とは、他の物質から水素イオン（H^+）を受け取る物質である」と定義したのがブレンステッド・ローリーの定義です。

【例1】HClが酸、H_2Oが塩基となる
$HCl + H_2O \rightarrow Cl^- + H_3O^+$
酸　　塩基

【例2】HClが酸、NH_3が塩基となる
$HCl + NH_3 \rightarrow NH_4^+ + Cl^-$
酸　　塩基

3 酸と塩基の価数　重要度 ★★

(1) 酸の価数

化学式中に含まれる水素原子(H)のうち、水素イオン(H^+)になることができる水素原子(H)の数を酸の価数といいます。

1価の酸……塩酸(HCl)、硝酸(HNO_3)、酢酸(CH_3COOH)など
2価の酸……硫酸(H_2SO_4)、硫化水素(H_2S)など
3価の酸……リン酸(H_3PO_4)など

(2) 塩基の価数

化学式中に含まれる水酸化物イオン(OH^-)の数を塩基の価数といいます。

1価の塩基……水酸化ナトリウム(NaOH)、アンモニア(NH_3)など
2価の塩基……水酸化カルシウム[$Ca(OH)_2$]、水酸化バリウム[$Ba(OH)_2$]など
3価の塩基……水酸化アルミニウム[$Al(OH)_3$]など

練習問題(○×問題)

① 水酸化ナトリウム水溶液は、青色リトマス紙を赤くする。
② 酢酸は、1価の酸である。

解答

① × 水酸化ナトリウムは塩基なので、赤色リトマス紙を青くします。
② ○ 設問の通りです。酢酸は、水素イオンになる水素が1個ですから1価の酸となります。

ポイント

- 酸は青色リトマス紙を赤くする。塩基は赤色リトマス紙を青くする。
- 酸と塩基の定義を理解しましょう。
- 酸と塩基の価数は、Hの数とOHの数で表されます。

Check!   

2-12 酸と塩基の中和

この節では、酸と塩基が反応して塩と水ができる中和反応について学びます。また、塩の分類及び塩の水溶液の液性について学びます。中和の公式を使って量的関係について理解しましょう。

1 酸と塩基の中和　重要度 ★★

(1) 中和反応（水溶液）

酸と塩基が反応すると、酸から生じる水素イオン（H^+）と塩基から生じる水酸化物イオン（OH^-）で水（H_2O）ができます。また、酸の陰イオンと塩基の陽イオンが結合（イオン結合）してできた化合物を塩(えん)といいます。この反応を中和反応といいます。まとめると次のようになります。

酸 ＋ 塩基 → 塩(えん) ＋ 水

【例1】	塩酸	＋	水酸化ナトリウム	→	塩化ナトリウム	＋	水
	HCl	＋	$NaOH$	→	$NaCl$	＋	H_2O
	（酸）		（塩基）		（塩(えん)）		（水）
【例2】	硫酸	＋	水酸化ナトリウム	→	硫酸ナトリウム	＋	水
	H_2SO_4	＋	$2NaOH$	→	Na_2SO_4	＋	$2H_2O$
	（酸）		（塩基）		（塩(えん)）		（水）

---

(2) 塩の分類

塩は、正塩・酸性塩・塩基性塩の3つに分類されます。正塩は$NaCl$やCH_3COONa（酢酸ナトリウム）など酸のHも塩基のOHも残っていない塩、酸性塩は$NaHCO_3$（炭酸水素ナトリウム）や$NaHSO_4$（硫酸水素ナトリウム）など酸のHが残っている塩、塩基性塩は$MgCl(OH)$（塩化水酸化マグネシウム）など塩基のOHが残っている塩をいいます。

(3) 塩の加水分解

塩を水に溶かしたとき、その水溶液の液性が、酸性や塩基性を示すことがあります。この現象を塩の加水分解といいます。これは塩が水と反応して、もとの酸や塩基にもどるからです。水に溶かす塩によって液性は異なります。正塩（中性塩）の場合、①弱酸と強塩基が反応してできた塩の水溶液は塩基性、②強酸と弱塩基が反応してできた塩の水溶液は酸性、③強酸と強塩基が反応してできた塩は中性となります。酸性塩の場合は、①$NaHCO_3$などの水溶液は塩基性、②$NaHSO_4$などの水溶液は酸性となります。

▼塩の分類と加水分解（液性）

		塩の分類		
		正塩	酸性塩	塩基性塩
水溶液の液性	酸性	塩化アンモニウム（NH_4Cl）	硫酸水素ナトリウム（$NaHSO_4$）	塩化水酸化マグネシウム［MgCl(OH)］
	中性	塩化ナトリウム（NaCl）		
	塩基性	酢酸ナトリウム（CH_3COONa） 炭酸ナトリウム（Na_2CO_3）	炭酸水素ナトリウム（$NaHCO_3$）	

(4) 中和反応の量的関係

中和反応では、酸と塩基が過不足なく中和するために、酸のH^+（水素イオン）と塩基のOH^-（水酸化物イオン）の物質量が等しくなります。これを式に表すと$M \times a \times V = M' \times a' \times V'$となります。この式を中和の公式といいます。

M, M'　：酸，塩基のモル濃度（mol/L）
a, a'　：酸，塩基の価数
V, V'　：酸，塩基の体積（L）

練習問題（○×問題）

① 水溶液の中和反応とは、酸と塩基が反応して塩と水ができる反応である。
② 酸性塩の物質を水に溶かすとその液性は必ず酸性である。

解答

① ○　設問の通りです。
② ×　硫酸水素ナトリウム（$NaHSO_4$）は酸性、炭酸水素ナトリウム（$NaHCO_3$）は塩基性です。

ポイント

- 水溶液の中和反応とは、酸と塩基が反応して塩と水ができる反応です。
- 塩の分類、塩の加水分解を理解しましょう。
- 中和の公式（$M \times a \times V = M' \times a' \times V'$）を覚えましょう。

Check! 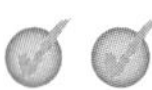 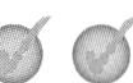

2-13 酸化と還元

酸化と還元の定義についてと、酸化数の決め方のルールを理解しましょう。また、この節では酸化剤と還元剤の定義について学びます。

1 酸化と還元　重要度 ★★

(1) 酸化の定義

酸化とは、①酸素と化合すること、②水素を失うこと、③電子を放出すること、④酸化数が増加することをいい、酸化される(された)といいます。

▼酸化の定義

定義	例	変化	酸化された物質
①酸素と化合	$Fe + O_2 \rightarrow Fe_2O_3$	$Fe \rightarrow Fe_2O_3$	Fe (鉄)
②水素を失う	$2H_2S + O_2 \rightarrow 2S + 2H_2O$	$H_2S \rightarrow S$	H_2S (硫化水素)
③電子を放出	$2Cu + O_2 \rightarrow 2CuO$	$Cu \rightarrow Cu^{2+}$	Cu (銅)
④酸化数増加	$2Cu + O_2 \rightarrow 2CuO$	Cu (0) → Cu (+2)	Cu (銅)

(2) 還元の定義

還元とは、①酸素を失うこと、②水素と化合すること、③電子を獲得すること、④酸化数が減少することをいい、還元される(された)といいます。

▼還元の定義

定義	例	変化	還元された物質
①酸素を失う	$CuO + H_2 \rightarrow Cu + H_2O$	$CuO \rightarrow Cu$	Cu (銅)
②水素と化合	$2H_2S + O_2 \rightarrow 2S + 2H_2O$	$O_2 \rightarrow H_2O$	O_2 (酸素)
③電子を獲得	$2Cu + O_2 \rightarrow 2CuO$	$O_2 \rightarrow O^{2-}$	O_2 (酸素)
④酸化数減少	$2Cu + O_2 \rightarrow 2CuO$	O_2 (0) → O (−2)	O_2 (酸素)

(1)、(2)より、酸化と還元は同時に起こります。そのため酸化還元反応といいます。

(3) 酸化数

原子の酸化の程度を表した数値のことを酸化数といいます。酸化数の決め方には、次のようなルールがあります。

① 単体中の原子の酸化数は0(ゼロ)である。

② イオンの場合、イオンの価数と等しい。

③ 化合物中の原子の酸化数の総和は0（ゼロ）である。
④ 化合物中の水素原子(H)の酸化数は＋1、酸素原子(O)の酸化数は－2として、他の原子の酸化数を決定する。ただし、例外として水素原子(H)の酸化数が－1の場合や酸素原子(O)の酸化数が－1となることがあります。たとえばH_2O_2（過酸化水素）は、水素原子(H)の酸化数が＋1、酸素原子(O)の酸化数が－1となります。
⑤ 化合物中のアルカリ金属原子の酸化数は＋1、アルカリ土類金属原子の酸化数は＋2である。
⑥ ハロゲン原子の酸化数は－1である。

【例1】次の物質の下線の原子の酸化数を求めなさい。
① $\underline{Fe_2}O_3$　② $K_2\underline{Cr_2}O_7$　③ $\underline{Cl_2}$

【解答】

化合物中のHとOの酸化数はそれぞれ＋1と－2です。また、化合物中の原子の酸化数の総和は0です。単体中の原子の酸化数は0です。符号を忘れないように気をつけましょう。

求める原子の酸化数をxとすると
① $x\times2+(-2)\times3=0$　よって　$x=3$　Feの酸化数は＋3となります。
② Kの酸化数は＋1、Oの酸化数は－2なので、$(+1)\times2+x\times2+(-2)\times7=0$　よって　$x=6$　Crの酸化数は＋6となります。
③ 単体ですので、Clの酸化数は0となります。

---

2 酸化剤と還元剤　重要度 ★★

(1) 酸化剤

酸化還元反応において、相手の物質を酸化する作用をもつ物質を酸化剤といいます。相手の物質を酸化しますので、物質自身は、還元されたことになります。したがって、物質の酸化数は減少します。

(2) 還元剤

酸化還元反応において、相手の物質を還元する作用をもつ物質を還元剤といいます。相手の物質を還元しますので、物質自身は、酸化されたことになります。したがって、物質の酸化数は増加します。

【例1】次の化学反応式の酸化剤と還元剤を答えなさい。

$2Fe_2O_3 + 3C \rightarrow 4Fe + 3CO_2$

【解答】

酸化剤、還元剤の定義よりFe_2O_3（酸化鉄）のFe（鉄）の酸化数は（＋3）→（0）に減少しているのでFe_2O_3は酸化剤、C（炭素）の酸化数は（0）→（＋4）に増加しているので還元剤となります。

【例2】次の化学反応式の酸化剤と還元剤を答えなさい。

$H_2O_2 + H_2S \rightarrow 2H_2O + S$

【解答】

酸化剤、還元剤の定義より、H_2O_2（過酸化水素）のO（酸素）の酸化数が（－1）→（－2）に減少しているのでH_2O_2は酸化剤となります。一方、H_2S（硫化水素）のS（硫黄）の酸化数が（－2）→（0）に増加しているのでH_2Sは還元剤となります。

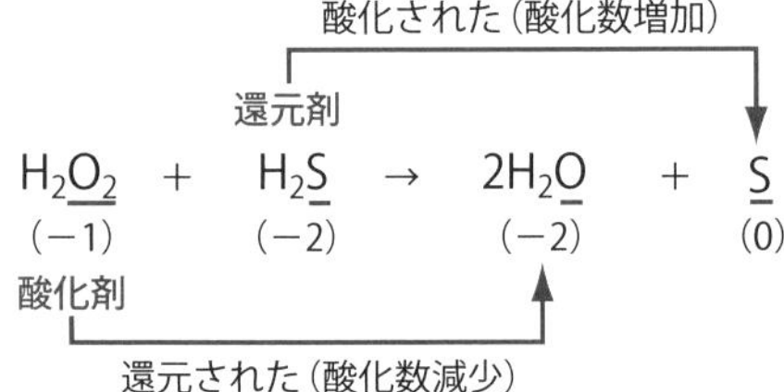

練習問題（○×問題）

① 酸化とは、(1) 酸素と化合すること、(2) 水素を失うこと、(3) 電子を放出すること、(4) 酸化数が減少することである。

② 還元剤とは、相手の物質を酸化し、物質自身は還元されるので、酸化数は増加する。

解答

① × (4) 酸化数が減少ではなく、酸化数が増加です。

② × 還元剤とは、相手の物質を還元し、物質自身は酸化されます。

■ポイント

- 酸化・還元は、物質自身に起こることです。
- 酸化剤・還元剤は、相手の物質に作用することです。
- 酸化数の決め方のルールを覚えましょう。

2-14 電池

金属のイオン化傾向を元に電池の原理を理解し、ダニエル電池やボルタ電池などの構造を理解し電極で起こる反応を学びます。電池を理解するには、酸化還元反応を理解しておくことが大切です。

1 電池 重要度 ★

(1) 金属のイオン化傾向と反応性

金属のイオン化傾向と金属の反応を次の表にまとめます。

▼金属のイオン化傾向と反応性

<table>
<tr><td></td><td colspan="17">イオン化傾向㊅ ⟵⟶ イオン化傾向㊈</td></tr>
<tr><td></td><td>Li</td><td>K</td><td>Ca</td><td>Na</td><td>Mg</td><td>Al</td><td>Zn</td><td>Fe</td><td>Ni</td><td>Sn</td><td>Pb</td><td>(H)</td><td>Cu</td><td>Hg</td><td>Ag</td><td>Pt</td><td>Au</td></tr>
<tr><td>空気中での反応</td><td colspan="4">すぐに酸化される</td><td colspan="9">徐々に酸化される</td><td colspan="4">酸化されにくい</td></tr>
<tr><td>水との反応</td><td colspan="4">常温で反応</td><td>熱水と反応</td><td colspan="3">高温の水蒸気と反応</td><td colspan="9">反応しない</td></tr>
<tr><td rowspan="3">酸との反応</td><td colspan="11">塩酸や希硫酸と反応して水素を発生する</td><td colspan="6">塩酸や希硫酸と反応しない</td></tr>
<tr><td colspan="15">硝酸や熱硫酸と反応</td><td colspan="2">硝酸や熱硫酸と反応しない</td></tr>
<tr><td colspan="17">王水（濃塩酸：濃硝酸＝3：1）はすべての金属と反応</td></tr>
</table>

(2) 電池の原理

電池は、酸化還元反応を利用して電子の移動を起こす装置のことです。化学反応のエネルギーを電気エネルギーに変える装置です。

(3) 電池の基本

i) 電極

水溶液に浸したそれぞれの金属を電極といいます。

ii) 負極と正極

負極…電子が導線に流れ出る極を負極といいます。負極はイオン化傾向の大きい金属がなり、電子を失う酸化される反応が起こります。

正極…電子が導線から流れ込む極を正極といいます。正極はイオン化傾向の小さい金属がなり、水溶液中の陽イオンが電子を得る還元される反応が起こります。

iii) 電流の向き

電流の向きは、電子の流れと逆の方向と定義されています。

iv) 起電力

電池の負極と正極の電位差（電圧）を起電力といいます。

v) 種類

一次電池（充電できない電池）……（例）ボルタ電池、乾電池

二次電池（充電できる電池）………（例）鉛蓄電池

2 ボルタ電池　重要度 ★

(1) 電池の構造

亜鉛板と銅板を希硫酸中に浸したものをボルタ電池といいます。

$$(-)\ Zn|H_2SO_4aq|Cu\ (+)$$

(2) 負極と正極での反応

イオン化傾向の大きい亜鉛Znが亜鉛イオンZn^{2+}となって水溶液中に溶け出します。電子e^-は導線を通って銅板に移動し、銅板表面で水溶液中の水素イオンH^+と結合して水素H_2が発生します。

負極：$Zn \rightarrow Zn^{2+} + 2e^-$（酸化反応）

正極：$2H^+ + 2e^- \rightarrow H_2$（還元反応）

3 ダニエル電池　重要度 ★

(1) 電池の構造

銅板を硫酸銅（Ⅱ）$CuSO_4$の水溶液に浸したものと、素焼き板を隔てて、亜鉛板を硫酸亜鉛$ZnSO_4$の水溶液に浸したものとを組み合わせた電池をダニエル電池といいます。

$$(-)\ Zn|ZnSO_4aq|CuSO_4aq|Cu\ (+)$$

(2) 負極と正極での反応

亜鉛Znの方が銅Cuよりもイオン化傾向が大きいので、亜鉛Znが酸化されて、亜鉛イオンZn^{2+}となって水溶液中に溶け出します。

負極：$Zn \rightarrow Zn^{2+} + 2e^-$（酸化反応）

正極：$Cu^{2+} + 2e^- \rightarrow Cu$（還元反応）

▼ボルタ電池とダニエル電池

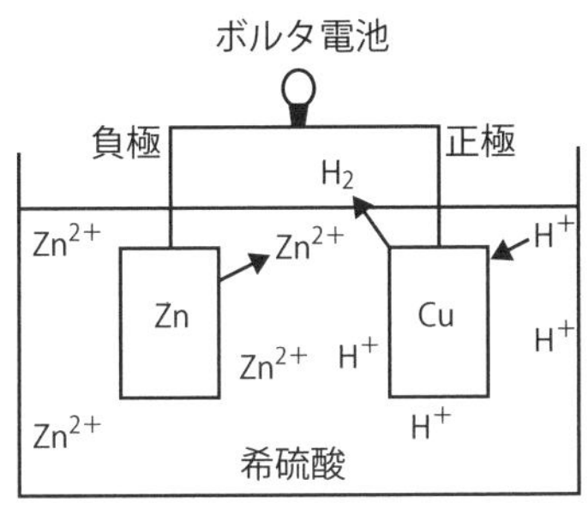

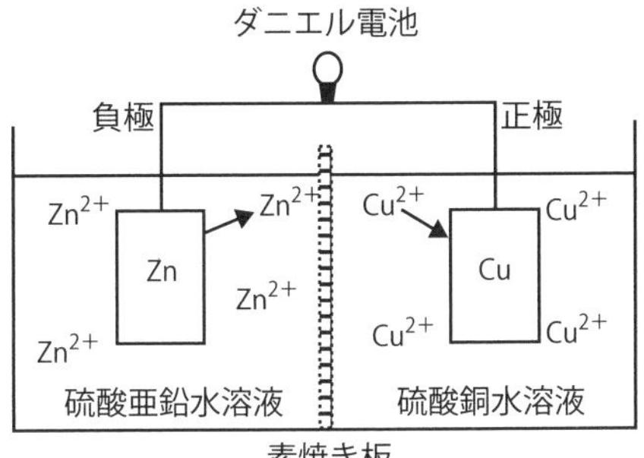

練習問題（○×問題）

① Feは、Znよりもイオン化傾向が大きい。

② 電池の負極では、電子が放出されるので、酸化反応が起こる。

解答

① ×　Feは、Znよりもイオン化傾向は小さいです。

② ○　設問の通りです。

ポイント

- イオン化傾向の大きい金属は、化学反応性に富みます。
- 電池の負極は、イオン化傾向の大きい金属がなります。
- 電池では、負極では酸化反応（電子が流れ出る）、正極では還元反応（電子が流れ込む）が起こります。

2-15 電気分解

電気分解の原理を学びます。
電池の酸化還元反応と電気分解の酸化還元反応の違いを理解しましょう。

1 電気分解　重要度 ★

電気エネルギーを利用して化学変化を起こすことを電気分解といいます。

2 電気分解の原理　重要度 ★

直流電流の負極とつながっている電極は、負極から電子e^-が供給されて負に帯電するので陰極といいます。また、正極とつながっている電極は、負極から電子e^-を奪われて正に帯電するので陽極といいます。

電気分解を行うと、陰極では還元反応が起き、陽極では酸化反応が起きます。

▼各電極の酸化還元反応

電池		電気分解	
負極（−）	酸化反応	陰極（−）	還元反応
正極（+）	還元反応	陽極（+）	酸化反応

3 いろいろな水溶液（電解液）の電気分解　重要度 ★

▼水溶液の電気分解と電極における反応

水溶液（電解液）	電極の種類	電極	電極における反応
塩化銅（$CuCl_2$）	炭素（C）	陽極（+）	$2Cl^- \rightarrow Cl_2 + 2e^-$
		陰極（−）	$Cu^{2+} + 2e^- \rightarrow Cu$
塩化ナトリウム（NaCl）	炭素（C）	陽極（+）	$2Cl^- \rightarrow Cl_2 + 2e^-$
		陰極（−）※	$2H_2O + 2e^- \rightarrow H_2 + 2OH^-$
水酸化ナトリウム（NaOH）	白金（Pt）	陽極（+）	$4OH^- \rightarrow 2H_2O + O_2 + 4e^-$
		陰極（−）※	$2H_2O + 2e^- \rightarrow H_2 + 2OH^-$
硫酸銅（$CuSO_4$）	白金（Pt）	陽極（+）	$2H_2O \rightarrow 4H^+ + O_2 + 4e^-$
		陰極（−）	$Cu^{2+} + 2e^- \rightarrow Cu$

※陰極付近に存在するOH^-（NaOH）によって、電解液にフェノールフタレインを加えておくと、陰極付近が赤色（紅色）に変化することが確認できます。

4 ファラデーの法則　重要度 ★

(1) クーロン

1アンペア(A)の電流が1秒(s)間流されたときの電気量を1クーロン(C)といいます。

$Q\,(C) = i\,(A) \times t\,(s)$ [Q：電気量(C)、i：電流(A)、t：時間(s)]

(2) ファラデー定数

1molの電子がもつ電気量は、電気素量のアボガドロ定数倍で、約96500C (9.65×10^4C)となります。9.65×10^4C/molをファラデー定数(記号：F)といいます。

$F = e \times N_A = 9.65 \times 10^4$C/mol

[e：電気素量(C)、N_A：アボガドロ定数(/mol)]

(3) ファラデーの法則

①「電気分解によって、陰極または陽極で変化する物質量は、流した電気量に比例する」

②「電気分解によって、同じ電気量で変化するイオンの物質量は、イオンの種類に関係なく、そのイオンの価数に反比例する」という法則です。

練習問題(○×問題)

① 塩化ナトリウム水溶液を電気分解したとき、陰極に発生する気体は、塩素である。

② 電気分解の陰極で、$Cu^{2+} + 2e^- \rightarrow Cu$の反応が起こるときに必要な電気量は2Fである。

解答

① × 塩化ナトリウム水溶液を電気分解したとき、陽極に塩素、陰極に水素が発生します。

② ○ 設問の通りです。1molのCuが析出するのに必要な電子の物質量は2molです。1molの電子＝1Fですので、必要な電気量は2Fとなります。

ポイント

- 電気分解では、陽極で酸化反応(電子を与える)、陰極では還元反応(電子を受け取る)が起こります。

Check!   

2-16 ボイル・シャルルの法則

気体の基本法則であるボイルの法則とシャルルの法則について学びます。2つの法則をあわせたボイル・シャルルの法則を理解しましょう。また、気体の状態方程式を覚えましょう。

1 ボイル・シャルルの法則　重要度 ★★

(1) ボイルの法則

気体の体積と圧力の関係を表したもので、「温度一定のとき、一定量の気体の体積vは、圧力pに反比例する」という法則です。反比例ですから、気体の体積を$\frac{1}{2}$にすると圧力が2倍になり、気体の体積を$\frac{1}{3}$にすると圧力が3倍になるということです。この法則の関係を式に表すと、pv＝k（一定）となります。

$$pv = k\ (一定)\ または\ p_1v_1 = p_2v_2$$

(2) シャルルの法則

気体の体積と温度の関係を表したもので、「圧力一定のとき、一定量の気体の体積vは、絶対温度Tに比例する」という法則です。比例ですから、絶対温度を2倍にすると体積は2倍になり、絶対温度を3倍にすると体積は3倍になるということです。この法則の関係を式に表すと$\frac{v}{T}$＝k（一定）となります。また絶対温度（T）とは、絶対零度（－273.15℃）を原点とした温度のことです。単位はK（ケルビン）となります。T(K)［絶対温度］とt（℃）［セルシウス温度］の間にはT(K)＝273＋t（℃）の関係が成り立ちます。

$$\frac{v}{T} = k\ (一定)\ または\ \frac{v_1}{T_1} = \frac{v_2}{T_2}$$

(3) ボイル・シャルルの法則

気体の体積・圧力・温度の関係を表したもので、ボイルの法則とシャルルの法則を合わせたものです。つまり「一定量の気体の体積は、圧力に反比例し、絶対温度に比例する」という法則です。この法則の関係を式に表すと$\frac{pv}{T}$＝k（一定）となります。

$$\frac{pv}{T} = k\ (一定)\ または\ \frac{p_1v_1}{T_1} = \frac{p_2v_2}{T_2}$$

2 気体の状態方程式　重要度 ★

(1) 気体定数

ボイル・シャルルの法則より、k（一定）の値を求めます。標準状態［0℃、1.013×10^5Pa（1atm）］では、気体1molの体積は22.4Lです。これを代入するとボイル・シャルルの法則より$k = 8.31 \times 10^3$（Pa・L/K・mol）となります。

この値を気体定数といい、記号Rで表します。

$R = 8.31 \times 10^3$（Pa・L/K・mol）となります。

(2) 気体の物質量と温度・圧力・体積の関係

気体n（mol）についても、同様にボイル・シャルルの法則が成り立ちます。したがって、次のような関係式が成り立ちます。

$pv = nRT$　［p：圧力（Pa）、v：体積（L）、n：物質量（mol）、R：気体定数（Pa・L/K・mol）、T：絶対温度（K）］

この関係式を気体の状態方程式といいます。

練習問題（○×問題）

①「温度一定のとき、一定量の気体の体積vは、圧力pに反比例する」。これをボイルの法則という。

② ボイル・シャルルの法則とは、「気体の体積は、圧力に比例し、絶対温度に反比例する」という法則である。

解答

① ○　設問の通りです。

② ×　ボイル・シャルルの法則とは、「気体の体積は、圧力に反比例し、絶対温度に比例する」という法則です。

ポイント

- ボイルの法則は圧力に反比例、シャルルの法則は絶対温度に比例です。
- ボイルの法則（$p_1v_1 = p_2v_2$）、シャルルの法則（$\frac{v_1}{T_1} = \frac{v_2}{T_2}$）、ボイル・シャルルの法則（$\frac{p_1v_1}{T_1} = \frac{p_2v_2}{T_2}$）を覚えましょう。
- 気体の状態方程式（$pv = nRT$）を覚えましょう。

Check!   

2-17 金属イオンの分離と確認

ある溶液中に入っている未知のさまざまな金属イオンを、沈殿などの特徴的な性質を利用することで分離し、確認します。特定の金属イオンのみを沈殿させることができる陰イオンから順に加えて分離します。

1 金属イオンの定性分析　重要度 ★

(1) 水に溶けるもの

Na^+やK^+のようなアルカリ金属イオンの塩はすべて水に溶けます。

色は無色です。

(2) 沈殿するもの

i) Cl^-(塩化物イオン)で沈殿

Ag^+、Pb^{2+}は、Cl^-(塩化物イオン)で沈殿($AgCl$、$PbCl_2$)します。

色は白色です。

ii) OH^-(ヒドロキシイオン)で沈殿

アルカリ金属の水酸化物($NaOH$、KOHなど)は水に溶けます。アルカリ土類金属の水酸化物[$Ca(OH)_2$、$Ba(OH)_2$など]は水にやや溶けます。アルカリ金属以外はOH^-(ヒドロキシイオン)で沈殿します。

iii) $SO_4{}^{2-}$(硫酸イオン)で沈殿

Ca^{2+}、Ba^{2+}、Pb^{2+}は$SO_4{}^{2-}$(硫酸イオン)で沈殿($CaSO_4$、$BaSO_4$、$PbSO_4$)します。色は白色です。

iv) $CO_3{}^{2-}$(炭酸イオン)で沈殿

Ba^{2+}、Ca^{2+}、Pb^{2+}は$CO_3{}^{2-}$(炭酸イオン)で沈殿($BaCO_3$、$CaCO_3$、$PbCO_3$)します。色は白色です。

v) S^{2-}(硫化物イオン)で沈殿

酸性と塩基性とでS^{2-}(硫化物イオン)で沈殿をつくる金属が異なります。

液性に関係なくAg^+、Pb^{2+}、Cu^{2+}はS^{2-}(硫化物イオン)で沈殿(Ag_2S、PbS、CuS)します。色は黒色です。その他に、Cd^{2+}もS^{2-}(硫化物イオン)で沈殿(CdS)します。色は黄色です。

塩基性ならばFe^{2+}、Zn^{2+}はS^{2-}(硫化物イオン)で沈殿(FeS、ZnS)します。

色はFeSは黒色、ZnSは白色です。

(3) 手順（例）

▼確認手順（例）

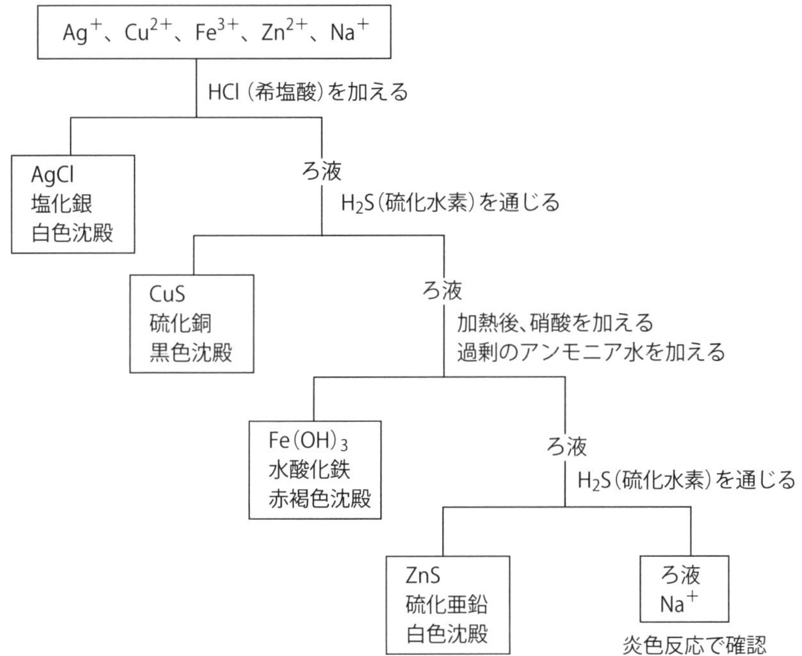

練習問題（○×問題）

① 金属イオンを含む水溶液に希塩酸を加えたとき、生じた白色沈殿は塩化銀（AgCl）である。

② Na^{+}、Ag^{+}、Cu^{2+}、Cd^{2+}を含む水溶液に硫化水素を通じたとき、沈殿が生じないのはAg^{+}である。

解答

① ○　設問の通りです。

② ×　沈殿が生じないのはNa^{+}です。Ag^{+}は沈殿（Ag_2S、黒色）します。

ポイント

- 金属イオンの性質、沈殿物の特徴を覚えましょう。
- 液性による違いを理解しましょう。

Check!  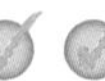

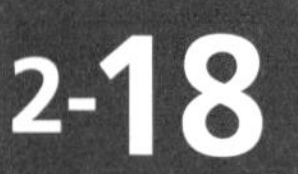

2-18 炭化水素

炭化水素の分類について学び、基本となる炭化水素（アルカン、アルケン、アルキン）の違いを理解しましょう。この節では官能基の種類について学びます。

1 炭化水素　重要度 ★

(1) 炭化水素の分類

炭化水素は、次のように分類されます。

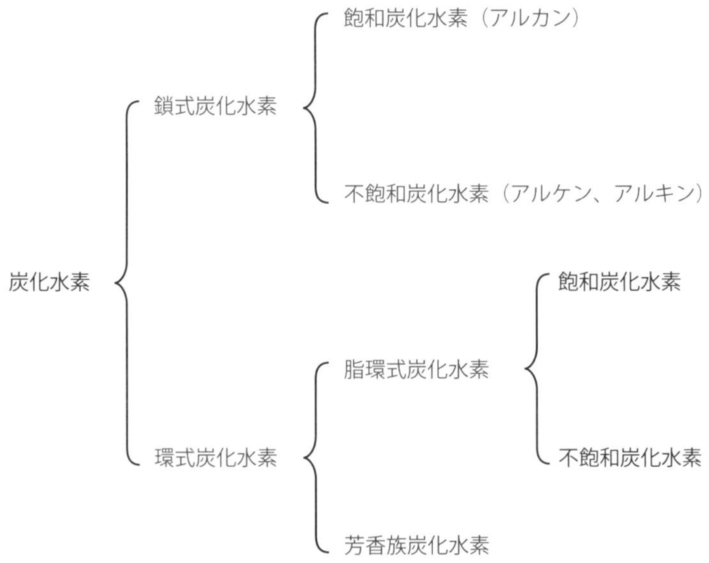

(2) 鎖式炭化水素

鎖式炭化水素は、鎖状に結合した炭化水素のことで、飽和炭化水素と不飽和炭化水素に分類されます。飽和炭化水素のことをアルカンといい、炭素原子間の結合がすべて単結合です。一般式ではC_nH_{2n+2}で表されます。不飽和炭化水素のことをアルケンまたはアルキンといい、アルケンは炭素原子間の結合に二重結合を1個、アルキンは炭素原子間の結合に三重結合を1個含みます。アルケンの一般式はC_nH_{2n}、アルキンの一般式はC_nH_{2n-2}と表されます。

▼アルカン、アルケン、アルキンの例

炭化水素	アルカン	アルケン	アルキン
物質名	エタン	エチレン	アセチレン
(略式) 構造式	H_3C-CH_3	$H_2C=CH_2$	$HC\equiv CH$
結合様式	単結合	二重結合	三重結合

▼鎖式炭化水素

アルカン (C_nH_{2n+2})	アルケン (C_nH_{2n})	アルキン (C_nH_{2n-2})
CH_4 (メタン)	—	—
C_2H_6 (エタン)	C_2H_4 (エチレン、エテン)	C_2H_2 (アセチレン、エチン)
C_3H_8 (プロパン)	C_3H_6 (プロペン)	C_3H_4 (プロピン)
C_4H_{10} (ブタン)	C_4H_8 (ブテン)	C_4H_6 (ブチン)
C_5H_{12} (ペンタン)	C_5H_{10} (ペンテン)	C_5H_8 (ペンチン)
C_6H_{14} (ヘキサン)	C_6H_{12} (ヘキセン)	C_6H_{10} (ヘキシン)

(3) 環式炭化水素

環式炭化水素は、環状に結合した炭化水素のことで、脂環式炭化水素と芳香族炭化水素に分類されます。脂環式炭化水素には、飽和炭化水素と不飽和炭化水素があります。飽和炭化水素は、単結合のみで環状に炭素原子が結合した炭化水素です。一般式はC_nH_{2n}で表されます。不飽和炭化水素は、炭素原子間に二重結合を含んだ環状の炭化水素です。一般式はC_nH_{2n-2}で表されます。

芳香族炭化水素は、ベンゼン環をもつ炭化水素のことです。

▼環式炭化水素

脂環式炭化水素		芳香族炭化水素 (C_nH_n)
飽和炭化水素 (C_nH_{2n})	不飽和炭化水素 (C_nH_{2n-2})	
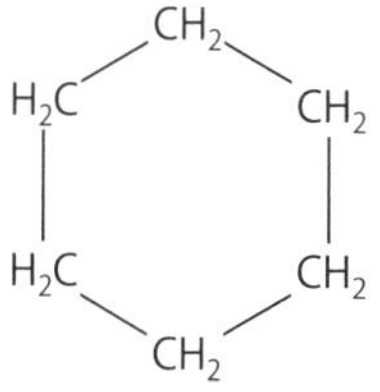 シクロヘキサン C_6H_{12}	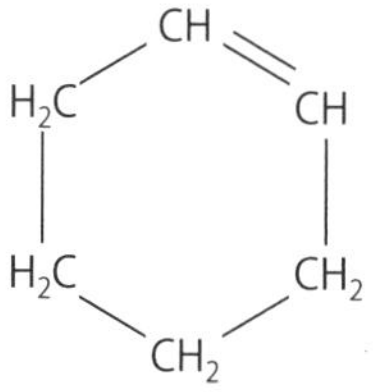 シクロヘキセン C_6H_{10}	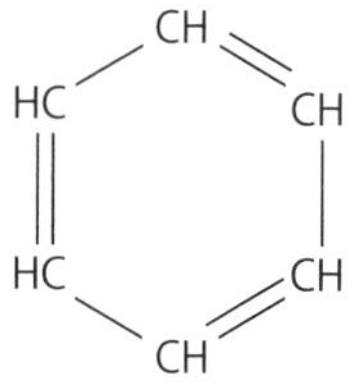 ベンゼン C_6H_6

2 官能基　重要度 ★★

(1) 官能基の種類

有機化合物の性質を特徴づける原子団を官能基(かんのうき)といいます。

▼官能基の一覧表

官能基名	官能基	メチル基 (CH_3ー)	フェニル基 (C_6H_5ー)
ヒドロキシ基	ーOH	メタノール (CH_3ーOH)	フェノール (C_6H_5ーOH)
カルボキシ基	ーCOOH	酢酸 (CH_3ーCOOH)	安息香酸 (C_6H_5ーCOOH)
エステル結合	ーCOOー	酢酸メチル (CH_3ーCOOーCH_3)	
アルデヒド基	ーCHO	アセトアルデヒド (CH_3ーCHO)	ベンズアルデヒド (C_6H_5ーCHO)
ケトン基 (カルボニル基)	＞C＝O	アセトン (ジメチルケトン) (CH_3ーCOーCH_3)	
エーテル結合	ーOー	ジメチルエーテル (CH_3ーOーCH_3)	
ニトロ基	ーNO_2		ニトロベンゼン (C_6H_5ーNO_2)
アミノ基	ーNH_2		アニリン (C_6H_5ーNH_2)
メチル基	CH_3ー	エタン (CH_3ーCH_3)	トルエン (C_6H_5ーCH_3)

練習問題 (○×問題)

① アルケンの一般式は、C_nH_{2n-2}である。

② メタン (CH_4) の水素 (H) 1つをアルデヒド基 (ーCHO) に置き換えた化合物の名称は、アセトアルデヒドである。

解答

① ×　アルケンの一般式は、C_nH_{2n}です。

② ○　設問の通りです。メタン (CH_4) の水素 (H) 1つをアルデヒド基 (ーCHO) に置き換えるとCH_3ーCHOとなり、この化合物の名称は、アセトアルデヒドです。

ポイント

- 炭化水素の分類を覚えましょう。
- アルカンは単結合、アルケンは二重結合、アルキンは三重結合の違いに注意しましょう。
- 官能基と官能基名とその物質を覚えましょう。

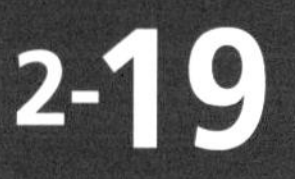

2-19 アルコールとエーテル

この節では、アルコールの分類や酸化について学びます。また、アルコールとエーテルの構造や反応の違いについて理解し、アルコールとエーテルの関係について理解しましょう。

1 アルコール 重要度 ★

(1) アルコールの構造

ヒドロキシ基（－OH）をもつ化合物をアルコールといいます。

一般式でR－OH（R：アルキル基）で表されます。

▼アルキル基とアルコール

アルキル基(R)	ヒドロキシ基	アルコール
メチル基 CH_3－	－OH	メチルアルコール（メタノール） CH_3－OH
エチル基 C_2H_5－		エチルアルコール（エタノール） C_2H_5－OH、CH_3－CH_2－OH
プロピル基 C_3H_7－		プロピルアルコール（プロパノール） C_3H_7－OH、CH_3－CH_2－CH_2－OH
ブチル基 C_4H_9－		ブチルアルコール（ブタノール） C_4H_9－OH、CH_3－CH_2－CH_2－CH_2－OH
ペンチル基 C_5H_{11}－		ペンチルアルコール（ペンタノール） C_5H_{11}－OH、CH_3－CH_2－CH_2－CH_2－CH_2－OH
ヘキシル基 C_6H_{13}－		ヘキシルアルコール（ヘキサノール） C_6H_{13}－OH、CH_3－CH_2－CH_2－CH_2－CH_2－CH_2－OH

(2) アルコールの分類

i）－OH［ヒドロキシ基］の数による分類

1分子中に含まれる－OHの数により1価アルコール、2価アルコール、3価アルコールに分類されます。

1価アルコールは、－OHが1個結合しています。2価アルコールは、－OHが2個結合しています。3価アルコールは、－OHが3個結合しています。

▼－OHの数による分類

分類	－OHの数	アルコール類
1価アルコール	1	メタノール（CH_3OH）、エタノール（C_2H_5OH）
2価アルコール	2	エチレングリコール［$CH_2(OH)CH_2(OH)$］
3価アルコール	3	グリセリン［$CH_2(OH)CH(OH)CH_2(OH)$］

ii）C（炭素原子）に結合するアルキル基の数による分類

－OH［ヒドロキシ基］が結合したC（炭素原子）に結合するアルキル基の数により第一級アルコール、第二級アルコール、第三級アルコールに分類されます。アルコールを適当な酸化剤で酸化する（酸化反応）と、第一級アルコールはアルデヒドになり、さらに酸化するとカルボン酸になります。第二級アルコールはケトンになります。第三級アルコールは酸化されにくい物質です。

▼アルキル基の数による分類

級	アルキル基の数	酸化反応	アルコールの例
第一級アルコール	1	アルデヒド→カルボン酸	メタノール、エタノール
第二級アルコール	2	ケトン	2－プロパノール
第三級アルコール	3	酸化されにくい	tert－ブチルアルコール

▼第一級アルコールの酸化

$$\mathrm{R-\overset{\displaystyle H}{\underset{\displaystyle H}{\overset{|}{\underset{|}{C}}}}-OH}\ \xrightarrow{\text{酸化}}\ \mathrm{R-\overset{\displaystyle O}{\overset{\|}{C}}-H}\ \xrightarrow{\text{酸化}}\ \mathrm{R-\overset{\displaystyle O}{\overset{\|}{C}}-OH}$$

第一級アルコール　　アルデヒド　　カルボン酸

たとえば、エタノール（エチルアルコール）を酸化するとアセトアルデヒドになります。さらに酸化すると酢酸となります。

$$\mathrm{H_3C-\overset{\displaystyle H}{\underset{\displaystyle H}{\overset{|}{\underset{|}{C}}}}-OH}\ \xrightarrow{\text{酸化}}\ \mathrm{H_3C-\overset{\displaystyle O}{\overset{\|}{C}}-H}\ \xrightarrow{\text{酸化}}\ \mathrm{H_3C-\overset{\displaystyle O}{\overset{\|}{C}}-OH}$$

エタノール（エチルアルコール）　　アセトアルデヒド　　酢酸

▼第二級アルコールの酸化

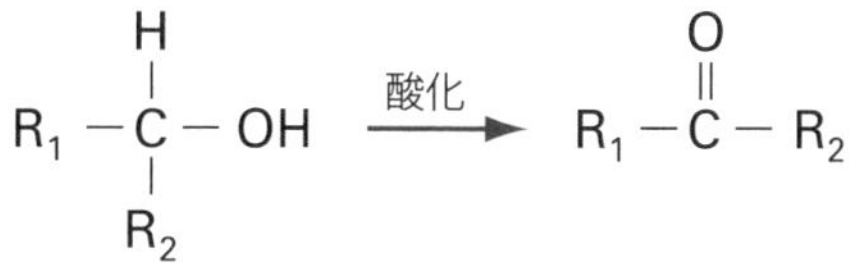

$$R_1-\underset{R_2}{\overset{H}{\underset{|}{\overset{|}{C}}}}-OH \xrightarrow{\text{酸化}} R_1-\overset{O}{\overset{\|}{C}}-R_2$$

第二級アルコール　　　　　ケトン

▼第三級アルコールの酸化

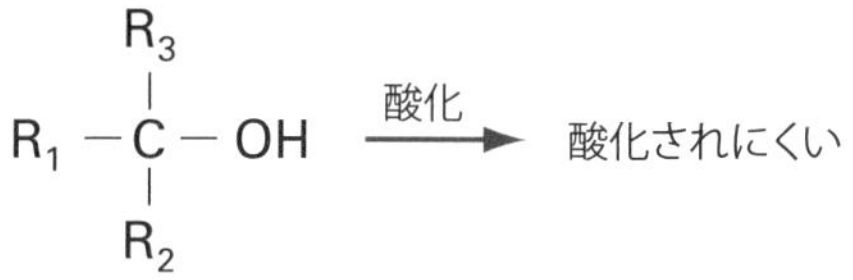

$$R_1-\underset{R_2}{\overset{R_3}{\underset{|}{\overset{|}{C}}}}-OH \xrightarrow{\text{酸化}} \text{酸化されにくい}$$

第三級アルコール

2 エーテル　重要度 ★

(1) エーテルの構造

酸素原子(O)に2個のアルキル基が結合した化合物をエーテルといいます。一般式でR－O－R′(R, R′：アルキル基)で表されます。またこの結合をエーテル結合(－O－)といいます。

【例】ジエチルエーテル(エーテル)

$C_2H_5-O-C_2H_5$

3 アルコールとエーテルの違い　重要度 ★

(1) 反応の違い

アルコールは、金属ナトリウムと反応して、ナトリウムアルコキシドを生じ、水素を発生します。ナトリウムアルコキシドは、強塩基性です。エーテルは、金属ナトリウムとは反応しません。

(2) 異性体

i) アルコールの異性体

アルコール(R－OH)は、炭素の数が2以上から異性体(いせいたい)が存在します。異性体とは、分子式は同じであるが、構造の異なる化合物のことです。構造式が異なる異性体を構造異性体といい、官能基の位置が異なる異性体を位置異性体といいます。

ii）アルコールとエーテル

アルコールとエーテルも異性体の関係にあります。たとえば分子式C_2H_6Oの場合、2種の異性体が存在します。1つはエタノール（エチルアルコール、C_2H_5-OH）です。もう1つは、ジメチルエーテル（CH_3-O-CH_3）です。エタノールとジメチルエーテルは異性体の関係になります。

【例1】エタノール（エチルアルコール、C_2H_5-OH）

H_3C-CH_2-OH　　　$H_3C-O-CH_3$

エタノール　　　ジメチルエーテル

【例2】プロパノール（プロピルアルコール、C_3H_7-OH）

$H_3C-CH_2-CH_2-OH$　　　$H_3C-CH(OH)-CH_3$　　　$H_3C-CH_2-O-CH_3$

1−プロパノール　　　2−プロパノール　　　エチルメチルエーテル

練習問題（○×問題）

① エチルアルコールを酸化するとホルムアルデヒドになり、さらに酸化すると酢酸になる。

② 分子式C_2H_6Oで表される化合物はエチルアルコールとジメチルエーテルである。

解答

① × エチルアルコールを酸化するとアセトアルデヒドになります。さらに酸化すると酢酸になります。

② ○ 設問の通りです。

ポイント

- アルコールの分類による違いを理解しましょう。
- アルコールの酸化反応を覚えましょう。
- アルコールとエーテルは異性体の関係です。

Check! ✓ ✓ ✓

2-20 アルデヒドとケトン

アルデヒド基とケトン基を覚え、アルデヒドとケトンの構造について理解しましょう。この節では、性質や構造の違いによる検出反応について学びます。

1 アルデヒドとケトン　重要度 ★

(1) アルデヒドの構造

アルデヒド基（$-CHO$）をもつ化合物をアルデヒドといいます。

一般式で$R-CHO$（R：アルキル基）で表されます。アルデヒドには、還元性があります。

【例】ホルムアルデヒド　$H-CHO$　　アセトアルデヒド　CH_3-CHO

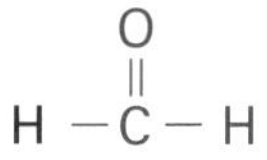

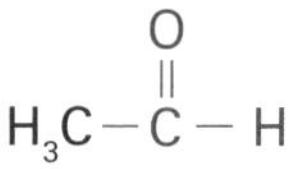

$$H-\overset{\overset{\displaystyle O}{\|}}{C}-H \qquad H_3C-\overset{\overset{\displaystyle O}{\|}}{C}-H$$

(2) ケトンの構造

ケトン基（カルボニル基、$>C=O$）をもつ化合物をケトンといいます。

一般式で$R-CO-R'$（R、R'：アルキル基）で表されます。ケトンには、還元性がありません。

【例】ジメチルケトン（アセトン）　$CH_3-CO-CH_3$

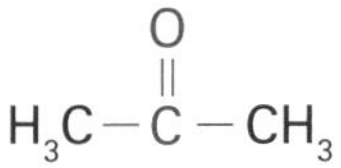

$$H_3C-\overset{\overset{\displaystyle O}{\|}}{C}-CH_3$$

2 アルデヒドとケトンの検出反応　重要度 ★

(1) 銀鏡反応

アルデヒドには還元性があるので、アンモニア性硝酸銀水溶液にアルデヒドを加えて温めると、還元されて試験管内壁に銀が析出して銀鏡ができます。この反応を銀鏡反応（ぎんきょうはんのう）といいます。ケトンには還元性がありませんので銀鏡反応を示しません。

(2) フェーリング反応

アルデヒドには還元性があるので、フェーリング液にアルデヒドを加えて温めると、Cu^{2+}が還元されて赤色の酸化銅(Ⅰ)が沈殿します。この反応をフェーリング反応といいます。ケトンには還元性がありませんのでフェーリング反応を示しません。

(3) ヨードホルム反応

アセトン(ジメチルケトン、$CH_3-CO-CH_3$)に水酸化ナトリウムとヨウ素を加えて温めると、特有の臭気をもつヨードホルム(CHI_3)の黄色の結晶が生じます。この反応をヨードホルム反応といいます。ヨードホルム反応は、アセチル基(CH_3-CO-)をもつ有機化合物で起こります。アセトン以外にエタノール(CH_3-CH_2-OH)やアセトアルデヒド(CH_3-CHO)でも起こります。メタノール(CH_3-OH)やホルムアルデヒド($H-CHO$)では起こりません。

練習問題(○×問題)

① 官能基>C＝Oをカルボニル基という。
② 銀鏡反応は、アルデヒドもケトンも検出できる。

解答

① ○ 設問の通りです。
② × 銀鏡反応は、還元性のあるアルデヒドの検出反応です。

ポイント

- アルデヒド基(−CHO)、ケトン基(>C＝O)を覚えましょう。
- アルデヒドには還元性があります。ケトンには還元性がありません。
- 銀鏡反応、フェーリング反応は、アルデヒドの検出反応です。

2-21 カルボン酸とエステル

この節ではカルボン酸とエステルの構造について学びます。
幾何異性体（シス型とトランス型）について理解し、エステルの生成について理解しましょう。

1 カルボン酸　重要度 ★

(1) カルボン酸の構造

カルボキシ基（－COOH）をもつ化合物をカルボン酸といいます。

一般式でR－COOH（R：アルキル基）で表されます。水溶液は、弱酸性を示します。

▼蟻（ギ）酸　H－COOH

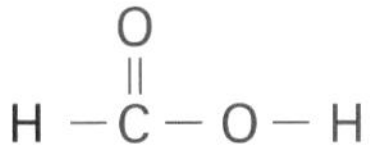

```
      O
      ||
H  ― C ― O ― H
```

▼酢酸　CH_3－COOH

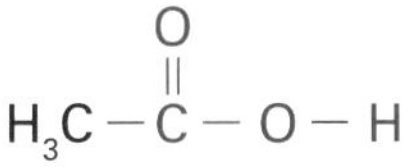

```
         O
         ||
H3C ― C ― O ― H
```

(2) 酸無水物

カルボン酸2分子から水1分子がとれて結合した化合物を酸無水物といいます。

【例】酸無水物

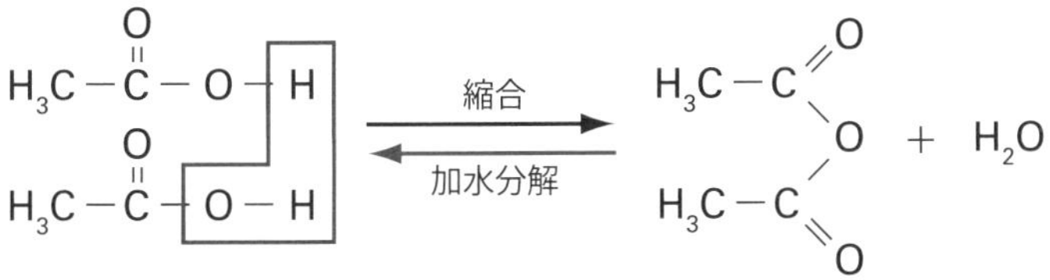

```
        O
        ||
H3C ― C ― O ―[H]                       O
                        縮合         //
        O           ――――→   H3C ― C
        ||          ←――――            \
H3C ― C ―[O ― H]      加水分解           O   +  H2O
                                       /
                               H3C ― C
                                       \\
                                         O
```

酢酸2分子　　　　無水酢酸

(3) ジカルボン酸

1分子中に、2個のカルボキシ基（－COOH）をもつ化合物をジカルボン酸といいます。分子中にカルボキシ基（－COOH）を2個もつマレイン酸とフマル酸は、構造式HOOC－CH＝CH－COOHで表されますが、構造はシス型とトランス型になります。このような異性体を幾何異性体（きかいせいたい）といいます。

【例】マレイン酸とフマル酸の構造

```
   H       H                      O
    \     /                       ‖
     C = C                  H     C − OH
    /     \                  \   /
HO − C     C − OH             C = C
     ‖     ‖                 /     \
     O     O            HO − C      H
                             ‖
                             O
```

マレイン酸（シス型）　　　　フマル酸（トランス型）

シス型とは同じ側、トランス型とは反対側という意味です。

2 エステル　重要度 ★

(1) エステルの生成

カルボン酸（R − COOH）とアルコール（R′ − OH）が脱水縮合してできた化合物をエステルといいます。一般式でR − COO − R′（R、R′：アルキル基）で表されます。またできた結合をエステル結合（− COO −）といいます。

$$R-COOH + R'-OH \rightarrow R-COO-R' + H_2O$$

たとえば、酢酸（CH_3-COOH）とエチルアルコール（C_2H_5-OH）を反応させると酢酸エチル（$CH_3-COO-C_2H_5$）が生成します。

$$CH_3-COOH + C_2H_5-OH \rightarrow CH_3-COO-C_2H_5 + H_2O$$

練習問題（○×問題）

① カルボン酸の水溶液は、強酸性である。
② エチルアルコールと酢酸を縮合反応させると酢酸エチルになる。

解答

① × カルボン酸の水溶液は、弱酸性です。
② ○ 設問の通りです。

ポイント

- カルボキシ（ル）基（− COOH）を覚えましょう。
- エステルは、カルボン酸とアルコールが脱水縮合したものです。

2-22 芳香族炭化水素

ベンゼンの構造について学びます。ベンゼンの置換反応、付加反応について理解しましょう。また、フェノール類の構造、呈色反応について学びます。

1 芳香族炭化水素　重要度 ★

(1) ベンゼン環

C_6H_6で表される六角形の環状の炭化水素をベンゼンといいます。この六角形の環をベンゼン環といいます。ベンゼン環をもつ炭化水素を芳香族炭化水素といいます。

▼構造式と略式記号

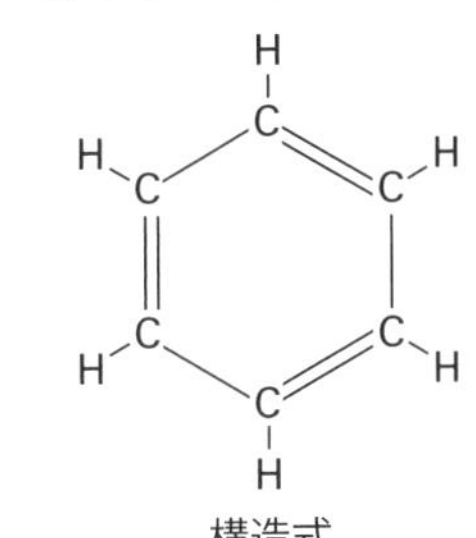

構造式

略式記号

(2) ベンゼンの構造

ベンゼン(C_6H_6)は、6個の炭素原子(C)が正六角形の環状構造をつくり、各炭素原子(C)が水素原子(H)1個と結合しています。ふつう、炭素原子間の結合は、単結合と二重結合を交互に書きますが、単結合と二重結合の中間的な性質をもちます。

2 ベンゼンの反応　重要度 ★

(1) 置換反応

i) ハロゲン化(塩素化)

ベンゼン(C_6H_6)を鉄(Fe)を触媒として塩素(Cl_2)や臭素(Br_2)を反応させると、水素(H)が塩素(Cl)や臭素(Br)に置換されハロゲン化物ができます。

(反応式) $C_6H_6 + Cl_2 \rightarrow C_6H_5Cl + HCl$

ii) ニトロ化

ベンゼン(C_6H_6)を濃硝酸(HNO_3)と濃硫酸(H_2SO_4)との混合物と反応させると、水素(H)がニトロ基($-NO_2$)と置換してニトロベンゼン($C_6H_5-NO_2$)を生じます。これをニトロ化といいます。

(反応式)

$$C_6H_6 + HO-NO_2 \xrightarrow{H_2SO_4} C_6H_5-NO_2 + H_2O$$

ⅲ）スルホン化

ベンゼン（C_6H_6）に濃硫酸（H_2SO_4）を加えて加熱すると、水素（H）がスルホ基（$-SO_3H$）と置換してベンゼンスルホン酸（$C_6H_5-SO_3H$）を生じます。これをスルホン化といいます。

（反応式）

$$C_6H_6 + HO-SO_3H \xrightarrow{\text{加熱}} C_6H_5-SO_3H + H_2O$$

（2）付加反応

付加反応は、置換反応に比べて起こりにくいですが、光を照射すると付加反応を起こします。

（反応式）

$$C_6H_6 + 3Cl_2 \xrightarrow{\text{光}} C_6H_6Cl_6$$ （ヘキサクロロシクロヘキサン）

3 フェノール類　重要度 ★

（1）フェノールの構造

ベンゼン環にヒドロキシ基（－OH）が結合した化合物をフェノール類といいます。フェノール類の多くは、水にわずかに溶け、弱酸性を示します。

（2）フェノール類の呈色反応

フェノール類の水溶液に塩化鉄（Ⅲ）（$FeCl_3$）水溶液を加えると、青紫～赤紫色の呈色（ていしょく）反応を示し、フェノール類の検出に用いられます。

▼主なフェノール類

物質名	フェノール	o－クレゾール	サリチル酸	1－ナフトール	2－ナフトール
構造式	OH	OH, CH_3	OH, O, C, OH	OH	OH
呈色	紫	青	赤紫	紫	緑

■ポイント

- ベンゼンは付加反応より置換反応を起こしやすい。
- フェノールの水溶液は、弱酸性を示します。
- フェノール類は塩化鉄（Ⅲ）（$FeCl_3$）と反応して呈色します。

Check! 

2-23 化学の基本法則と化学用語

化学の基本法則と主な化学用語について理解し、覚えましょう。

1 化学の基本法則　重要度 ★

(1) 質量保存の法則

「化学変化において、反応前の物質の質量の総和と、反応後の物質の質量の総和は等しい」

(2) 定比例の法則

「ある化合物を構成している成分元素の質量比は、常に一定である」

(3) 倍数比例の法則

「2種の元素A、Bからなる化合物が2種類以上あるとき、元素Aの一定質量と化合する元素Bの質量の間には、かんたんな整数比が成り立つ」

(4) 気体反応の法則

「気体間の反応では、それらの気体の体積間にかんたんな整数比が成り立つ」

2 その他の法則　重要度 ★

(1) ヘンリーの法則

「一定量の液体に溶ける気体の質量は、温度一定のとき、圧力に比例する」または、「一定量の液体に溶ける気体の体積は、温度一定のとき、圧力に関係なく一定である」といいかえることができます。

(2) ヘスの法則

「反応熱は、反応の経路によらず、反応の最初の状態と最後の状態で決まる」

3 化学用語　重要度 ★

(1) 混合物の分離と精製

①ろ過

ろ紙を用いて、固体と液体を分離する操作。

②蒸留

溶液を加熱し、生じた蒸気を冷却して目的の物質（液体）を分離する操作。

③再結晶

不純物を含んだ結晶を適当な溶媒に溶かし、温度による溶解度の変化や溶媒を蒸発させせる操作などにより、不純物を除いて純粋な結晶を分離する操作。

④抽出

目的の物質をよく溶かす溶媒を使い、溶媒に対する溶解度の差を利用して、混合物から目的の成分を分離する操作。

⑤クロマトグラフィー

物質が吸着材に吸着される強さの違いを利用して、混合物から成分を分離する操作。

(2) 飽和溶液

溶液にさらに溶質を加えてもこれ以上溶解がすすまないような状態の溶液のことをいいます。

(3) 潮解

空気中に放置した固体物質が空気中の水分を吸収し、その水に溶解して水溶液になる現象のことを潮解（ちょうかい）といいます。

(4) 風解

結晶水をもつ物質を空気中に放置したときに、その物質から水が失われて粉末状になる現象のことを風解（ふうかい）といいます。

(5) コロイド

直径10^{-9}～10^{-7}m位の粒子が、気体、液体または固体の中に分散している状態をコロイドといいます。コロイドは、水に対する親和力が強い親水コロイドと水に対する親和性が小さい疎水コロイドに分類されます。

(6) 塩析と凝析

親水コロイドは多量の電解質を加えるとコロイド粒子が凝集して沈殿します。この現象を塩析（えんせき）といいます。また疎水コロイドは少量の電解質を加えると沈殿します。この現象を凝析（ぎょうせき）といいます。電解質としては、塩化ナトリウム（$NaCl$）や硫酸アンモニウム［$(NH_4)_2SO_4$］などがあります。

(7) 透析

小さい分子やイオンは、半透膜（セロハン膜など）を通過できますが、コロイド粒子は通過できません。この性質を利用してコロイドを精製することを透析（とうせき）といいます。

(8) ブラウン運動

周囲にある分散媒の分子が熱運動によりコロイド粒子に衝突すると、コロイド粒子は不規則な運動をします。この運動をブラウン運動といいます。

(9) チンダル現象

コロイド溶液に光を当てるとコロイド溶液中のコロイド粒子が外部からの強い光を散乱するため、光の通路にそって明るく輝きます。この現象をチンダル現象といいます。

(10) pH（水素イオン濃度）

溶液中の水素イオン(H^+)の濃度のことです。水素イオン(H^+)の濃度を$[H^+]=10^{-n}$ (mol/L) と表したとき、nの値をpHといいます。水溶液のpHが7ならば中性、pH＞7ならば塩基性(アルカリ性)、pH＜7ならば酸性といいます。pHが大きいほど塩基性が強く、pHが小さいほど酸性が強くなります。

(11) 指示薬

水溶液中のpHの変化によって変色する試薬のことです。水溶液のpHを調べるのに用いられます。

▼代表的な指示薬

指示薬	酸性色	変色域（pH）	塩基性色
フェノールフタレイン	無	8.0 ～ 10.0	赤
メチルオレンジ	赤	3.1 ～ 4.4	橙
ブロモチモールブルー	黄	6.2 ～ 7.6	青

(12) 金属の炎色反応

金属元素を含む物質を無色の炎の中に入れるとそれぞれの元素に特有の色の炎が現れます。これを金属の炎色反応といいます。

金属元素	リチウム (Li)	ナトリウム (Na)	カリウム (K)	銅 (Cu)	カルシウム (Ca)	ストロンチウム (Sr)	バリウム (Ba)
色	赤	黄	紫（赤紫）	青緑	橙赤（橙）	紅	黄緑

● **覚え方**

Li　赤　Na 黄　K　紫 Cu 緑　Ca　橙　Sr　紅　Ba　緑
リ アカー な き ケー 村 動 力 貸そう と するも くれない 馬 力でがんばろう

(13) 中和滴定で使用するガラス器具

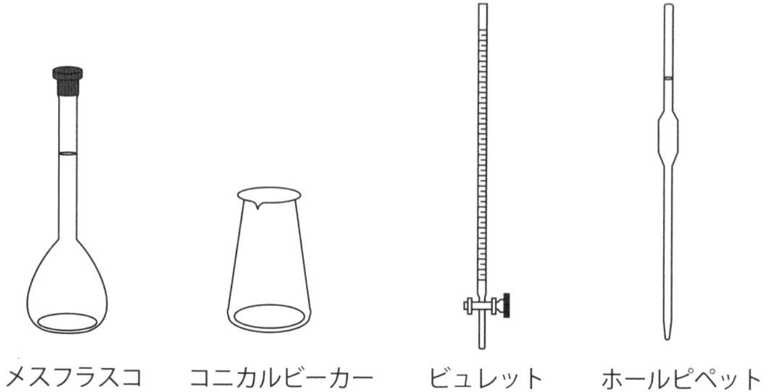

▼中和滴定で使用するガラス器具追加

器具	使用目的
メスフラスコ	正確な溶液の濃度を調製したり、正確に溶液を希釈する器具
コニカルビーカー	口がやや細く、振り混ぜやすい形をしたビーカー
ビュレット	コックの開閉により、溶液を滴下し、その体積を読み取ることができる器具
ホールピペット	正確に一定の体積の溶液をはかりとる器具

練習問題（○×問題）

①「化学変化において、反応前の物質の質量の総和と、反応後の物質の質量の総和は等しい」これを質量保存の法則という。

② コロイド溶液中のコロイド粒子が外部からの強い光を散乱するため、光の通路にそって明るく輝きます。これをブラウン運動という。

解答

① ○　設問の通りです。

② ×　チンダル現象といいます。

■ポイント

- 化学の基本法則はどれも大切です。特に質量保存の法則は出題されやすい法則です。
- 化学用語はしっかりと理解して覚えましょう。

演習問題2-2

問題1

次の物質の水溶液のうち、赤色リトマス紙を青変させるものとして、正しいものを選びなさい。

1　HCl　　2　CH_3COOH　　3　NaOH　　4　NaCl

問題2

還元について誤っているものを選びなさい。

1　酸素を失う。　　2　水素と化合する。
3　電子を獲得する。　　4　酸化数が増加する。

問題3

ボイルの法則について正しいものを選びなさい。

1　圧力一定のとき、一定量の気体の体積は絶対温度に比例する。
2　一定量の液体に溶ける気体の質量は、温度一定のとき、圧力に比例する。
3　温度一定のとき、一定量の気体の体積は圧力に反比例する。
4　気体の体積は、圧力に反比例し、絶対温度に比例する。

問題4

次の炭化水素のうち、二重結合を含む物質として正しいものを選びなさい。

1　メタン　　2　エタン　　3　エチレン　　4　アセチレン

問題5

固体を空気中に放置すると、空気中の水分を吸収して溶ける現象として、正しいものを選びなさい。

1　融解　　2　溶解　　3　風解　　4　潮解

解説と解答

問題1

赤色リトマス紙を青変させるのは、アルカリ性の物質です。1のHCl（塩酸）は酸性です。2のCH_3COOH（酢酸）は酸性です。3の$NaOH$（水酸化ナトリウム）はアルカリ（塩基）性です。4の$NaCl$（塩化ナトリウム）は中性です。　**解答** 3

問題2

還元とは、「①酸素を失う、②水素と化合する、③電子を獲得する、④酸化数が減少する」です。したがって4は誤りです。　**解答** 4

問題3

1はシャルルの法則です。2はヘンリーの法則です。4はボイル・シャルルの法則です。　**解答** 3

問題4

1のメタン（CH_4）と2のエタン（C_2H_6）は単結合です。3のエチレン（C_2H_4）は二重結合を含みます。4のアセチレン（C_2H_2）は三重結合を含みます。

解答 3

問題5

1の融解は、ある温度で固体が溶けて液体になる現象のことです。2の溶解は、水などの溶媒に塩化ナトリウムなどの固体（溶質）を溶かして溶液にすることです。3の風解は、結晶水を含んだ物質を空気中に放置しておくと結晶水の一部または全部を失って粉末状になる現象のことです。潮解とは反対の現象です。

解答 4

章末問題

▶問題1

次の物質のうち、単体であるものを選びなさい。

1　ガソリン　　2　ドライアイス　　3　オゾン　　4　エタン　　5　水

▶問題2

次の文章の（　　　）の中に入る最も適当なものを下欄から選びその番号を答えなさい。

元素を（　①　）の順に並べた表を元素の周期表という。周期表の縦の列を（　②　）、横の列を（　③　）という。リチウム(Li)、ナトリウム(Na)、カリウム（　④　）は、周期表で同じ列にあるが、これらの元素は（　⑤　）元素とよばれている。

【下欄】

1　原子量　　2　原子番号　　3　電子数　　4　周期　　5　族　　6　属
7　Ca　　8　K　　9　アルカリ金属　　0　アルカリ土類金属

▶問題3

次の炭化水素化合物について、分子量が小さい順に並べたものとして正しいものを選びなさい。ただし、原子量は水素＝1、炭素＝12とする。

1　エタン<エチレン<アセチレン<ベンゼン
2　エチレン<アセチレン<エタン<ベンゼン
3　エチレン<エタン<アセチレン<ベンゼン
4　アセチレン<エチレン<エタン<ベンゼン
5　アセチレン<エタン<エチレン<ベンゼン

▶問題4

金属のイオン化傾向で大きい順に並べたものとして正しいものを選びなさい。

1　K＞Ca＞Al＞Fe＞Cu
2　Ca＞Fe＞K＞Al＞Cu
3　Ca＞K＞Fe＞Al＞Cu
4　K＞Cu＞Ca＞Fe＞Al

▶問題5

次の（1）～（3）について答えなさい。

（1）炭酸ナトリウム0.5molの質量は何gですか。正しいものを選びなさい。
ただし、原子量はC＝12、O＝16、Na＝23とする。
1　41.5g　　2　53g　　3　83g　　4　106g

（2）二酸化炭素分子1.2×10^{23}個の質量として正しいものを選びなさい。
ただし、原子量はC＝12、O＝16、アボガドロ定数は6.0×10^{23}個/molとする。
1　2g　　2　2.2g　　3　5g　　4　8.8g

（3）標準状態（0℃、1.013×10^5Pa）で5.6Lの酸素分子の物質量と酸素分子の数の組合せとして正しいものを選びなさい。
ただし、原子量はO＝16、アボガドロ定数は6.0×10^{23}個/molとする。

	物質量（mol）	分子の数（個）
1	0.175	1.05×10^{23}
2	0.25	1.5×10^{23}
3	2.5	1.5×10^{22}
4	4	2.4×10^{24}

▶問題6

塩化ナトリウム50gを水200gに溶かした。塩化ナトリウム水溶液の質量パーセント濃度（w/w%）として正しいものを選びなさい。

1　4w/w%　　2　10w/w%　　3　20w/w%　　4　25w/w%

▶問題7

5w/w%の水酸化ナトリウム水溶液100gと20w/w%の水酸化ナトリウム水溶液100gと水50gを混合した水酸化ナトリウム溶液の質量パーセント濃度(w/w%)として正しいものを選びなさい。

1　5w/w%　　2　10w/w%　　3　15w/w%　　4　20w/w%

▶問題8

20w/w%の塩酸200gに水を加えて5w/w%塩酸をつくるのに必要な水の量(g)として正しいものを選びなさい。

1　50g　　2　400g　　3　600g　　4　800g

▶問題9

2gの水酸化ナトリウムを水に溶かして250mLにした溶液のモル濃度(mol/L)として正しいものを選びなさい。
ただし、水酸化ナトリウムの式量は40とする。

1　0.05mol/L　　2　0.2mol/L　　3　0.4mol/L　　4　0.8mol/L

▶問題10

次の化学反応式のうち、正しいものを選びなさい。
ただし、1は省略している。

1　$CH_3OH + O_2 \rightarrow CO_2 + H_2O$
2　$CH_3OH + O_2 \rightarrow CO_2 + 2H_2O$
3　$2CH_3OH + 3O_2 \rightarrow 2CO_2 + 2H_2O$
4　$2CH_3OH + 3O_2 \rightarrow 2CO_2 + 4H_2O$

▶問題11

次の化学反応式の（　　）にあてはまる係数として正しい組合せのものをそれぞれの下欄から選びなさい。

(1)（　①　）H_2O_2 → （　②　）H_2O ＋（　③　）O_2
(2) MnO_2 ＋（　④　）HCl → $MnCl_2$ ＋（　⑤　）H_2O ＋（　⑥　）Cl_2
(3)（　⑦　）$C_6H_{12}O_6$ ＋（　⑧　）O_2 → （　⑨　）CO_2 ＋（　⑩　）H_2O

(1)の【下欄】

	①	②	③
1	1	1	1
2	1	2	2
3	2	1	2
4	2	2	1

(2)の【下欄】

	④	⑤	⑥
1	2	1	1
2	2	2	1
3	4	2	1
4	4	2	2

(3)の【下欄】

	⑦	⑧	⑨	⑩
1	1	6	6	1
2	1	6	6	6
3	2	6	12	6
4	2	6	6	6

▶問題12

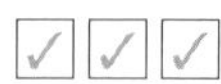

次の熱化学方程式について誤っているものを選びなさい。
ただし、原子量はH＝1、C＝12、O＝16とする。

$$CH_4 + 2O_2 = CO_2 + 2H_2O + 891\mathrm{kJ}$$

1　メタン16gを完全燃焼させると44gの二酸化炭素が生成する。
2　メタン3.2gを完全燃焼すると891kJの熱量を発生する。
3　メタン1molの燃焼熱は891kJである。
4　発熱反応である。

▶問題13

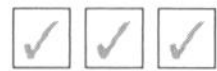

0.1mol/Lの塩酸20mLを中和するのに必要な0.2mol/Lの水酸化ナトリウム水溶液の量（mL）として正しいものを選びなさい。

1　10mL　　2　20mL　　3　30mL　　4　40mL

▶問題14

2gの水酸化ナトリウムを中和するのに必要な0.1mol/Lの硫酸の量（mL）として正しいものを選びなさい。
ただし、原子量はH＝1、O＝16、Na＝23、S＝32とする。

1　50mL　　2　125mL　　3　250mL　　4　500mL

▶問題15

次の酸・塩基について（　　　）にあてはまる語句として正しい組合せのものを選びなさい。

酸とは、水に溶けて（　①　）を生じる物質であり、塩基とは、水に溶けて（　②　）を生じる物質である。
酸は（　③　）リトマス紙を（　④　）に変え、塩基は（　④　）リトマス紙を（　③　）に変える。

	①	②	③	④
1	水素イオン	水酸化物イオン	赤色	青色
2	水酸化物イオン	水素イオン	赤色	青色
3	水素イオン	水酸化物イオン	青色	赤色
4	水酸化物イオン	水素イオン	青色	赤色

▶問題16

次の物質を水に溶かしたとき、その水溶液の液性として誤っているものを選びなさい。

	物　質	水溶液の液性
1	炭酸ナトリウム	アルカリ性（塩基性）
2	硫酸水素ナトリウム	酸性
3	硫酸ナトリウム	中性
4	酢酸ナトリウム	酸性

▶問題17

次の物質の下線の原子の酸化数として正しいものを選びなさい。

K<u>Mn</u>O_4

1　＋1　　2　＋3　　3　＋5　　4　＋7

▶問題18

27℃、0.960×10^5Paで500mLの気体を0℃、1.013×10^5Paにしたときの体積として最も適当なものを選びなさい。

1　231mL　　2　331mL　　3　431mL　　4　531mL

▶問題19

次の官能基の名称として、下欄からそれぞれ正しいものを選びなさい。

（1）　－COO－　　（2）　$-NO_2$　　（3）　－COOH　　（4）　－CHO

【下欄】
1　カルボキシ基　　2　アルデヒド基　　3　エステル結合　　4　ニトロ基

▶問題20

次の化合物の名称として、下欄からそれぞれ正しいものを選びなさい。

（1）OH（ベンゼン環）　　（2）OH、CH_3（ベンゼン環）　　（3）CH_3（ベンゼン環）　　（4）NH_2（ベンゼン環）

【下欄】
1　トルエン　　2　フェノール　　3　アニリン　　4　*o*－クレゾール

▶問題21

分子式C_3H_8Oの異性体の数として、正しいものを選びなさい。

1　2　　2　3　　3　4　　4　5

▶問題22

酢酸とエチルアルコールを反応させると生成する化合物として正しいもの選びなさい。

1　CH_3COCH_3　　2　CH_3COOCH_3　　3　$CH_3COC_2H_5$　　4　$CH_3COOC_2H_5$

▶問題23

0.01mol/Lの塩酸のpHとして、正しいものを選びなさい。
ただし、電離度は1とする。

1　1　　2　2　　3　3　　4　4

▶問題24

次の文章のうち、誤っているものを選びなさい。

1　物質を空気中に放置すると空気中の水分を吸収して溶解することを潮解という。
2　コロイド粒子が半透膜を通過できないことを利用して不純物を除去する操作のことを透析という。
3　コロイド溶液などに光を通したとき光が散乱し光の通路が見える現象をブラウン運動という。
4　ある一定温度で溶媒に溶質を溶かし、溶液がある一定濃度に達してそれ以上溶質が溶けなくなった溶液を飽和溶液という。

▶問題25

金属の炎色反応について正しい組合せのものを選びなさい。

	金属元素	色
1	リチウム	紫色
2	カリウム	赤色
3	カルシウム	橙色
4	銅	青色

▶問題26

次の文章の（　　　）にあてはまる語句または化学式としてあてはまるものを選びなさい。

銅板を硫酸銅（Ⅱ）（　①　）の水溶液に浸したものと、素焼き板を隔てて、亜鉛板を硫酸亜鉛の水溶液に浸したものとを組み合わせた電池を（　②　）という。

亜鉛の方が銅よりもイオン化傾向が（　③　）ので、亜鉛が（　④　）されて、亜鉛イオンとなって水溶液中に溶け出します。

1　$CuSO_4$　　2　Cu_2SO_4　　3　ボルタ電池　　4　ダニエル電池
5　大きい　　6　小さい　　7　酸化　　8　還元

▶問題27

次の操作手順で、Ag^+，Cu^{2+}，Fe^{3+}，Zn^{2+}を含む混合水溶液から金属イオンを分離した。(1)～(4) にあてはまる金属イオンをそれぞれ選びなさい。

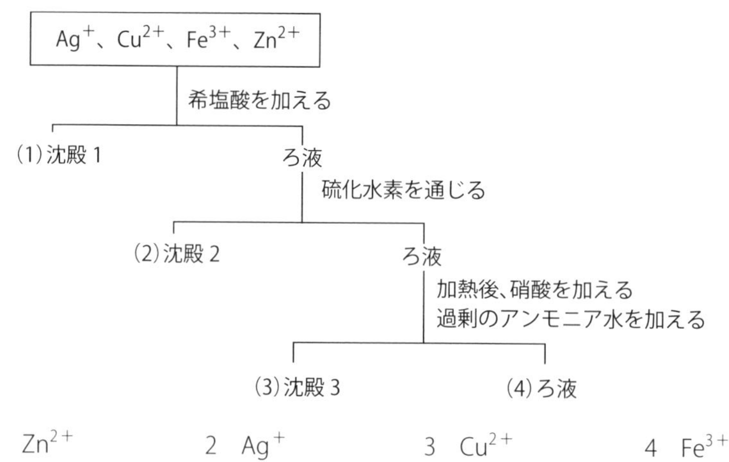

1　Zn^{2+}　　2　Ag^+　　3　Cu^{2+}　　4　Fe^{3+}

▶問題28

混合物の分離と精製についてあてはまるものをそれぞれ選びなさい。

(1) 赤ワインからエタノールを分離する
(2) 塩化ナトリウムが少量混ざった硝酸カリウムを温水に溶かし、これを冷却して硝酸カリウムを分離する
(3) コーヒー豆からコーヒーの成分を分離する
(4) ろ紙にインクつけて、インクの成分を分離する
(5) 砂の混ざった海水から砂を分離する

1 ろ過　2 再結晶　3 蒸溜　4 クロマトグラフィー　5 抽出

解説と解答

▶問題1

単体とは、1種類の元素からなる物質をいいます。したがって3のオゾン(O_3)が単体です。1のガソリンは混合物です。2のドライアイス(CO_2)、4のエタン(C_2H_6)、5の水(H_2O)は化合物です。

解答 3

▶問題2

元素を原子番号の順に並べた表を元素の周期表といいます。周期表の縦の列を族、横の列を周期といいます。カリウムの元素記号は、Kです。1族にあるリチウムLi、ナトリウムNa、カリウムKをアルカリ金属元素といいます。

解答 ①2　②5　③4　④8　⑤9

▶問題3

エタン(C_2H_6)の分子量は30、エチレン(C_2H_4)の分子量は28、アセチレン(C_2H_2)の分子量は26、ベンゼン(C_6H_6)の分子量は78です。したがってアセチレン＜エチレン＜エタン＜ベンゼンの順になります。

解答 4

▶問題4

金属のイオン化傾向は、Li＞K＞Ca＞Na＞Mg＞Al＞Zn＞Fe＞Ni＞Sn＞Pb＞(H)＞Cu＞Hg＞Ag＞Pt＞Auの順です。したがって1のK＞Ca＞Al＞Fe＞Cuです。

解答 1

▶問題5

(1) 炭酸ナトリウムの化学式はNa_2CO_3です。したがって式量は23×2＋12×1＋16×3＝106です。よって炭酸ナトリウムの質量は53gです。

$$\frac{x\,(\mathrm{g})}{106} = 0.5\,(\mathrm{mol}) \qquad x = 53\,(\mathrm{g})$$

(2) 1molの二酸化炭素分子の分子の数は、6.0×10^23個です。よって1.2×10^23個の二酸化炭素分子の物質量は、0.2molです。

$$\frac{1.2\times10^{23}\,(\text{個})}{6.0\times10^{23}\,(\text{個/mol})} = 0.2\,(\mathrm{mol})$$

二酸化炭素分子の化学式はCO_2です。CO_2の分子量は44です。よって二酸化炭素分子の質量は8.8gです。

$$\frac{x\,(\mathrm{g})}{44} = 0.2\,(\mathrm{mol}) \qquad x = 8.8\,(\mathrm{g})$$

(3) 1molの気体の体積は22.4Lです。よって5.6Lの酸素分子の物質量は0.25molです。

$$\frac{5.6\,(\mathrm{L})}{22.4\,(\mathrm{L/mol})} = 0.25\,(\mathrm{mol})$$

5.6Lの酸素分子の物質量が0.25molなので、酸素分子の数は1.5×10^{23}個です。

$$6.0\times10^{23}\,(\text{個/mol})\times0.25\,(\mathrm{mol}) = 1.5\times10^{23}\,(\text{個})$$

解答 (1) 2　(2) 4　(3) 2

▶問題6

質量パーセント濃度(w/w%)は、溶液(g)中に溶けている溶質の質量(g)の割合を百分率で表したものです。溶質は塩化ナトリウム50g、溶媒は水200gです。溶液は溶質と溶媒を足したものです。したがって溶液は50(g)＋200(g)＝250(g)です。よって塩化ナトリウム水溶液の質量パーセント濃度は20(w/w%)です。

$$\frac{50\,(\mathrm{g})}{250\,(\mathrm{g})}\times100 = 20\,(\mathrm{w/w\%})$$

解答 3

▶問題7

質量パーセント濃度（w/w%）は、溶液（g）中に溶けている溶質の質量（g）の割合を百分率で表したものです。混合した水酸化ナトリウム溶液の質量パーセント濃度を求めるので、各溶液の溶質を求めます。

5w/w%の水酸化ナトリウム水溶液の溶質は5g、20w/w%の水酸化ナトリウム水溶液の溶質は20gです。よって混合した水酸化ナトリウム水溶液の溶質は
5（g）＋20（g）＝25（g）です。

混合した水酸化ナトリウム水溶液は各溶液を足したものなので、
100（g）＋100（g）＋50（g）＝250（g）です。よって混合した水酸化ナトリウム水溶液の質量パーセント濃度（w/w%）は10w/w%です。

（5w/w%の水酸化ナトリウム水溶液の溶質）

$$\frac{x}{100\ (\mathrm{g})} \times 100 = 5\ (\mathrm{w/w\%}) \qquad x = 5\ (\mathrm{g})$$

（20w/w%の水酸化ナトリウム水溶液の溶質）

$$\frac{x}{100\ (\mathrm{g})} \times 100 = 20\ (\mathrm{w/w\%}) \qquad x = 20\ (\mathrm{g})$$

（混合した水酸化ナトリウム水溶液の質量パーセント濃度（w/w%））

$$\frac{25\ (\mathrm{g})}{250\ (\mathrm{g})} \times 100 = 10\ (\mathrm{w/w\%})$$

解答 2

▶問題8

質量パーセント濃度（w/w%）は、溶液（g）中に溶けている溶質の質量（g）の割合を百分率で表したものです。20w/w%塩酸200gには、塩酸が40g（溶質の質量）溶けています。

$$\frac{x}{200\ (\mathrm{g})} \times 100 = 20\ (\mathrm{w/w\%}) \qquad x = 40\ (\mathrm{g})$$

この塩酸に水を加えて5w/w%の塩酸にするので、加える水の量（g）をyとして計算します。したがって、溶液は200（g）＋y（g）です。

$$\frac{40\ (\mathrm{g})}{200\ (\mathrm{g}) + y\ (\mathrm{g})} \times 100 = 5\ (\mathrm{w/w\%}) \qquad y = 600\ (\mathrm{g})$$

よって加える水の量は600gです。

解答 3

▶問題9

水酸化ナトリウムの質量が2g、式量が40なので、水酸化ナトリウムの物質量（mol）は、0.05molです。

$$\frac{2\ (g)}{40\ (g/mol)} = 0.05\ (mol)$$

したがって、0.05molの水酸化ナトリウムを水に溶かして250mL（0.25L）にした溶液のモル濃度（mol/L）は、0.2mol/Lです。

$$\frac{0.05\ (mol)}{0.25\ (L)} = 0.2\ (mol/L)$$

解答 2

▶問題10

化学反応式は、左辺と右辺の各原子の数が等しくなるように係数をつけて表します。化学反応式の左辺と右辺の各原子の数の確認をしていきます。

4の化学反応式（$2CH_3OH + 3O_2 \rightarrow 2CO_2 + 4H_2O$）では、左辺の各原子の数はCは2×1＝2個、Hは2×4＝8個、Oは2×1＋3×2＝8個になります。右辺の各原子の数はCは2×1＝2個、Hは4×2＝8個、Oは2×2＋4×1＝8個になります。

解答 4

▶問題11

化学反応式は、左辺と右辺の各原子の数が等しくなるように係数をつけて表します。化学反応式の左辺と右辺の各原子の数のそれぞれ合わせていきます。

H（水素）やO（酸素）は最後に合わせると合わせやすいです。

（1）の$H_2O_2 \rightarrow H_2O + O_2$の正しい化学反応式は、$2H_2O_2 \rightarrow 2H_2O + 1O_2$です。

（2）の$MnO_2 + HCl \rightarrow MnCl_2 + H_2O + Cl_2$の正しい化学反応式は、$1MnO_2 + 4HCl \rightarrow 1MnCl_2 + 2H_2O + 1Cl_2$です。

（3）の$C_6H_{12}O_6 + O_2 \rightarrow CO_2 + H_2O$の正しい化学反応式は、$1C_6H_{12}O_6 + 6O_2 \rightarrow 6CO_2 + 6H_2O$です。

解答（1）4　（2）3　（3）2

▶問題12

熱化学方程式（$CH_4 + 2O_2 = CO_2 + 2H_2O + 891kJ$）より、$CH_4$（メタン）1molを完全燃焼させると1molの$CO_2$（二酸化炭素）と2molの$H_2O$（水）を生成します。

1　CH_4（メタン）の分子量は16ですので、CH_4（メタン）1molは16gです。つまりCH_4（メタン）16gを完全燃焼させると1molのCO_2（二酸化炭素）を生成します。CO_2（二酸化炭素）の分子量は44ですので、CO_2（二酸化炭素）1molは44gです。よって16gのCH_4（メタン）を完全燃焼させると44gのCO_2（二酸化炭素）を生成します。したがって、1は正しい。

2　熱化学方程式よりCH_4（メタン）1molを完全燃焼すると891kJの熱量を発生します。CH_4（メタン）3.2gは0.2molです。よってCH_4（メタン）0.2molを完全燃焼させると891（kJ/mol）×0.2（mol）＝178.2（kJ）の熱量を発生します。したがって、2は誤り。

3　CH_4（メタン）1molを完全燃焼させると891kJの熱量を発生するので、CH_4（メタン）1molの燃焼熱は891kJです。したがって、3は正しい。

4　燃焼反応は発熱反応です。したがって、4は正しい。

解答 2

▶問題13

中和の公式M×a×V＝M'×a'×V'より求めます。

塩酸（モル濃度＝0.1mol/L、価数＝1、体積＝20mL）と水酸化ナトリウム水溶液（モル濃度＝0.2mol/L、価数＝1、体積＝x）を中和の公式に代入します。

0.1（mol/L）×1×20（mL）＝0.2（mol/L）×1×x　　　x＝10（mL）

解答 1

▶問題14

酸のH^+と塩基のOH^-の物質量が等しいとき、その酸と塩基は過不足なく中和します。水酸化ナトリウム（NaOH）の式量は、23×1＋16×1＋1×1＝40です。

よって2gの水酸化ナトリウムの物質量は、0.05molです。価数は1です。

$$\frac{2\ (\mathrm{g})}{40} = 0.05\ (\mathrm{mol})$$

硫酸は、モル濃度＝0.1mol/L、価数＝2、体積＝xとなります。

よって、0.05（mol）×1＝0.1（mol/L）×2×x　　x＝0.25（L）＝250（mL）

解答 3

▶問題15

アレニウスの酸・塩基の定義です。アレニウスの定義では、酸とは水に溶けて水素イオン（H^+）を生じる物質であり、塩基とは水に溶けて水酸化物イオン（OH^-）を生じる物質です。酸の性質として青色リトマス紙を赤色に変えます。塩基の性質として赤色リトマス紙を青色に変えます。 **解答** 3

▶問題16

塩の加水分解です。塩を水に溶かすと、もとの酸や塩基によって、その水溶液の液性が酸性やアルカリ性（塩基性）や中性を示します。正塩、酸性塩、塩基性塩によって異なります。

1　炭酸ナトリウム（正塩）の加水分解は、$Na_2CO_3 + 2H_2O \rightarrow H_2CO_3 + 2NaOH$となり、弱酸の$H_2CO_3$と強塩基のNaOHになるので、液性はアルカリ性（塩基性）です。したがって、正しい。

2　硫酸水素ナトリウム（酸性塩）の加水分解は、$NaHSO_4 + H_2O \rightarrow H_2SO_4 + NaOH$となり、強酸の$H_2SO_4$と強塩基のNaOHになりますが、硫酸水素ナトリウムは酸性塩なので、液性は酸性になります。したがって、正しい。

3　硫酸ナトリウム（正塩）の加水分解は、$Na_2SO_4 + 2H_2O \rightarrow H_2SO_4 + 2NaOH$となり、強酸の$H_2SO_4$と強塩基のNaOHになるので、液性は中性です。したがって、正しい。

4　酢酸ナトリウム（正塩）の加水分解は、$CH_3COONa + H_2O \rightarrow CH_3COOH + NaOH$となり、弱酸の$CH_3COOH$と強塩基のNaOHになるので、液性はアルカリ性（塩基性）です。したがって、誤り。 **解答** 4

▶問題17

化合物中の酸素原子の酸化数（O）は－2、アルカリ金属原子（Li、Na、Kなど）の酸化数は＋1です。

Kはアルカリ金属原子なので酸化数は＋1、Oの酸化数は－2になります。

化合物中の原子の酸化数の総和は0です。よってMnの酸化数は＋7です。

$$(+1) \times 1 + Mn \times 1 + (-2) \times 4 = 0 \qquad Mn = +7$$

解答 4

▶問題18

この問題は、ボイル・シャルルの法則を使って解いていきます。

$\frac{P_1 \times V_1}{T_1} = \frac{P_2 \times V_2}{T_2}$ に代入します。

$P_1 = 0.960 \times 10^5$Pa、$V_1 = 500$mL、$T_1 = (\underline{273 + 27})$ K
$P_2 = 1.013 \times 10^5$Pa、$V_2 = x$、$T_2 = (\underline{273 + 0})$ K

セルシウス温度(℃)を絶対温度(K)に変換

$$\frac{0.960 \times 10^5 \text{(Pa)} \times 500 \text{(mL)}}{(273+27)\text{(K)}} = \frac{1.013 \times 10^5 \text{(Pa)} \times x}{(273+0)\text{(K)}} \qquad x = 431.194 \text{(mL)}$$

解答 3

▶問題19

(1)の$-COO-$はエステル結合、(2)の$-NO_2$はニトロ基、(3)の$-COOH$はカルボキシ基、(4)の$-CHO$はアルデヒド基です。

解答 (1) 3　(2) 4　(3) 1　(4) 2

▶問題20

(1)はフェノール、(2)は*o*−クレゾール、(3)はトルエン、(4)はアニリンです。

解答 (1) 2　(2) 4　(3) 1　(4) 3

▶問題21

分子式C_3H_8Oの異性体は、1−プロパノール、2−プロパノール、エチルメチルエーテルの3つです。 **解答** 2

▶問題22

カルボン酸とアルコールを反応させると脱水縮合してエステル化合物が生成します。酢酸(CH_3COOH)とエチルアルコール(C_2H_5OH)の反応では酢酸エチル($CH_3COOC_2H_5$)が生成します。

化学反応式は、$CH_3COOH + C_2H_5OH \rightarrow CH_3COOC_2H_5 + H_2O$です。

解答 4

▶問題23

塩酸(HCl)は、$HCl \rightarrow H^+ + Cl^-$に電離します。電離度が1なので$H^+$の濃度($[H^+]$)は0.01mol/L($10^{-2}$mol/L)です。($[H^+] = 10^{-2}$mol/L)

よってpHは2です。 **解答** 2

▶問題24

1、2、4は正しい文章です。3のコロイド溶液などに光を通したとき光が散乱し光の通路が見える現象をチンダル現象といいます。ブラウン運動は溶液中のコロイド粒子などが不規則に運動する現象です。 **解答** 3

▶問題25

1のリチウムの炎色反応は赤色、2のカリウムの炎色反応は紫色、4の銅の炎色反応は緑色（青緑色）です。3のカルシウムの炎色反応は橙色です。 **解答** 3

▶問題26

ダニエル電池の説明です。「銅板を硫酸銅（Ⅱ）（$CuSO_4$）の水溶液に浸したものと、素焼き板を隔てて、亜鉛板を硫酸亜鉛（$ZnSO_4$）の水溶液に浸したものとを組み合わせた電池をダニエル電池といいます。亜鉛の方が銅よりもイオン化傾向が大きいので、亜鉛が酸化されて、亜鉛イオンとなって水溶液中に溶け出します。」

両極での反応は、正極では$Cu^{2+} + 2e^- \rightarrow Cu$（還元反応）、負極では$Zn \rightarrow Zn^{2+} + 2e^-$（酸化反応）です。 **解答** ①1　②4　③5　④7

▶問題27

Ag^+、Cu^{2+}、Fe^{3+}、Zn^{2+}の混合溶液に希塩酸（HCl）を加えると、AgCl（塩化銀、白色）の沈殿が生じます。ろ液に硫化水素（H_2S）を通じるとCuS（硫化銅、黒色）の沈殿が生じます。さらにろ液に加熱後、硝酸を加え、過剰のアンモニア水を加えると$Fe(OH)_3$（水酸化鉄（Ⅲ）、赤褐色）の沈殿を生じます。ろ液にはZn^{2+}（亜鉛イオン）が残ります。 **解答** (1) 2　(2) 3　(3) 4　(4) 1

▶問題28

(1)は3の蒸溜です。沸点の違いを利用して分離します。(2)は2の再結晶です。温度による溶解度の差を利用して分離します。(3)は5の抽出です。目的成分を溶媒に溶解させて分離します。(4)は4のクロマトグラフィーです。物質の吸着性の違いを利用して分離します。(5)は1のろ過です。ろ紙を使って固体と液体を分離します。 **解答** (1) 3　(2) 2　(3) 5　(4) 4　(5) 1

第3章

毒物劇物の性状

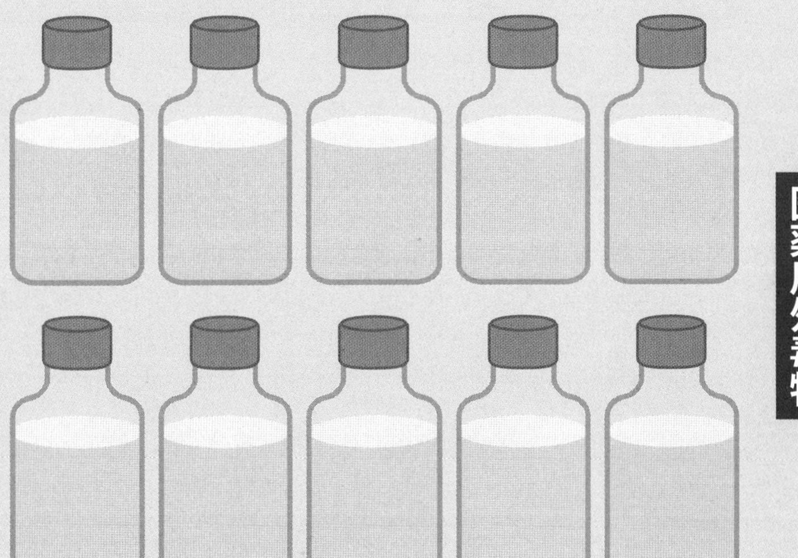

Check!   

3-1 毒物劇物の性状について学ぶ前に

これから、毒物劇物の性状について学びます。
性状は「毒物及び劇物の性質及び貯蔵その他取扱方法」、「実地」の問題を解く上で基本となる重要なところです。まずは、その導入から…。

1 はじめに

個々の毒物劇物の性状に基づいて、それぞれの貯蔵法、廃棄法、鑑定法などが定められています。「性質及び貯蔵その他の取扱方法」、「実地」で出題される問題を解く上で重要なことは、毒物劇物の性状を理解することです。物質数が多く、最初は大変かもしれませんが、性状をしっかり理解しているとあとでとても楽になります。

また、性状についてしっかり理解できているかどうかで、試験の合否が分かれるといっても過言ではありません。ここはゆっくり時間をかけてもいいので、しっかり理解しながら進めるようにしてください。

なお、太字は要点、試験では「　」内のような文章で出題されています。「　」内の下線は、その毒物劇物の性状のキーワードです。

2 毒物劇物の分類と常温での状態　重要度 ★★★

性状の説明を読む際に、その毒物劇物が常温で固体か、液体か、気体かを判断できるよう、意識していることが大切です。具体的には問題の解説で説明しますが、これが判断できるようになっただけでも、問題の選択肢を絞り込むことが可能です。常に意識する習慣をつけてください。

まずは参考までに、出題される可能性がある毒物劇物の分類と常温での状態、試験に出やすい基本的特徴を次の表にまとめておきます。しかし、ここですべてを暗記する必要はありません。読み進めていくうちに自然に覚えられていくはずですので、ある程度勉強が進んだときなどに、確認のために使用してください。

農：農業品目で受験する場合に出題される毒物劇物です。
特：特定品目で受験する場合に出題される毒物劇物です。

▼特定毒物

物質名	常温での状態	基本的特徴	区分
四エチル鉛	液体	引火性が高い	
モノフルオール酢酸ナトリウム	固体	有機弗素化合物	農
モノフルオール酢酸アミド	固体	有機弗素化合物	
パラチオン（ジエチルパラニトロフェニルチオホスフェイト）	液体	有機燐製剤	
TEPP（テトラエチルピロホスフェイト）	液体	有機燐製剤	
燐化アルミニウムとその分解促進剤とを含有する製剤（ホストキシン）	固体	燐化水素（ホスフィン）が発生	農

▼毒物　※5%以下を含有するもののみ

物質名	常温での状態	基本的特徴	区分
シアン化水素	液体	引火性、沸点25.7℃	農
シアン化カリウム（青酸カリ、青化カリ）	固体	潮解性	農
シアン化ナトリウム（青酸ソーダ、青化ソーダ）	固体	潮解性	農
アジ化ナトリウム	固体		
砒素	固体	半金属	
三酸化二砒素（三酸化砒素、無水亜砒酸、亜砒酸）	固体		
水素化砒素（砒化水素、アルシン）	気体	砒素化合物だが気体、引火性	
水銀	液体	常温で唯一の液状金属	
塩化第二水銀（昇汞（しょうこう））	固体	塩化第一水銀（甘汞（かんこう））は劇物で固体	
酸化第二水銀［酸化汞、酸化水銀（II）］	固体	赤色または黄色	特※
チメロサール（[（2ーカルボキシラトフェニル）チオ]（エチル）水銀ナトリウム）	固体	有機水銀化合物	
セレン	固体	半金属	
黄燐	固体	発火性	
燐化水素（ホスフィン）	気体	魚腐臭	
三塩化燐	液体	刺激臭、不燃性	
五塩化燐	固体	刺激臭、潮解性、不燃性	
三硫化燐（三硫化四燐）	固体	発火性	
五硫化燐（五硫化二燐、十硫化四燐）	固体	発火性、吸湿性	
弗化水素	気体	ガラスを腐食	

物質名	常温での状態	基本的特徴	区分
弗化水素酸	液体	弗化水素の水溶液	
EPN（エチルパラニトロフェニルチオノベンゼンホスホネイト）	固体	有機燐製剤、市販品は液体	農
ニコチン	液体	空気中で褐変	農
硫酸ニコチン	固体	刺激性の味	農
ジボラン（ボロエタン）	気体	ビタミン臭、発火性	
ヒドラジン（無水ヒドラジン）	液体	アンモニア様臭気、発火性	
ホスゲン（カルボニルクロライド）	気体	青草臭、不燃性	
メチルメルカプタン（メタンチオール）	気体	腐キャベツ臭、引火性	
アリルアルコール	液体	刺激臭、引火性	
ニッケルカルボニル	液体	引火性	
ジニトロフェノール	固体	黄色	
パラコート（1,1'－ジメチル－4,4'－ジピリジニウムジクロリド）	固体	吸湿性	
クラーレ（ウラリ）	固体	猛毒性アルカロイド	

▼劇物

物質名	常温での状態	基本的特徴	区分
エチレンオキシド（酸化エチレン）	気体	引火性	
アンモニア	気体	刺激臭	農 特
アンモニア水	液体	アンモニアの水溶液	農 特
塩化水素	気体	刺激臭	特
塩酸	液体	塩化水素の水溶液、強酸	特
ホルムアルデヒド	気体	催涙性	特
ホルマリン	液体	ホルムアルデヒドの水溶液。催涙性	特
過酸化水素	液体	漂白作用	特
過酸化水素水	液体	過酸化水素の水溶液	特
クロルメチル（塩化メチル）	気体	引火性	
クロルエチル（塩化エチル）	気体	引火性	
ブロムメチル（臭化メチル）	気体	クロロホルム様臭気	農
ブロムエチル（臭化エチル）	液体	引火性	
沃化メチル	液体	燃えにくい	
二硫化炭素	液体	揮発性、引火性	

物質名	常温での状態	基本的特徴	区分
トルエン	液体	引火性	特
メタノール（木精）	液体	引火性	特
酢酸エチル	液体	引火性	特
メチルエチルケトン	液体	引火性	特
キシレン	液体	引火性	特
アクリルニトリル	液体	引火性、催涙性	農
アクロレイン	液体	引火性、催涙性	
クロロホルム	液体	不燃性	特
四塩化炭素	液体	不燃性	特
塩素	気体	黄緑色、不燃性、漂白作用	特
臭素	液体	赤褐色、不燃性	
アニリン	液体	空気に触れて赤褐色	
クレゾール（オルト、パラ異性体） （メタ異性体）	固体 液体	フェノール様臭気、三異性体が存在	
トルイジン（パラ異性体） （オルト、メタ異性体）	固体 液体	三異性体が存在	
ニトロベンゼン	液体	苦扁桃様香気	
クロルピクリン	液体	催涙性	農
ブロムアセトン（モノブロムアセトン）	液体	催涙性	
クロルスルホン酸	液体	吸湿性	
硝酸	液体	強酸	特
硫酸	液体	強酸	農 特
DDVP（ジメチル－2,2－ジクロルビニルホスフェイト）	液体	有機燐製剤	農
キノリン	液体	吸湿性	
一酸化鉛	固体	黄色～赤色	特
塩化第一水銀（甘汞（かんこう））	固体	塩化第二水銀（昇汞（しょうこう））は毒物で固体	
硝酸銀	固体	光により黒変	
重クロム酸カリウム	固体	橙赤色	特
重クロム酸ナトリウム	固体	橙色、潮解性	特
無水クロム酸	固体	暗赤色、潮解性	
亜塩素酸ナトリウム	固体	爆発性	
塩素酸カリウム	固体	爆発性	農

物質名	常温での状態	基本的特徴	区分
塩素酸ナトリウム	固体	潮解性、爆発性	農
カリウム	固体	金属、発火性	
ナトリウム	固体	金属、発火性	
カリウムナトリウム合金	液体	金属、発火性	
シアン酸ナトリウム	固体	刺激臭	農
ピクリン酸	固体	爆発性	
水酸化カリウム（苛性カリ）	固体	潮解性、強アルカリ	特
水酸化ナトリウム（苛性ソーダ）	固体	潮解性、強アルカリ	特
モノクロル酢酸（クロロ酢酸）	固体	潮解性	
ジクロル酢酸（ジクロロ酢酸）	液体	刺激臭	
トリクロル酢酸（トリクロロ酢酸）	固体	潮解性	
酢酸タリウム	固体	潮解性	
硫酸タリウム	固体		農
塩化亜鉛	固体	潮解性	
燐化亜鉛	固体	暗赤色	農
沃素	固体	黒灰色（黒紫色）	
蓚酸	固体	風解性、漂白作用	特
硫酸亜鉛	固体	風解性	
硫酸銅	固体	濃藍色（青色）、風解性	農
無水硫酸銅	固体	吸湿性	農
フェノール（石炭酸）	固体	潮解性	
ベタナフトール	固体	フェノール様臭気	
スルホナール（ジエチルスルホンジメチルメタン）	固体		
ロテノン	固体	酸素により分解	農

次の物質は毒物劇物ではありませんが、毒物劇物かどうかの分類問題で出題されたことがある普通物です。参考までに記載します。

▼普通物（毒物劇物ではありません！）

物質名	常温での状態
二酸化炭素	気体
エタノール	液体
アセトン	液体
酢酸	液体

物質名	常温での状態
硫酸バリウム	固体
炭酸ナトリウム	固体
水酸化マグネシウム	固体
水酸化カルシウム	固体

3 除外濃度について　重要度 ★★

その製剤が含有する毒物劇物の濃度によっては、毒物指定のものは劇物または指定から除外され、劇物指定のものは劇物の指定から除外されるものがあります。その濃度のことを除外濃度といい、除外濃度が定められているものと定められていないものがあります。除外濃度は、次のものを確認しておいてください。これだけ覚えただけでも、除外濃度が出題されれば8割は正解できます。

▼毒物

除外濃度	物質名
0.1%以下	アジ化ナトリウム、チメロサール([(2ーカルボキシラトフェニル)チオ](エチル)水銀ナトリウム)
5%以下	酸化水銀

アジ化ナトリウムは除外濃度以下で指定から除外され、チメロサール([(2ーカルボキシラトフェニル)チオ](エチル)水銀ナトリウム)、酸化水銀は除外濃度以下で劇物となります。

▼劇物

除外濃度	物質名
0.3%以下	硫酸タリウム
1%以下	ホルムアルデヒド、ベタナフトール
2%以下	ロテノン
5%以下	水酸化～、フェノール、クレゾール

除外濃度	物質名
6%以下	過酸化水素(水)
10%以下	～酸※、アンモニア
70%以下	クロム酸鉛
90%以下	蟻酸(ぎさん)

※蟻酸を除く

除外濃度以下だと劇物から除外されます(普通物となります)。

Check! 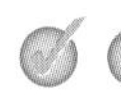 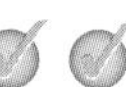

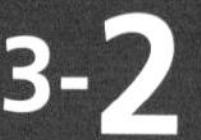

3-2 毒物劇物の色

毒物劇物の中には特徴的な色のものがあります。その色を覚えておくだけでも問題の選択肢を絞り込めたり、特定したりすることができます。代表的なものを今から学んでいきましょう。

1 毒物劇物の色（総論）

固体の色は無色、白色のものがほとんどで、無色、白色を区別してひとつひとつ覚えるようなことはあまり意味がありません。また、淡黄色も意外に多い色ですが、試験では、淡黄色固体は無機燐化合物とニトロ基をもつ有機化合物の一部としておいて、あまり問題がありません。液体は無色透明、気体は無色のものがほとんどですが、特徴的な色のものが一部あります。出題頻度が高い代表的なものを記載していきますので、しっかり覚えてください。

2 濃い藍色（青色）の結晶　重要度 ★★★

濃い藍色（青色）の結晶は、硫酸銅です。

硫酸銅［硫酸第二銅、硫酸銅（II）、胆礬（たんばん）］（$CuSO_4 \cdot 5H_2O$）
「濃い藍色（青色）の結晶で、風解性がある。150℃で結晶水を失って、白色の粉末となる。水に溶けやすく、水溶液は青色リトマス紙を赤変する。」

濃い藍色（青色）結晶の劇物は、硫酸銅です。風解性があることとあわせて、しっかりと覚えておきましょう。この2つが硫酸銅の性状のポイントです。たいへん重要です。ちなみに液性が酸性の場合は、青色リトマス紙が赤変します。

3 橙赤色の結晶　重要度 ★★★

橙赤色の結晶は、重クロム酸カリウムです。

重クロム酸カリウム（重クロム酸カリ）（$K_2Cr_2O_7$）
「橙赤色の柱状結晶で水に溶けやすく、アルコールには溶けない。強力な酸化剤である。」

橙赤色の結晶が出題されたら、重クロム酸カリウムです。「強力な酸化剤」もキーワードで、よく出題されますから確実に覚えておきたい劇物です。また、重クロム酸アンモニウムも橙赤色結晶です。その他、重クロム酸ナトリウムは橙色結晶とあえて表現されていますが色は似ており、これらをまとめて「重クロム酸～」は橙赤系の色をしていると覚えておけばいいでしょう。

重クロム酸ナトリウムは潮解しますが、重クロム酸カリウムと重クロム酸アンモニウムは潮解性がありません。

重クロム酸ナトリウム（重クロム酸ソーダ）（$Na_2Cr_2O_7 \cdot 2H_2O$）
「橙色結晶で、潮解性がある。水に極めて溶けやすい。」

重クロム酸アンモニウム［$(NH_4)_2Cr_2O_7$］
「橙赤色結晶で、水に溶けやすい。185℃で窒素ガスを発生し、ルミネッセンスを発して分解する。」

ルミネッセンスとは、物質がエネルギーを受け取って励起され、そのエネルギーを光として放出する発光現象です。

4 暗赤色の結晶　重要度 ★★

暗赤色の結晶は、無水クロム酸と燐化亜鉛です。

無水クロム酸［三酸化クロム、酸化クロム（VI）］（CrO_3）
「暗赤色針状結晶、潮解性があり、水に易溶。極めて強い酸化剤である。」

燐化亜鉛（Zn_3P_2）
「暗赤色の光沢ある粉末で、水、アルコールには溶けないが、希酸にはホスフィンを出して溶解する。」

また、燐化亜鉛の色は暗灰色と表現されることもあるので、注意してください。希酸と反応してホスフィン（燐化水素、PH_3）が発生することから、燐化合物であることがわかるようになってください。

その他、塩化第二金［塩化金（Ⅲ）］（$AuCl_3$）は、紅色または暗赤色の潮解性の結晶です。

5 黄色～赤色の結晶　重要度 ★

橙赤色や暗赤色もここに含まれますが、出題頻度が高いので、前に独立させています。ここではその他の黄色～赤色の毒物劇物を見ていきましょう。

クロム酸ナトリウム（クロム酸ソーダ）（$Na_2CrO_4 \cdot 10H_2O$）
「黄色結晶で潮解性がある。水に溶けやすく、エタノールに微溶。」

クロム酸ナトリウムが黄色結晶であるように、クロム酸塩類（劇物）は黄色～赤黄色をしているものが多いといえます。たとえば、クロム酸カリウム（K_2CrO_4）は橙黄色結晶、クロム酸鉛（$PbCrO_4$）は黄色または赤黄色の粉末などです。

ジニトロフェノール［$C_6H_3(OH)(NO_2)_2$］
「黄色の結晶または結晶性粉末。フェノール様臭、苦味がある。」

ジニトロフェノールは毒物で、黄色固体です。ジニトロクレゾール（毒物、黄色結晶）［$C_6H_2(OH)(CH_3)(NO_2)_2$］、ピクリン酸（2,4,6－トリニトロフェノール、劇物、淡黄色結晶）［$C_6H_2(OH)(NO_2)_3$］のように化学式が似ていると色も似ています。フェノール［C_6H_5OH］とも似ているので、臭いが似ているのもなんとなくうなずけます。

硫化カドミウム（カドミウムイエロー）（CdS）
「黄橙色の粉末で、水にほとんど溶けない。」

硫化カドミウムは劇物で、黄色の無機顔料の1つ。絵具などに使われます。

五酸化バナジウム（V_2O_5）
「赤から赤褐色の結晶。水に微溶、アルカリに可溶、アルコールに不溶。」

一酸化鉛（密陀僧、リサージ）（PbO）
「重い粉末で、黄色から赤色までの種々のものがある。水にはほとんど溶けないが、酸、アルカリにはよく溶ける。」

一酸化鉛は劇物です。赤色は赤色酸化鉛、黄色は黄色酸化鉛とよびます。

酸化第二水銀［酸化水銀（II）、赤色酸化汞、黄色酸化汞］（HgO）
「赤色または黄色の粉末。水にほとんど溶けないが、酸には容易に溶ける。」

酸化第二水銀は毒物（除外濃度は5％以下）です。赤色のものを赤色酸化汞、黄色のものを黄色酸化汞といいます。

6 灰色、黒色、黒灰色の固体　重要度 ★★

黒系の色は特徴がない色に見えて、実は試験によく出題されています。

沃素（I_2）
「黒灰色、金属様の光沢がある稜板状結晶で、熱すると紫菫色蒸気を発生するが、常温でも多少不快な臭気をもつ蒸気を放って揮散する。」

沃素は出題頻度の高い劇物です。結晶の色も大切ですが、「常温で不快な臭気をもつ蒸気を放つ」から、昇華することを読み取ってください。ハロゲン元素なので、腐食性でもあり、不燃性でもあります。

砒素（As）
「種々の形で存在するが、結晶のものが最も安定で、灰色、金属光沢を有し、もろく、粉砕できる。灰色結晶以外に黄色、黒色、褐色の3種の無定形なものが存在する。」

砒素は半金属で、出題頻度の高い毒物です。「種々の形で存在する」というのがキーワードです。色と一緒に覚えておいてください。

セレン（Se）
「灰色の金属光沢を有するペレットまたは黒色の粉末で、水に不溶、硫酸、二硫化炭素に可溶。」

砒素と同じようにセレンも半金属で、意外に出題されている毒物です。色をまず覚え、「ペレット」をキーワードとして覚えておいてください。

7 赤褐色の液体　重要度 ★★★

赤褐色の重い液体と出題されたら、臭素です。

臭素（Br_2）
「刺激性の臭気を放って揮発する赤褐色の重い液体で、引火性、燃焼性はないが、強い腐食作用を有する。濃塩酸にあうと高熱を発し、また、干し草や繊維類のような有機物と接触すると発火することがある。その蒸気は空気より重い。」

臭素は赤褐色の液体で、ハロゲンに分類されます。刺激性、腐食性、不燃性であることを覚えておきましょう。また、アニリン、トルイジンの純品は無色透明の液体ですが、空気や光により赤褐色を呈します。臭素はもともと赤褐色の液体ですから、これらと間違えないように整理して記憶しておきましょう。また、その蒸気が空気より重いかどうかは、その物質の分子量が空気の平均分子量（約29）より大きいかどうかで判断します。臭素の分子量は約160ですから、蒸気比重5.5（空気の5.5倍）と非常に重いということがわかります。

8 黄緑色の気体　重要度 ★★

黄緑色の気体と出題されたら、塩素です。

塩素（Cl_2）
「常温において窒息性臭気をもつ黄緑色気体で、冷却すると黄色溶液を経て、黄白色固体となる。」

塩素は黄緑色の気体で、ハロゲンに分類されます。刺激性、腐食性、不燃性であることを覚えておきましょう。ちなみに塩素を圧縮して得られる液化塩素は橙黄色の液体です。

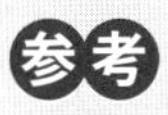

ハロゲンについて

試験に出題されるハロゲン元素は、周期表（p.75）の上から、弗素（F）、塩素（Cl）、臭素（Br）、沃素（I）で、上の元素ほど反応性が高く、下の元素ほど融点、沸点が高くなります。単体の毒物劇物としては塩素（Cl_2）が黄緑色気体、臭素（Br_2）が赤褐色液体、沃素（I_2）が黒灰色固体で、いずれも劇物です。弗素（F_2）は非常に反応性が高い淡黄褐色気体で、単体で保存することはまずできないからか、毒物劇物としても指定されていません。

試験に出題されるハロゲンまたはハロゲン化水素は、刺激性、腐食性、不燃性を併有していますので、刺激性、腐食性、不燃性という用語が文章に出てきたら、「ハロゲンまたはハロゲン化水素かもしれない」と意識できるようにしておいてください。反応性の強さやハロゲン化水素の酸としての強さは電気陰性度と関係していますが、試験に合格するために知っておかなければならないことからはかけ離れてしまいますので、これくらいにとどめておきましょう。

また、有機ハロゲン化合物は、分子中のハロゲン原子の数が多いほど不燃性のものが多いということは言えるかもしれませんが、分子中のハロゲン原子の数と可燃性部分とのバランスによりますから、ハロゲン元素を含んでいるから、全部不燃性としてはいけません。そこは少し面倒なところです。

Check!   

3-3 ～して何色になる

毒物劇物の中には酸化などを受けて、特徴的な色になるものがあります。これらも問題の選択肢を絞り込むヒントになりますので、特徴的なものを今から見ていきましょう。

1 黒変する（黒色になる）固体　重要度 ★★

光によって黒変するのは、硝酸銀です。

硝酸銀（$AgNO_3$）
「無色透明結晶で、光によって黒変する。強力な酸化剤であり、腐食性がある。水に極めて溶けやすく、アセトン、グリセリンに可溶。」

光により黒変するとして出題されるのは、硝酸銀（$AgNO_3$）です。光により黒変する性質を利用して、写真用としても使われます。酸化剤であることとあわせて記憶しておきましょう。また、臭化銀、硫酸銀も光により黒変します。

2 赤変する（赤褐色になる）固体　重要度 ★★★

空気中で赤変する（赤褐色になる）のは、フェノールとベタナフトールです。

フェノール（石炭酸）（C_6H_5OH）
「無色の針状結晶あるいは白色の放射状結晶塊で、空気中で容易に赤変する。特異の臭気と灼くような味を有する。」

OH

ベタナフトール（2－ナフトール）（$C_{10}H_7OH$）
「無色の光沢ある小葉状結晶あるいは白色の結晶性粉末で、かすかに石炭酸に類する臭気と灼くような味を有する。空気中では徐々に赤褐色に着色する。」

OH

空気中で容易に赤変する（紅色に変化する）固体としてよく出題されるのは、フェノールです。「特異な臭気と灼くような味」というキーワードとともに、しっかり覚えておいてください。ベタナフトールの性状では、徐々に赤褐色に着色すると出題されていますが、貯蔵法では赤変すると出題されています。赤褐色に着色も赤変も同じことを意味しており、表現のしかたが違うだけです。

3 赤褐色を呈する液体　重要度 ★★★

空気に触れて赤褐色を呈する液体は、アニリンです。

アニリン（$C_6H_5NH_2$）

「純品は無色透明油状の液体で、特有の臭気がある。<u>空気に触れて赤褐色を呈する。</u>」

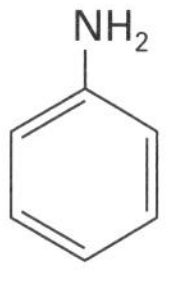

無色透明油状の液体ですが、空気に触れて赤褐色を呈するのはアニリンです。これはとてもよく出題されるので、しっかりと覚えておきましょう。トルイジンもアニリンと同じような性質があります。また、もとから赤褐色の重い液体は臭素です。混乱しないようにしましょう。

トルイジン［$C_6H_4(CH_3)NH_2$］

「オルト、メタは無色の液体で、<u>空気と光に触れて赤褐色を呈する。</u>パラトルイジンは白色の固体で、特異臭がある。」

トルイジンはアニリンと化学式が似ています。化学式が似ているので、性質も似ているのではないかと推測できるようにしておくとよいでしょう。

参考　オルト、メタ、パラとは

芳香族有機化合物の構造異性体を表現する用語で、官能基が2つあるときに使われます。オルト（*o*－）は官能基がベンゼン環で隣同士になる場合を、メタ（*m*－）は官能基が1つ飛んだ隣になる場合を、パラ（*p*－）は官能基がベンゼン環を介して向かい合う場合をいいます。

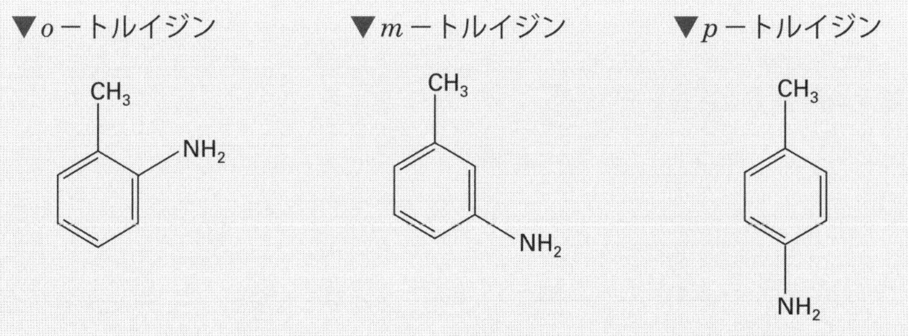

4 褐変する（褐色になる）液体　重要度 ★

空気中で褐変するのは、ニコチンです。

ニコチン（$C_{10}H_{14}N_2$）
「純品は無色無臭で刺激性の味を有する油状液体であるが、空気中では速やかに褐変する。分解生成物により、タバコ臭を発する。」

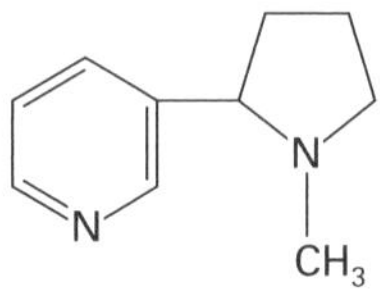

ニコチンは毒物で、タバコ葉中の主アルカロイドです。硫酸ニコチンはニコチンと硫酸を結びつけて不揮発性にしたもので、純品は無色針状結晶です。

5 白濁する（白く濁る）液体　重要度 ★★

日光によって徐々に分解、白濁するのは、四エチル鉛です。

四エチル鉛［$(C_2H_5)_4Pb$］
「純品は無色揮発性の液体であるが、特殊の臭気があり、比較的不安定で、日光によって徐々に分解、白濁する。引火性であり、金属に対して腐食性もある。」

日光によって分解、白濁すると出題されたら、四エチル鉛です。四メチル鉛も四アルキル鉛（四エチル鉛、四メチル鉛を除く）も性状はほとんど同じで、いずれも特定毒物の引火性液体です。

6 青色を呈する固体　重要度 ★

白色の粉末で、水を吸って青色になるのは、無水硫酸銅です。

無水硫酸銅（$CuSO_4$）
「白色の粉末で非常に水を吸いやすく、空気中の水分を吸って、徐々に青色を呈する。」

無水硫酸銅（$CuSO_4$）は、水を吸って青色の硫酸銅（$CuSO_4 \cdot 5H_2O$）になります。これの逆が硫酸銅（$CuSO_4 \cdot 5H_2O$）の風解（風化）です。

3-4 分解すると〜、燃焼すると〜

毒物劇物の性状では「分解すると〜」、「燃焼すると〜」という語を見ることがあります。実はここから構成する元素を推測することができます。どのように推測するか、代表的な例を見ながら、考えてみましょう。

1 クロロホルム（$CHCl_3$） 重要度 ★★★

「無色、揮発性の液体で、特異の香気とかすかな甘味を有する。純品は空気に触れ、同時に日光の作用を受けると分解して、塩素、塩化水素、ホスゲン、四塩化炭素を生ずるが、少量のアルコールを含有させると分解を防ぐことができる。」

空気と日光の作用で分解し、塩素（Cl_2）、塩化水素（HCl）、ホスゲン（$COCl_2$）、四塩化炭素（CCl_4）という塩素化合物が生じているので、もとの毒物劇物が塩素（Cl）を有することがわかります。問題の選択肢が塩素化合物だけということはないでしょうから、それだけで選択肢を絞り込むことができます。クロロホルムの化学式を覚えておけばよいのですが、クロロホルムの「クロロ」は塩素を有していることを示しているので、毒物劇物名からも推測することができます。

2 アジ化ナトリウム（NaN_3） 重要度 ★★

「無色無臭の結晶で、水に非常によく溶け、急に加熱すると爆発する危険がある。反応性が高く、多くの金属と反応し、爆発性の化合物を形成する。また、酸と反応して、爆発性で刺激臭のある有毒ガスを発生する。」

アジ化ナトリウム（ナトリウムアジド）は毒物で、急に加熱すると爆発する危険性があります。金属との反応性が高く、反応すると爆発性の金属アジ化物を形成します。また、酸と反応して有毒なアジ化水素（HN_3）が発生します。酸と反応して有毒ガスが発生するところは、シアン化カリウム（KCN）やシアン化ナトリウム（NaCN）が酸と反応してシアン化水素（HCN）が発生することと似ているので、関連付けて覚えておくのもよいかもしれません。アジ化ナトリウムの用途としては、医療検体の防腐剤やエアバッグのガス発生剤などに用いられますが、日本ではその発生ガスの毒性から、エアバッグのガス発生剤としての使用が禁止されました。除外濃度は0.1％以下です。

3 過酸化水素水（H_2O_2の水溶液）　重要度 ★★

「無色透明の濃厚な液体で、強く冷却すると稜柱状（りょうちゅうじょう）の結晶に変ずる。常温でも徐々に酸素と水に分解するが、もし微量の不純物を混入したり、加熱したりすると爆鳴を発して急に分解する。不安定な化合物で、ことにアルカリの存在するときはその分解作用が極めて著しいので、ふつう安定剤として種々の酸類または塩酸を添加して貯蔵する。強い酸化力と還元力を併有している。」

常温でも徐々に酸素（O_2）と水（H_2O）に分解する不安定な毒物劇物とは、おそらく過酸化水素以外にないでしょう。水（H_2O）が安定な形ですが、そこに酸素原子（O）が1つ余計に付いているので、比較的不安定なのもうなずけます。酸化力と還元力を併有しているので、酸化剤としても還元剤としても使われます。

4 クロルスルホン酸（HSO_3Cl）　重要度 ★

「無色または淡黄色、発煙性、刺激臭の液体。水と激しく反応し、硫酸と塩酸を生成する。」

化学式を見ると、水と反応して硫酸（H_2SO_4）と塩酸（HCl）を生成するのもわかります。クロルスルホン酸の「クロル」は塩素（Cl）を、「スルホ」は硫黄（S）を有することを表しているので、そこからも推測できます。

5 ホスゲン（$COCl_2$）　重要度 ★★

「無色の窒息性ガス。水により徐々に分解され、炭酸ガス（二酸化炭素）と塩化水素が生じるので、この塩化水素により金属が腐食される。」

ホスゲン（$COCl_2$）の化学式を見て、水により分解して炭酸ガス（CO_2）と塩化水素（HCl）になるのもわかります。また、その臭気が「独特の青草臭」と表現されることもあります。

6 ジボラン（B_2H_6）　重要度 ★

「無色のビタミン臭のある可燃性気体。38 〜 52℃で自然発火する。水により速やかに分解して、硼酸（ほうさん）と水素を発生する。」

硼素（元素記号B、英語名Boron）の化合物であるジボランが水と反応して、硼酸（H_3BO_3）、水素（H_2）が発生するのもわかります。ちなみに「ボラン（Boran）」は硼素の水素化合物の総称です。これにギリシャ数字の2である「ジ」をつけて「ジボラン」です。ジボランの分子内に硼素が2つあるのもうなずけます［ジボランは（モノ）ボランの二量体］。

7 ブロムエチル（臭化エチル）（C_2H_5Br）　重要度 ★

「無色透明、揮発性の液体で、強く光線を屈折し、中性の反応を呈する。エーテル様の香気と灼くような味をもつ。純品は日光や空気に触れると分解して、ブロム水素酸とブロムを生じて褐色を呈し、また、苛性（かせい）カリによってアルコールとブロムカリとに分解する。」

日光や空気に触れると分解して、ブロム水素酸（臭化水素酸：HBrの水溶液）とブロム（臭素：Br_2）が生じるので、もとの毒物劇物が臭素（Br）を含んでいることがわかります。ブロムエチルの「ブロム」は臭素（Br）を含んでいることを表していますから、物質名からも推測できます。

8 沃化水素酸（ヨード水素酸）（HI）　重要度 ★

「無色の液体で、空気と日光の作用をうけてヨードを遊離し、黄褐色を帯びてくる。高温では強い還元性を呈する。」

空気と日光の作用でヨード（沃素）（I_2）を遊離するということは、もとの毒物劇物が沃素（I）を含んでいることがわかります。

9 燐化亜鉛（Zn_3P_2）　重要度 ★

「暗赤色の光沢ある粉末（暗灰色の結晶または粉末と表現されることもある）で、水、アルコールに溶けないが、希酸にはホスフィンを出して溶解する。」

ホスフィンは燐化水素（PH_3）の別名です。それがわかると、もとの毒物劇物が燐（P）を含んでいることがわかります。

10 五塩化燐（PCl_5）　重要度 ★

「淡黄色の刺激臭と不快臭のある結晶。不燃性で、潮解性がある。水により加水分解し、塩酸と燐酸を生成する。」

加水分解して塩酸（HCl）と燐酸（H_3PO_4）が生成するので、そこから、もとの毒物劇物が塩素（Cl）と燐（P）を含んでいることがわかります。塩素と燐を含む物質は限られますから、このような推測ができることで、問題に出題されている毒物劇物から特定することも可能です。

11 三塩化燐（PCl_3）　重要度 ★

「無色で刺激臭のある液体。不燃性。水により加水分解し、塩酸と亜燐酸を生成する。」

三塩化燐も五塩化燐と同じように推測することができます。加水分解して、塩酸（HCl）と亜燐酸（H_3PO_3）が生成するので、そこから、もとの毒物劇物が塩素（Cl）と燐（P）を含んでいることがわかります。

12 五硫化燐（P_2S_5）　重要度 ★

「淡黄色の結晶性粉末で硫化水素臭がある。吸湿性がある。空気中では260～290℃で発火、燃焼し、二酸化硫黄、五酸化燐等を含む刺激臭のある煙霧が発生する。水、酸で分解して、硫化水素と燐酸になる。」

水、酸で分解して、硫化水素（H_2S）と燐酸（H_3PO_4）が生成するので、もとの毒物劇物が硫黄（S）と燐（P）を含んでいることがわかります。

13 水素化砒素（アルシン）（AsH_3）　重要度 ★

「無色のニンニク臭を有するガス体。水に溶けやすい。点火すれば無水亜砒酸の白色煙を放って燃える。」

燃焼すると無水亜砒酸（As_2O_3）が発生することから、もとの毒物劇物が砒素（As）を含んでいることがわかります。水素化砒素なら、砒素化合物であることを容易に推測できるでしょうが、アルシンと出題された場合、それが砒素化合物かどうかは、砒素の英語名（Arsenic）を知っていなければ、おそらくわからないでしょう。アルシンとは水素化砒素の別名であることを覚えておきましょう。

14 スルホナール［$(CH_3)_2C(SO_2C_2H_5)_2$］　重要度 ★

「無色稜柱状の結晶性粉末で、臭気はなく、味もほとんどない。約300℃に熱するとほとんど分解しないで沸騰し、これに点火すると亜硫酸ガスを発生して燃焼する。酸、アルカリに対して安定である。」

H_3C 　　　$SO_2C_2H_5$
　　　C
H_3C 　　　$SO_2C_2H_5$

燃焼すると亜硫酸ガス（SO_2）が発生することから、もとの毒物劇物は硫黄を含んでいることがわかります。スルホナールは劇物ですが、物質名の「スルホ」は硫黄（S）を含んでいることを意味していますから、そこから推測できます。

15 硅弗化ナトリウム（Na_2SiF_6）　重要度 ★

「白色の結晶で、水に溶けにくく、アルコールには溶けない。強熱されると四弗化ケイ素ガスが、酸と接触すると弗化水素ガス及び四弗化ケイ素ガスが発生する。」

硅弗化ナトリウム（硅弗化ソーダ、ヘキサフルオロケイ酸ナトリウム）は劇物で、特定品目にも指定されています。四弗化ケイ素（SiF_4）と弗化水素（HF）はいずれも有毒ガスで、弗素（F）を含むことから、薬物は弗素を含む化合物であることを推測できるようにしましょう。ちなみにヘキサフルオロ～のヘキサはギリシャ数字の6を、フルオロは弗素を含むことを表します。用途としては、釉薬（うわぐすり）に用いられます。

16 アセトニトリル（CH_3CN）　重要度 ★

「エーテル様の臭気を有する無色の液体で、加水分解するとアセトアミドを経て、酢酸とアンモニアになる。」

アセトニトリル（シアン化メチル、シアン化メタン）は液体の劇物です。加水分解するとアセトアミド（CH_3CONH_2）を経て、酢酸（CH_3COOH）とアンモニア（NH_3）になります。ニトリルやシアノはシアノ基（－CN）を有することを、アミド、アミノはアミノ基（$-NH_2$）を有することを推測できるようになってください。なお、加水分解とは文字通り水が加わり分解することで、水（H_2O）との反応であることを覚えておいてください。

17 塩化ホスホリル（$POCl_3$）　重要度 ★

「無色の刺激臭のある不燃性液体で、水により加水分解して、塩酸と燐酸を生成する。」

塩化ホスホリル（オキシ塩化燐）は毒物です。加水分解すると塩酸（HCl）と燐酸（H_3PO_4）を生成することから、薬物は塩素（Cl）と燐（P）を含むことがわかります。なお、塩化、クロロ（クロル）は塩素（Cl）を、燐化、ホスホ（ホスフェイト）は燐（P）を、オキシは酸素（O）を有することを覚えておくと便利です。

Check!  

3-5 毒物劇物の臭い（臭気）

毒物劇物の中には特徴的な臭気を持つものがあります。その臭いを覚えておくだけでも、答えを導き出すヒントになります。特徴的な臭いの表現を見ていきましょう。

1 毒物劇物の臭い（総論）

臭気がするのは、その毒物劇物またはその産物が空気中に出ていることを意味しています。一般的には、燐、硫黄、ハロゲン（弗素、塩素、臭素、沃素）を含む毒物劇物は、刺激臭や特有の臭気を有するものが多いようです。

また、窒素を含む無機化合物は刺激臭、窒素を含む有機化合物は特有の臭気があるものがあります。毒物劇物の臭いについてすべてを記載することはできませんし、知れば知るほどややこしいことになります。ここでは、試験に出題される適度なところで、とどめておくようにしましょう。

2 ニンニク臭　重要度 ★★★

ニンニク臭がするのは、黄燐、パラチオン、水素化砒素、セレン化水素です。

黄燐（P_4）
「白色または淡黄色のろう様半透明の結晶性固体で、ニンニク臭がある。水にはほとんど溶けず、アルコール、エーテルには溶けにくいが、ベンゼン、二硫化炭素には溶けやすい。空気中では非常に酸化されやすく、放置すると50℃で発火、燃焼し、有毒な強い刺激臭のある煙霧（五酸化燐、三酸化燐）を発生する。また、アルカリ水溶液と反応して、自然発火性の有毒なホスフィン（燐化水素、毒物）（PH_3）を発生する。」

ニンニク臭の固体と問われたら、黄燐です。また、空気中では非常に酸化されやすく、その酸化熱を蓄積して発火する危険性が高いです。水にほとんど溶けないこともあり、貯蔵する場合には、水中保存とします。アルカリ水溶液と反応して自然発火性のホスフィンが発生しますが、黄燐も燐（元素記号P 英語名Phosphorus）ですから、ホスフィンが発生するのもうなずけます。

パラチオン（ジエチルパラニトロフェニルチオホスフェイト）（$C_{10}H_{14}NO_5PS$）

「純品は無色ないし淡黄色の液体であるが、普通は褐色の液体で、ニンニク臭を有する。アルカリの存在下で加水分解する。遅効性の殺虫剤として使用される。」

S
C_2H_5O
P — O — — NO_2
C_2H_5O

ニンニク臭の液体と問われたら、パラチオンです。正式な物質名を略してパラチオンですが、正式な物質名を覚えておく必要性は必ずしもありません。ただ、「～ホスフェイト」、「～ホスホネイト」、「ホスホ～」というのは、リン（元素記号P、英語名Phosphorus）を含んでいることがわかると便利です。また、「チオ」というのは、酸素原子が硫黄原子に置換した構造をもつ場合に用いられます。つまり、硫黄（元素記号S、英語名sulfur、sulphur）を含んでいることを表しています。さらに、「スルホ～」というのも、硫黄を含んでいることを表しています。

パラチオンは有機燐製剤に分類される特定毒物ですが、有機燐製剤は一般に殺虫剤がその用途です。出題されやすい有機燐製剤には他に、TEPP（特定毒物、液体）、EPN（毒物、固体）、DDVP（ジクロルボス）（劇物、液体）、ダイアジノン（劇物、液体）があり、アルカリ存在下で加水分解するものが多いようです。

水素化砒素（砒化水素、アルシン）（AsH_3）

「無色のニンニク臭を有するガス体。水に溶けやすい。点火すれば無水亜砒酸の白色煙を放って燃える。」

ニンニク臭の気体と問われたら、最初に水素化砒素（アルシン）を思い浮かべられるようにしましょう。毒物劇物名としては水素化砒素、アルシンとして出題されることが多く、砒化水素として出題されているのはほとんど見られません。砒素（元素記号As、英語名Arsenic）は固体（半金属）で、それ自体も毒物ですが、試験に出題される砒素化合物はいずれも毒物で、水素化砒素（アルシン）も当然、毒物です。

セレン化水素（水素化セレニウム）(H_2Se)

「無色のニンニク臭の気体。水に溶けにくい。」

出題されることはほとんどないかもしれませんが、セレン化水素（水素化セレニウム）もニンニク臭の気体です。毒物劇物名としてはセレン化水素として出題され、水素化セレニウムとして出題されているのは、見たことがありません。セレン（セレニウム）（元素記号Se、英語名Serenium）は固体（半金属）で、それ自体も毒物ですが、試験に出題されるセレン化合物はいずれも毒物で、セレン化水素も当然、毒物です。

3 腐った魚の臭い（魚腐臭） 重要度 ★★

腐った魚の臭いがするのは、燐化水素です。

燐化水素（ホスフィン）(PH_3)

「無色のアセチレンに似た、また、腐った魚の臭いのある気体で自然発火性がある。水にわずかに溶け、エタノール、エーテルに可溶、酸素及びハロゲンと激しく結合する。」

燐化水素（ホスフィン）は毒物、非常に毒性の高い気体で、リン（元素記号P、英語名Phosphorus）化合物です。酸素と激しく反応することからもわかる通り、自然発火しやすい気体です。なお、燃焼により、有毒な煙霧（五酸化燐）が発生します。

4 腐ったキャベツ様の悪臭 重要度 ★★

腐ったキャベツ様の悪臭がするのは、メチルメルカプタンです。

メチルメルカプタン（メタンチオール）(CH_3SH)

「無色で腐ったキャベツ様の悪臭のあるガス。水にやや溶けにくく、アルコール、エーテル等によく溶ける。蒸気は空気より重く、引火しやすい。」

メチルメルカプタン（CH_3SH）は毒物で、気体です。出題頻度はあまり高くありませんが、覚えておきましょう。

5 強い果実様の香気　重要度 ★★★

強い果実様の香気がするのは、酢酸エチルです。

酢酸エチル（$CH_3COOC_2H_5$）
「強い果実様の香気がある可燃性無色の液体である。蒸気は空気より重く、引火しやすい。」

酢酸エチルは、酢酸（カルボン酸）とエタノール（アルコール）が反応して生成するカルボン酸エステルです。カルボン酸エステルは芳香があるのが特徴で、酢酸エチルもカルボン酸エステルですから、果実様の芳香があるのはそのためです。引火性が高いことも覚えておきましょう（引火点－4℃）。

6 苦扁桃様の香気　重要度 ★★

強い苦扁桃（くへんとう）様の香気がするのは、ニトロベンゼンです。

ニトロベンゼン（ニトロベンゾール）（$C_6H_5NO_2$）
「無色または微黄色の吸湿性の液体で、強い苦扁桃様の香気をもち、光線を屈折する。水にはわずかに溶け、その溶液は甘味を有する。アルコールには容易に溶ける。」

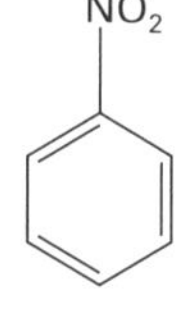

爆薬に使われる物質はニトロ基（$-NO_2$）を有していますが、ニトロベンゼン（$C_6H_5NO_2$）はニトロ基（$-NO_2$）を有していても、爆薬としての性質はありません。また、引火性がありますが、87.8℃と常温よりかなり高い引火点です。苦扁桃様の香気の苦扁桃とは、アーモンドのことです。普通はローストしたアーモンドの臭いを想像しますが、実の場合には甘酸っぱいような臭いがするらしいです。これを苦扁桃様香気と表現していますが、想像するとしたら、安い杏仁豆腐の臭いの方がイメージにピッタリのような気がします。そんな臭いです。

7 ニトロベンゾールの臭気　重要度 ★★

ニトロベンゾールの臭気がするのは、ピクリン酸です。

ピクリン酸（2,4,6－トリニトロフェノール）［$C_6H_2(OH)(NO_2)_3$］
「淡黄色の光沢のある小葉状あるいは針状結晶で、純品は無臭であるが、普通かすかにニトロベンゾールの臭気を持ち、苦味がある。徐々に熱すると昇華するが、急熱あるいは衝撃により爆発する。」

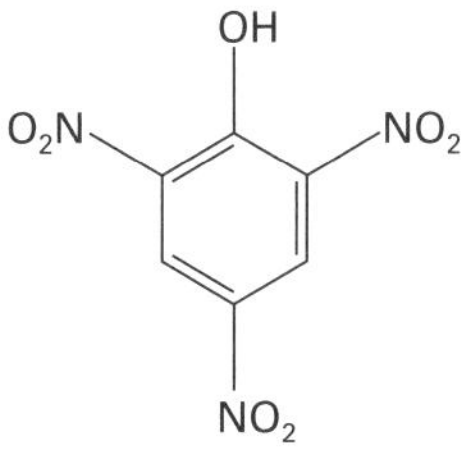

ニトロベンゾールはニトロベンゼンの別名です。ピクリン酸はかすかにニトロベンゾールの臭気を持っていますが、言い換えれば、かすかに苦扁桃様の香気があるということでしょう。ピクリン酸［$C_6H_2(OH)(NO_2)_3$］とニトロベンゼン（$C_6H_5NO_2$）は、構成するニトロ基（$-NO_2$）の数やヒドロキシ（ル）基の有無に違いがありますが、このように化学式が似ていて、構成元素の種類が一緒の場合などは、性状が似ていることもあります。

OH
O_2N　NO_2
NO_2

8 青酸臭　重要度 ★★

青酸臭がするのは、シアン化水素、シアン化カリウムです。

シアン化水素（HCN）
「無色で特異臭のある液体。純品は無色透明の液体で、青酸臭（苦扁桃様の臭気）を帯び、水、アルコールにはよく混和し、点火すれば青紫色の炎を発して燃焼する。水溶液は極めて弱い酸性である。」

青酸臭は苦扁桃様の臭気とも表現されますので、ニトロベンゼンと間違えないように注意してください。シアン化水素は極めて猛毒で、希薄な蒸気の吸入でも呼吸中枢を麻痺させます。常温で液体ですが、沸点は25.7℃と極めて気体になりやすい物質です。また、純品は安定ですが、水が混じると不安定になり、分解や重合を起こします。

シアン化カリウム（青酸カリ、青化カリ）（KCN）
「白色等軸晶の塊片、あるいは粉末。充分に乾燥したものは無臭であるが、空気中では湿気を吸収し、かつ、空気中の炭酸ガス（二酸化炭素）と作用して、有毒な青酸臭を放つ。また、酸と反応すると、有毒かつ引火性のシアン化水素（青酸ガス）を発生する。アルコールにはごくわずかに溶け、水には容易に溶解して、強アルカリ性を呈する。」

シアン化カリウムは吸収した湿気（水）に炭酸ガスが溶け込んだり、酸と反応したりするとシアン化水素が発生するので、青酸臭を放ちます。シアン化水素は猛毒なので、これが発生することは避けなければならず、貯蔵する場合には、密栓の上、酸類と離さなければなりません（p.212）。これは性状、貯蔵法だけでなく、廃棄法、漏洩時の措置にもかかわる、とても重要なポイントですので、よく理解しておいてください。

9 ビタミン臭　重要度 ★

ビタミン臭がするのは、ジボランです。

ジボラン（B_2H_6）
「無色のビタミン臭のある可燃性気体。37 ～ 52℃で自然発火する。水により速やかに分解して、硼酸と水素を発生する。」

ジボラン（B_2H_6）は気体の毒物です。38 ～ 52℃で自然発火しますが、湿った空気中では急激に分解して発熱し、発火することがあります。

10 タバコ臭　重要度 ★

タバコ臭がするのは、ニコチンです。

ニコチン（$C_{10}H_{14}N_2$）
「純品は無色無臭で刺激性の味を有する油状液体であるが、空気中では速やかに褐変する。分解生成物により、タバコ臭を放つ。」

ニコチンは毒物で、タバコ臭と問われたら、ニコチンとすぐにわかるようにしておきましょう。空気中で速やかに褐変することや接触系殺虫剤として利用されることも記憶しておくと便利です。

11 青草臭　重要度 ★

青草臭がするのは、ホスゲンです。

ホスゲン（$COCl_2$）
「独特の青草臭のある無色窒息性の圧縮液化ガス。不燃性で、水により徐々に分解され、二酸化炭素と塩化水素を生じるので、この塩化水素により、金属が腐食される。」

ホスゲンは毒物で、青草臭のする気体ですが、無色の窒息性ガスというだけで、臭気が出題されない場合も多く見受けられます。ホスゲンの化学式を見ると、水によって加水分解され、二酸化炭素（CO_2）と塩化水素（HCl）になるのもわかります。臭気が出題されなくても判断できるようにしておきましょう。

12 硫化水素臭　重要度 ★

硫化水素臭がするのは、五硫化燐です。

五硫化燐（五硫化二燐）（P_2S_5）
「淡黄色の結晶性粉末で硫化水素臭がある。吸湿性があり、空気中では260～290℃で発火、燃焼し、二酸化硫黄、五酸化燐等を含む刺激臭のある煙霧が発生する。水、酸で分解して硫化水素と燐酸になる。」

硫化水素（H_2S）臭がするということは硫化水素が発生しており、その毒物劇物は硫黄（元素記号 S）を含んでいることを意味しています。

13 フェノール様臭、石炭酸に類する臭気　重要度 ★

フェノール様臭がするのはクレゾールかジニトロフェノール、石炭酸に類する臭気がするのはベタナフトールです。

フェノール（石炭酸）（C_6H_5OH）
「無色の針状結晶あるいは白色の放射状結晶塊で、空気中で容易に赤変する。特異の臭気と灼くような味を有する。」

フェノール（石炭酸）（C_6H_5OH）は上記のように表現されていますが、特異の臭気という語からはフェノールの臭気を推測することはできません。イメージするなら、病院の臭いといったところでしょうか。この劇物と似た臭いを有しているのが、以下の毒物劇物で、それぞれ次のように表現されています。

クレゾール（メチルフェノール、オキシトルエン）[$C_6H_4(CH_3)OH$]
「オルト、メタ、パラの三異性体があり、工業的にはこれらの混合物を指す。オルトまたはパラ異性体は無色の結晶であるが、メタ異性体は無色ないし淡褐色の液体である。フェノール様の臭いがあり、蒸気は空気より重い。アルコール、エーテル、クロロホルムに可溶、水にわずかに溶け、混濁を与える。」

フェノール臭が出題されないこともありますが、クレゾールはフェノールと化学式が似ていることから、似た臭いがすることを推測できるようにしておきましょう。また、ベンゼン環の水素原子2個を他の原子または原子団で置換した化合物には、オルト（o－）、メタ（m－）、パラ（p－）の三異性体が存在します。こちらの方がキーワードとしては大切です。同じように三異性体のあるトルイジン（$CH_3C_6H_4NH_2$）とともに記憶しておきましょう（p.161）。

ジニトロフェノール [$C_6H_3(OH)(NO_2)_2$]
「黄色の結晶または結晶性粉末。フェノール様臭、苦味がある。」

ジニトロフェノールは毒物で、フェノール様臭を有する黄色の固体です。

ベタナフトール（2－ナフトール）（$C_{10}H_7OH$）
「無色の光沢ある小葉状結晶あるいは白色の結晶性粉末で、かすかに石炭酸に類する臭気と灼くような味を有する。空気中では徐々に赤褐色に着色する。」

石炭酸とはフェノールの別名ですから、ベタナフトールはかすかにフェノールに似た臭気があるということです。また、空気中で赤く着色してくる性質もフェノールと類似しています。確かにベタナフトールとフェノールの化学式は似ているといえば似ていますから、それも納得できます（p.160）。

14 酢酸の臭い　重要度 ★★

酢酸の臭いはモノフルオール酢酸ナトリウム、酢酸に似た刺激臭はアクリル酸です。

いずれも化学式が酢酸（CH_3COOH）に似ており、酢酸に似た臭いであってもうなずけます。ちなみにモノクロル酢酸（$CH_2ClCOOH$）、ジクロル酢酸（$CHCl_2COOH$）、トリクロル酢酸（CCl_3COOH）も化学式が似ており、酢酸に似た刺激臭がありますが、出題された問題ではジクロル酢酸とトリクロル酢酸は「刺激臭」と表現されており、モノクロル酢酸は臭気の記載がありません。

モノフルオール酢酸ナトリウム（$CH_2FCOONa$）
「重い白色粉末で、吸湿性があり、からい味と酢酸の臭いとを有する。冷水には容易に溶けるが、有機溶媒には溶けない。」

アクリル酸（$CH_2=CHCOOH$）
「酢酸に似た刺激臭のある無色の液体で、水に極めて溶けやすい。引火点51℃。」

重合しやすいので、市販品には普通、重合防止剤が添加されています。

15 アンモニア臭　重要度 ★

ジメチルアミン［$(CH_3)_2NH$］
「強アンモニア臭のある気体で、水によく溶け、強アルカリ溶液となる。」

メチルアミン（CH_3NH_2）
「強アンモニア臭のある気体で、水に大量に溶解し、強塩基となる。」

ヒドラジン（NH_2NH_2）
「無色透明油状で、アンモニアに似た臭いの液体である。空気中で発煙し、52℃で発火する。強い還元剤である。」

ジメチルアミンとメチルアミンはどちらも強アンモニア臭の気体で、劇物です。ヒドラジンはアンモニアに似た臭気のある液体で、ロケット燃料にも使われる毒物です。いずれの薬物も化学式を見ると、アンモニア（NH_3）と似ている部分がありますね。

16 刺激臭　重要度 ★

刺激臭のする毒物劇物は挙げればきりがありません。毒物及び劇物取扱者試験に出題される可能性のある刺激臭の毒物劇物については、とりあえず、次の毒物劇物名をなんとなく記憶しておけばいいでしょう。

▼刺激臭のする毒物劇物

物質名	区分	備考
●アンモニア系		
アンモニア（アンモニア水）（NH_3）	劇物	
ヒドラジン（$NH_2 \cdot NH_2$）	毒物	
●酸		
弗化水素酸	毒物	弗化水素の水溶液
塩酸	劇物	塩化水素の水溶液
ブロム水素酸（臭化水素酸）	劇物	臭化水素の水溶液
硝酸（HNO_3）	劇物	
クロルスルホン酸（HSO_3Cl）	劇物	
●ハロゲン、ハロゲン化水素		
塩素（Cl_2）	劇物	
臭素（Br_2）	劇物	
弗化水素（HF）	毒物	
塩化水素（HCl）	劇物	
臭化水素（HBr）	劇物	
●$CH_2=CH-$		
アクリル酸（$CH_2=CHCOOH$）	劇物	
アクロレイン（$CH_2=CHCHO$）	劇物	
アクリルニトリル（$CH_2=CHCN$）	劇物	微刺激臭
アリルアルコール（$CH_2=CHCH_2OH$）	毒物	

Check!

3-6 催涙性

催涙性を持つ毒物劇物はそれほど多くありません。出題頻度はそれほど高くありませんが、知っていれば確実に正解することができます。念のためにおさえておきましょう。

1 催涙性とは

催涙性とは文字通り、涙を催すことですが、涙腺周囲の神経を刺激して、涙が止まらなくなることをいいます。また、この性質を持った物質を催涙性物質といいます。試験に出題される催涙性の毒物劇物としては、クロルピクリン、ブロムアセトン、アクロレイン、アクリルニトリル、ホルマリンを覚えておいてください。性状についての問題で催涙性という語を見かけるのはクロルピクリンとホルマリンくらいですが、毒性の問題では、ブロムアセトン、アクロレイン、アクリルニトリルも催涙性があると書かれているのを見かけます。

2 クロルピクリン（CCl_3NO_2）　重要度 ★★

「純品は無色油状液体であるが、市販品は普通、微黄色を呈している。催涙性があり、強い粘膜刺激臭を有する。水にはほとんど溶けないが、アルコール、エーテルなどには溶ける。引火性はなく、金属腐食性が高い。」

廃棄法や用途の問題ではよく出題されていますが、性状での出題はそれほど多くはありません。ハロゲンに一般的に見られる刺激性、不燃性、腐食性を併有しています。

3 ブロムアセトン（CH_3COCH_2Br）　重要度 ★

「刺激臭のある無色液体だが、市販品は黄色または褐色である。放置すると重合するが、酸化マグネシウムを加えると防止できる。」

性状の問題では催涙性という語は使われていないようですが、毒性の問題では催涙性という語が使われているように、催涙性のある毒物劇物です。

4 アクロレイン（$CH_2 = CHCHO$）　重要度 ★

「無色または淡黄色の液体で、刺激臭がある。揮発性が強く、引火性である（引火点－17.8℃）。熱または炎にさらしたときは分解して、毒性の高い煙を発生するから危険である。極めて反応性に富み、特にアルカリ性物質が混入すると激しい重合反応を起こす。」

アクロレインも性状の問題では催涙性という語は使われていないようですが、毒性の問題では催涙性という語が見られます。

5 アクリルニトリル（$CH_2 = CHCN$）　重要度 ★★

「無臭または微刺激臭で無色透明の蒸発しやすい液体である。引火点は－1℃、揮発しやすく、その蒸気は空気より重いので、火災、爆発の危険性が高い。」

アクリルニトリルも性状の問題では催涙性という語は見られないようですが、毒性の問題では見られます。また、アクリルニトリルは有機シアン化合物であることを記憶しておいてください。

6 ホルマリン ※ホルムアルデヒド（HCHO）の水溶液　重要度 ★★

「無色またはほとんど無色透明な催涙性液体で、刺激臭がある。低温ではパラホルムアルデヒドとなり析出するので、混濁することがある。空気中の酸素によって一部酸化され、蟻酸が生じる。中性または弱酸性の反応を呈し、水、アルコールによく混和するが、エーテルには混和しない。」

ホルマリンの性状での出題では、催涙性という語がある場合とない場合が見られるようで、この点は注意しなければいけません。しかし、通常の毒物劇物は冷暗所保存ですが、ホルマリンは寒冷にあうと混濁するので、常温で保存するところが大きな特徴なので、これを覚えておいておけば、催涙性という語が記載されていてもいなくても、判断に迷うようなことはないと思います。

Check!

3-7 潮解性

潮解性を持つ毒物劇物を知っておけば、それだけで答えを特定することもできますが、潮解性のある毒物劇物は意外にたくさんあるので、出題頻度が高いものを見ていきましょう。

1 潮解性とは

潮解性とは、固体が空気中の水分（湿気）を吸収し、その吸収した水に自らが溶けてしまうことをいいます。単に空気中の水分（湿気）を吸収する性質を吸水性（吸湿性）といいますが、吸水性は固体だけでなく液体の場合にも使われます。しかし、潮解性はその定義からもわかる通り、固体の物質のみで起こります。また、潮解性があるということは、その物質が水に溶けやすい固体であることを意味しています。潮解性のある毒物劇物は、この節のもの以外にもたくさんありますが、全部覚えていてはきりがありません。試験に合格するためには、潮解性を示す次の代表的な毒物劇物を覚えてください。

2 水酸化ナトリウム（苛性ソーダ）（NaOH） 重要度 ★★★

「白色、結晶性の硬い塊で、繊維状結晶様の破砕面を現す。水と炭酸ガスを吸収する性質が強く、空気中に放置すると潮解して、徐々に炭酸ナトリウムの皮層を生ずる。水に溶けやすく、水溶液はアルカリ性反応を呈する。」

水酸化ナトリウムは潮解する劇物ですが、それと同時に空気中の炭酸ガス（二酸化炭素）と反応して、その表面に炭酸ナトリウムの皮層を生じます。この炭酸ガスとの反応は、潮解とは直接関係がありません。水酸化ナトリウムは最もよく出題される潮解性物質ですから、しっかり覚えておきましょう。

3 水酸化カリウム（苛性カリ）（KOH） 重要度 ★★

「白色の固体で、苛性ソーダによく似ている。水、アルコールには熱を発して溶けるが、アンモニア水には溶けない。空気中に放置すると、水分と二酸化炭素を吸収して潮解する。」

水酸化カリウムは、水酸化ナトリウムと同様に潮解する劇物です。

シアン化カリウム（青酸カリ、青化カリ）（KCN）

重要度 ★★★

「白色等軸晶の塊片、あるいは粉末。充分に乾燥したものは無臭であるが、空気中では湿気を吸収し、かつ、空気中の炭酸ガス（二酸化炭素）と作用して、有毒な青酸臭を放つ。また、酸と反応すると、有毒かつ引火性のシアン化水素（青酸ガス）を発生する。アルコールにはごくわずかに溶け、水には容易に溶解して、強アルカリ性を呈する。」

シアン化カリウムは空気中で湿気を吸収し、水には容易に溶解することからも推測できる通り、潮解性の毒物です。潮解性とは直接表現されていませんが、シアン化カリウムはよく出題される潮解性物質ですから、覚えておきましょう。

5 シアン化ナトリウム（青酸ソーダ、青化ソーダ）（NaCN）

重要度 ★★

「白色の粉末、粒状またはタブレット状の固体。酸と反応すると、有毒かつ引火性のシアン化水素（青酸ガス）を発生する。水に溶けやすく、水溶液は強アルカリ性を呈する。」

シアン化ナトリウムはシアン化カリウムと性質が類似している毒物で、文章からは直接わかりませんが、潮解性があります。

6 トリクロル酢酸（トリクロロ酢酸）（CCl_3COOH）

重要度 ★★

「無色の斜方六面形結晶で、潮解性があり、微弱の刺激性臭気を有する。水に極めて溶けやすく、エタノール、エーテルに溶ける。水溶液は強酸性を呈する。皮膚、粘膜を腐食する性質を有する。」

酢酸は液体ですから、トリクロル酢酸も液体ではないか、と思いがちですが、トリクロル酢酸は固体の劇物です。トリクロル酢酸はモノクロル酢酸（クロロ酢酸）（$CH_2ClCOOH$）と同様に潮解性がありますが、ジクロル酢酸（ジクロロ酢酸）（$CHCl_2COOH$）は液体なので、潮解性はありません。

7 モノクロル酢酸（クロロ酢酸）($CH_2ClCOOH$) 重要度 ★

「無色、潮解性の単斜晶系結晶で、水によく溶ける。アルコール、ベンゼンに溶ける。」

トリクロル酢酸と同様に固体の劇物です。

8 酢酸タリウム (CH_3COOTl) 重要度 ★

「無色の結晶、湿った空気中で潮解する。水及び有機溶媒に容易に溶ける。」

酢酸タリウムは、潮解性があることを覚えておいてください。また、用途としては、酢酸タリウム (CH_3COOTl) は硫酸タリウム (Tl_2SO_4) とともに殺鼠剤として使われます。ちなみに硫酸タリウムは無色結晶、潮解性はありません。

9 重クロム酸ナトリウム（重クロム酸ソーダ）($Na_2Cr_2O_7 \cdot 2H_2O$) 重要度 ★

「橙色結晶で、潮解性がある。水に極めて溶けやすい。」

重クロム酸ナトリウムは潮解性がありますが、重クロム酸カリウム ($K_2Cr_2O_7$)、重クロム酸アンモニウム［$(NH_4)_2Cr_2O_7$］は潮解性がありません。また、クロム酸ナトリウム ($Na_2CrO_4 \cdot 10H_2O$) は黄色結晶で、こちらは潮解性があります。注意しましょう。

10 無水クロム酸［三酸化クロム、酸化クロム（VI）］(CrO_3) 重要度 ★★

「暗赤色針状結晶、潮解性があり、水に易溶。極めて強い酸化剤である。」

無水クロム酸はクロム化合物で、意外に出題される劇物です。しっかりおさえておきましょう。

3 毒物劇物の性状

11 塩素酸ナトリウム（塩素酸ソーダ）($NaClO_3$)　重要度 ★

「無色無臭の正方単斜状結晶で、水に溶けやすく、空気中の水分を吸ってベトベトに潮解するので、普通は溶液として使われる。強い酸化剤で、有機物、硫黄、金属粉などの可燃物が混在すると、加熱、摩擦または衝撃により爆発する。加熱により分解して、酸素を放出する。強酸と作用して、爆発性で有毒な二酸化塩素（ClO_2）を放出する。」

塩素酸ナトリウムは非常に潮解しやすい劇物ですが、塩素酸カリウムや亜塩素酸ナトリウムは潮解性がありません。注意しましょう。

12 塩化亜鉛（$ZnCl_2$）　重要度 ★

「白色または無色の結晶で、空気に触れると水分を吸収して潮解する。水に極めて溶けやすい。」

塩化亜鉛は劇物で、潮解性があります。脱水剤、木材防腐剤、活性炭の製造、乾電池材料、脱臭剤、染料安定剤などに利用され、鑑別法は、硝酸銀（$AgNO_3$）を加えると、塩化銀（AgCl）の白色沈殿が生ずるというものです。まれに出題されているので、覚えておきましょう。

Check! 

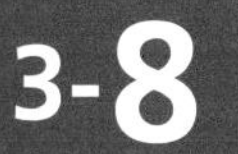

3-8 風解性（風化）

風化する毒物劇物で試験によく出題されるのは、三劇物だけです。風解性（風化）とは、どのような性質かということも含めて、確実に覚えておきましょう。

3 毒物劇物の性状

1 風解性（風化）

風解（風化）とは、結晶水をもつ結晶（水和物）が空気中でその水分を失うことをいいます。ここからもわかる通り、固体の物質でのみ起こる現象です。

2 硫酸銅［硫酸第二銅、硫酸銅（II）、胆礬（たんばん）］（$CuSO_4 \cdot 5H_2O$）

重要度 ★★★

「濃い藍色（青色）の結晶で、風解性がある。150℃で結晶水を失って、白色の粉末となる。水に溶けやすく、水溶液は青色リトマス紙を赤変する。メタノールに可溶。」

硫酸銅は結晶の色が特徴的な劇物で、風解性があり、風解することによって結晶水を失い、無水硫酸銅（$CuSO_4$）の白色粉末になります。風解により、青色結晶から白色粉末へと色調が大きく変化しますから、風解性の物質として最も出題される可能性が高いです。

3 蓚酸（しゅうさん）［$(COOH)_2 \cdot 2H_2O$］

重要度 ★★★

「2モルの結晶水を有する無色の稜柱状結晶で、乾燥空気中で風化する。注意して加熱すると昇華するが、急に加熱すると分解する。水に溶けやすい。」

2モルの結晶水を有していて、風解すると出題されたら、蓚酸です。蓚酸は性状、毒性・解毒剤、用途と幅広く出題されている重要な劇物です。

4 硫酸亜鉛（皓礬（こうばん））（$ZnSO_4 \cdot 7H_2O$）

重要度 ★

「白色結晶で水に溶けやすく、グリセリンに可溶。風解性がある。」

硫酸亜鉛は7モルの結晶水を有しているものが一般的で、風解性があることを覚えておきましょう。

Check!   

3-9 引火性

引火性物質は燃えやすい物質です。ここでは、燃焼しやすい毒物劇物にはどんなものがあるかを見ていきます。特に引火性液体はよく出題されるので、代表的なものを覚えていきましょう。

1 引火性、可燃性について

燃焼とは熱と光を伴う酸化反応をいい、引火性、可燃性は燃焼と関連があります。液体の場合、21℃未満の液温で引火する液体を引火性液体、21℃以上で引火する液体を可燃性液体とする考え方があります。固体についても液体と同様に考えられますが、その物質が塊状か粉末状かによって燃焼性がかわるので注意が必要です。

また、引火点とは空気中で物質を加熱しながら火源を近づけ、燃え出すのに十分な可燃性蒸気を発生する最低の温度(物質の温度)をいいます。つまり、引火点が低いとは、それだけ引火の危険性が高いことを意味しています。燃えやすいものとして試験に出題されるのも、やはり、引火性物質、特に引火性液体が多いといえます。以下に代表的な引火性液体を挙げていきます。

2 二硫化炭素(CS_2) 重要度 ★★

「純品は無色透明麻酔性芳香のある液体であるが、市販品は普通、不快な臭気を持っている。非常に揮発しやすく、その蒸気は有毒で、引火点は約－30℃と引火性が高い。」

二硫化炭素は揮発性と引火性が非常に高い劇物です。その蒸気は空気よりも重く、毒性が高く、燃焼しても有毒ガスが発生します。比重は1.26と水よりも大きく、水に溶けないので、貯蔵法では水を加えて揮発するのを防いだり、漏洩時の措置では液を水で覆います。

3 メチルエチルケトン($CH_3COC_2H_5$) 重要度 ★

「無色の液体でアセトン様の臭いがある。蒸気は空気より重く、引火性が高い。アルコール、エーテルなどにはよく溶け、水にはわずかに溶ける。」

引火点－7℃と引火性が高い物質です。

4 トルエン（$C_6H_5CH_3$）　重要度 ★★

「無色透明でベンゼン臭を有する可燃性液体。蒸気は空気より重く、引火しやすい。水に不溶、エタノール、ベンゼン、エーテルに可溶である。」

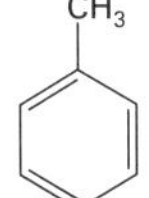

トルエンは劇物で、代表的な有機溶剤です。引火点は約5℃と引火しやすいですが、可燃性のベンゼン臭を有する液体という記述だけで、引火性があることが記述されていない問題を時々見かけます。

5 酢酸エチル（$CH_3COOC_2H_5$）　重要度 ★★★

「強い果実様の香気がある可燃性無色の液体である。蒸気は空気より重く、引火しやすい。」

引火点は約－4℃、果実様の芳香があることを覚えておきましょう。

6 メタノール（CH_3OH）　重要度 ★★

「無色透明で動揺しやすい揮発性の液体で、エチルアルコールに似た特異な香気がある。蒸気は空気より重く、火をつけると容易に燃える。水によく溶け、多くの有機溶剤にもよく溶ける。」

引火点は約11℃ですが、問題に引火性と書いていない場合も見受けられます。

7 アクロレイン（$CH_2=CHCHO$）　重要度 ★

「無色または淡黄色の液体で、刺激臭がある。揮発性が強く、引火性である(引火点－17.8℃)。熱または炎にさらしたときは分解して、毒性の高い煙を発生するから危険である。極めて反応性に富み、特にアルカリ性物質が混入すると激しい重合反応を起こす。」

引火点は約－18℃で、燃焼時には毒性の高い煙が発生します。

8 アクリルニトリル（$CH_2=CHCN$）　重要度 ★

「無臭または微刺激臭で無色透明の蒸発しやすい液体である。引火点は－1℃、揮発しやすく、その蒸気は空気より重いので、火災、爆発の危険性が高い。」

有機シアン化合物で、引火点は約－1℃です。

Check!  

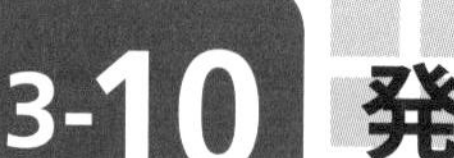

3-10 発火性

発火の危険性が高い毒物劇物についてはいくつかあります。ここでは政令で指定されている発火性の毒物劇物のナトリウムとその他、発火の危険性が高い代表的な毒物劇物を見ていきます。

1 発火性

発火は加熱や熱の蓄積などにより、火源がなくても燃焼する性質です。酸化熱の蓄積や反応熱の蓄積などにより発熱して、常温で火源がなくても燃焼することを自然発火といいます。発火する温度、つまり発火点が低い物質ほど、危険性が高いということになりますが、発火点とは空気中で可燃性物質を加熱したときに火源を近づけなくても燃焼する最低の温度（物質の温度）をいいます。

2 ナトリウム（金属ナトリウム）（Na） 重要度 ★★★

「銀白色の金属光沢を持つ、常温ではロウのような硬度の軟らかい金属である。空気中では容易に酸化され、水に入れると浮かび上がり、水と激しく反応して、水酸化ナトリウムと水素が発生し、その反応熱で水素が発火する。」

ナトリウムは発火性のある劇物として政令で指定されています。

3 カリウム（金属カリウム）（K） 重要度 ★

「銀白色の金属光沢を持つ、常温ではロウのような硬度の軟らかい金属で、低温ではもろい。空気中では酸化され、速やかに光沢を失い、ときに発火することもある。水と激しく反応して、水酸化カリウムと水素が発生し、その反応熱で水素が発火する。」

4 黄燐（P_4） 重要度 ★★★

「白色または淡黄色のろう様半透明の結晶性固体で、ニンニク臭がある。空気中では非常に酸化されやすく、放置すると50℃で発火、燃焼し、有毒な強い刺激臭のある煙霧（五酸化燐、三酸化燐）を発生する。水にはほとんど溶けないが、アルカリ水溶液と反応して、自然発火性の有毒なホスフィン（燐化水素、毒物）（PH_3）を発生する。」

黄燐は非常に酸化されやすい毒物で、酸化熱を蓄積して、発火します。そのため、空気中では保存できず、水にはほとんど溶けないため、水中保存します。

5 過酸化ナトリウム（Na_2O_2） 重要度 ★

「純品は白色であるが、市販品は淡黄色の粒状である。水とは激しく反応して発熱しながら酸素を発生し、水酸化ナトリウムの生成により、その液性は強アルカリ性を示す。不燃性であるが、有機物や硫黄などに触れて水分を吸うと、自然発火する。また、乾燥状態で炭素に触れると、容易に発火する。」

過酸化ナトリウムは不燃性ですが、不純物の混入で発火の危険性が増します。

6 ジボラン（B_2H_6） 重要度 ★

「無色のビタミン臭のある可燃性気体。37 ～ 52℃で自然発火する。水により速やかに分解して、硼酸と水素を発生する。」

ジボランは毒物で、自然発火します。

7 三硫化燐（三硫化四燐）（P_4S_3） 重要度 ★

「黄色または淡黄色の斜方晶系針状結晶あるいは結晶性の粉末で、発火しやすい。」

三硫化燐が硫化燐マッチの製造にも用いられることから、発火の危険性があることを推測できるようにしておきましょう。五硫化燐も同様に発火の危険性があります。

8 ヒドラジン（NH_2NH_2） 重要度 ★

「無色透明油状で、アンモニアに似た臭いの液体である。空気中で発煙し、52℃で発火する。強い還元剤である。」

ヒドラジンはアンモニア（NH_3）に似た臭気の毒物ですが、発火しやすく、ロケット燃料にも使われます。強い還元剤であることも覚えておきましょう。

Check!   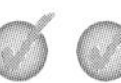

3-11 爆発性

爆発性のある毒物劇物について、ここでは政令で指定されている爆発性の毒物劇物を見ていきます。

1 爆発性

爆発とは燃焼が瞬間的で、圧力を伴う燃焼をいいます。「塩素酸塩類及びこれを35%以上含有する製剤」、「亜塩素酸ナトリウム及びこれを30%以上含有する製剤」、「ピクリン酸」の3つは、爆発性のある劇物として政令で指定されています。

2 塩素酸カリウム（塩素酸カリ）（$KClO_3$） 重要度 ★★

「無色無臭の単斜晶系板状結晶で、水にやや溶けやすく、強い酸化剤である。有機物、硫黄、金属粉等が混在すると、加熱、摩擦または衝撃により爆発する。加熱により分解して、酸素を放出する。強酸と反応して、爆発性で有毒な二酸化塩素（ClO_2）を発生する。」

塩素酸カリウムは劇物で、代表的な爆発性物質なので、記憶しておいてください。

3 塩素酸ナトリウム（塩素酸ソーダ）（$NaClO_3$） 重要度 ★

「無色無臭の正方単斜状結晶で、水に溶けやすく、空気中の水分を吸ってベトベトに潮解するので、普通は溶液として使われる。強い酸化剤で、有機物、硫黄、金属粉などの可燃物が混在すると、加熱、摩擦または衝撃により爆発する。加熱により分解して、酸素を放出する。強酸と作用して、爆発性で有毒な二酸化塩素（ClO_2）を放出する。」

塩素酸ナトリウムは普通、溶液として使われるくらい潮解性が高いですが、塩素酸カリウムや亜塩素酸ナトリウムは潮解性がありませんので、注意しましょう。

4 亜塩素酸ナトリウム（亜塩素酸ソーダ）($NaClO_2$) 重要度 ★

「白色の粉末で水に溶けやすい。強力な酸化剤で、その酸化力はさらし粉の4～5倍である。加熱、摩擦または衝撃により爆発的に分解する。加熱により分解して、酸素を放出する。強酸と作用して、爆発性で有毒な二酸化塩素(ClO_2)を放出する。」

亜塩素酸ナトリウムは塩素酸カリウムと似た性状を有しています。出題はほとんどありませんが、塩素酸塩類と似た性質を持っていることを記憶しておきましょう。

5 ピクリン酸（2,4,6－トリニトロフェノール）[$C_6H_2(OH)(NO_2)_3$] 重要度 ★★

「淡黄色の光沢ある小葉状あるいは針状結晶で、純品は無臭であるが普通品はかすかにニトロベンゾールの臭気を持ち、苦味がある。冷水には溶けにくいが、熱湯、アルコール、エーテル、ベンゼン、クロロホルムには溶ける。徐々に熱すると昇華するが、急熱あるいは衝撃により爆発する。」

爆薬として使われる物質はニトロ基を多数有しております。ピクリン酸はニトロ基が3個あるので、その塩類は爆薬として用いられます。そこからも、急熱あるいは衝撃により爆発するのもうなずけます。

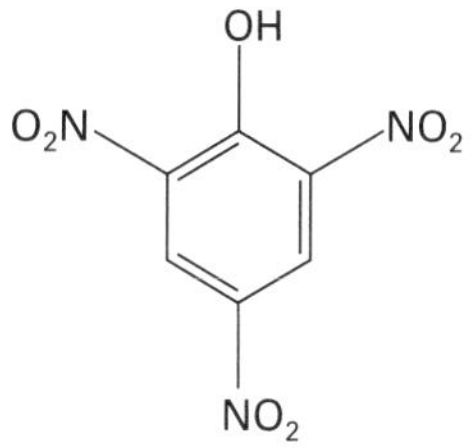

Check!   

3-12 不燃性

不燃性とは継続して燃焼しない性質、不燃性物質は燃焼しない、または燃焼しづらい物質をさします。ここでは、代表的な不燃性の毒物劇物にはどんなものがあるのかを見ていきましょう。

1 不燃性

不燃性とは、継続して燃焼しない性質をいい、その性質を持った物質を不燃性物質といいます。つまり、燃えづらい物質です。その代表はハロゲンとハロゲン化合物で、毒物劇物に指定されているハロゲンはいずれも不燃性で、有機ハロゲン化合物は燃えづらいものが多いです。

2 液化塩素（Cl_2） 重要度 ★★

「橙黄色の液体で、空気中に放出されると直ちに気化して、黄緑色の塩素ガスになる。激しい刺激臭があり、水にわずかに溶ける。」

（液化）塩素はハロゲンに分類されます。問題文に記述されているとは限りませんが、不燃性です。刺激性、腐食性もあることを覚えておきましょう。

3 臭素（Br_2） 重要度 ★★★

「刺激性の臭気を放って揮発する赤褐色の重い液体で、引火性、燃焼性はないが、強い腐食作用を有する。濃塩酸にあうと高熱を発し、また、干し草や繊維類のような有機物と接触すると発火することがある。その蒸気は空気より重い。」

臭素もハロゲンに分類されます。不燃性であると同時に刺激性、腐食性です。

4 沃素（I_2） 重要度 ★★

「黒灰色、金属様の光沢がある稜板状結晶で、熱すると紫菫色蒸気を発生するが、常温でも多少不快な臭気をもつ蒸気を放って揮散する。」

沃素もハロゲンです。問題文に記述されているのを見かけたことはありませんが、不燃性です。

5 弗化水素酸（HFの水溶液） 重要度 ★★★

「弗化水素の水溶液で、無色またはわずかに着色した透明の液体。特有の刺激臭があり、不燃性で、濃厚な溶液は空気中で白煙を生じる。大部分の金属、ガラスなどを腐食する。」

不燃性、刺激性で、「ガラスを腐食する」のが弗化水素酸の重要なキーワードですので、しっかり覚えておきましょう。弗化水素酸は腐食性が強く、反応性が高いですが、酸としての強さは弱酸です。

6 液化塩化水素（HCl） 重要度 ★

「不燃性の液化ガスで激しい刺激臭がある。ガスは空気より重く、水や湿気と作用すると塩酸ミストとなり、強い腐食性を示す。」

ハロゲン化水素です。塩酸（塩化水素の水溶液）と同様の危険性があります。

7 四塩化炭素（CCl_4） 重要度 ★★

「揮発性、麻酔性芳香を有する無色の重い液体である。不燃性であるが、さらに揮発して重い蒸気となり、火炎を包んで空気を遮断するので、強い消火力を示す。強酸と混合するとホスゲンを生じ、空気、湿気などにより、常温でも徐々に分解して、塩素、塩化水素などを生じる。」

炭素鎖が短く、1分子内に塩素を4つも持っていることや強い消火力を示すことから、不燃性であることがわかります。また、クロロホルムと化学式が似ているので、性状も非常に似ていることを感じ取ってください。

8 クロロホルム（$CHCl_3$） 重要度 ★★★

「無色、揮発性の液体で、特異の香気とかすかな甘味を有する。純品は空気に触れ、同時に日光の作用を受けると分解して、塩素、塩化水素、ホスゲン、四塩化炭素を生ずるが、少量のアルコールを含有させると分解を防ぐことができる。」

炭素鎖が短く、1分子内に塩素を3つも持っていることから、不燃性であることは容易に推測できます。非常に出題されやすい毒物劇物です。

Check!   

3-13 金属

毒物劇物の中には金属もあり、その性状は特徴的です。出題頻度が高いものもありますので、しっかり覚えておきましょう。

1 液状金属　重要度 ★★

常温でただ1つの液状金属は、水銀です。

水銀（Hg）
「常温で唯一の液状金属である。銀白色、金属光沢を有する重い液体で比重は13.6、水にはほとんど溶けず、硝酸には溶けるが、塩酸には溶けない。多くの金属とアマルガムをつくるが、鉄、コバルト、ニッケルなどとはつくらない。」

水銀は毒物、単体としては常温で唯一の液状金属で、比重が10を超えるくらい重いです。アマルガムとは、水銀と他金属との合金の総称です。

2 アルカリ金属　重要度 ★★★

ナトリウム、カリウムとその合金は、水と激しく反応する金属です。

ナトリウム（金属ナトリウム）（Na）
「銀白色の金属光沢を持つ、常温ではロウのような硬度の軟らかい金属である。空気中では容易に酸化される。水に入れると浮かび上がり、水と激しく反応して、水酸化ナトリウムと水素が発生し、その反応熱で水素が発火する。」

ナトリウムは空気中では酸化されやすく、水とは激しく反応するので、石油中に保存します。カリウムはナトリウムと似ていますが、反応性はカリウムの方が高いです。

カリウムナトリウム合金（ナック）
「金属光沢を有する銀白色の液体で、カリウム含量が44％または78％の二種類がある。水と激しく反応して、水酸化カリウム、水酸化ナトリウム、水素が発生し、反応熱により水素が発火する。カリウム、ナトリウムより反応性に富む。」

ナトリウムとカリウムの合金ですから、同様の性質を持っていることをイメージできるようにしましょう。しかし、ナトリウム、カリウムと違って液体であることに注意しましょう。

Check!

3-14 酸化剤と還元剤

酸化剤であることも毒物劇物取扱者試験では、物質を特定する手がかりになります。廃棄法との関連もあるので、関連づけて記憶する手がかりになります。還元剤はあまり出題されることはありません。

1 酸化剤 重要度 ★★★

酸化とは、酸素と化合すること、水素を失うこと、電子を失うことをいいます。酸化剤は相手を酸化する性質を持った物質で、自らは還元します。ここからわかるように、酸化と還元は常に同時に起こります。

重クロム酸カリウム(重クロム酸カリ)($K_2Cr_2O_7$)

「橙赤色の柱状結晶で、水に溶けやすく、アルコールには溶けない。強力な酸化剤である。」

重クロム酸カリウムは「橙赤色の結晶」がキーワードですが、「強力な酸化剤」であることも覚えておいてください。重クロム酸塩の廃棄方法は還元沈殿法ですから、強力な酸化剤である重クロム酸カリウムを還元して処理します。

無水クロム酸[三酸化クロム、酸化クロム(VI)](CrO_3)

「暗赤色針状結晶、潮解性があり、水に易溶。極めて強い酸化剤である。」

無水クロム酸は、重クロム酸カリウムと同じクロム(Cr)化合物の劇物です。結晶の色と「強力な酸化剤」であることを記憶しておきましょう。廃棄法のところで触れますが、こちらも還元沈殿法で処理します。

硝酸銀($AgNO_3$)

「無色透明結晶で、光によって黒変する。強力な酸化剤であり、腐食性がある。水に極めて溶けやすく、アセトン、グリセリンに可溶。」

硝酸銀($AgNO_3$)は光によって黒変しますが、こちらも「強力な酸化剤」であることを覚えておきましょう。廃棄法のところでも触れますが、硝酸銀の廃棄方法の1つは還元焙焼法です。このように酸化剤であるという性状と廃棄方法が結びつくことを意識していてください。

塩素酸カリウム（塩素酸カリ）（$KClO_3$）
「無色無臭の単斜晶系板状結晶で、水にやや溶けやすく、強い酸化剤である。有機物、硫黄、金属粉等が混在すると、加熱、摩擦または衝撃により爆発する。加熱により分解して、酸素を放出する。強酸と反応して、爆発性で有毒な二酸化塩素（ClO_2）を発生する。」

試験問題を見てみると、塩素酸カリウムは酸化剤であるという記述が必ずしもあるとは限りませんが、酸化剤であることを記憶しておいてください。

2 還元剤　重要度 ★

還元剤は次の3つの劇物だけでいいですから、覚えておいてください。還元とは酸化の逆で、酸素を失うこと、水素をもらうこと、電子をもらうことをいいます。還元剤は相手を還元する性質を持った物質で、自らは酸化します。

蟻酸（ぎさん）（HCOOH）
「無色で刺激性の液体で、腐食性が強く、還元性が強い。水、アルコール、エーテルに可溶。」

ヒドラジン（NH_2NH_2）
「無色透明油状で、アンモニアに似た臭いの液体である。空気中で発煙し、52℃で発火する。強い還元剤である。」

ヒドラジンはアンモニア（NH_3）に似た臭気の毒物ですが、強い還元性があります。また、発火しやすく、ロケット燃料にも使われます。

ヒドロキシルアミン（NH_2OH）
「無色、針状の吸湿性結晶で、その水溶液は強いアルカリ性を呈する。酸と作用して塩をつくり、強力な還元作用を呈する。常温では不安定で、約130℃に熱すると爆発する。普通、塩酸塩として販売されている。」

ヒドロキシルアミンの塩酸塩は、塩酸ヒドロキシルアミン（$NH_2OH \cdot HCl$）といい、還元剤、有機合成、写真現像薬などに使われます。

3-15 その他の特徴的な性状

その他、毒物劇物取扱者試験に出題される可能性のある、ここまでで紹介できなかった特徴的な性状を紹介していきます。出題頻度が高いものもあるので、しっかりチェックしてください。

1 過酸化水素水（H_2O_2の水溶液） 重要度 ★★

過酸化水素水は酸化剤であり、還元剤でもあります。

「無色透明の濃厚な液体で、強く冷却すると稜柱状の結晶になる。常温でも徐々に酸素と水に分解するが、微量の不純物が混入したり、加熱したりすると爆鳴を発して急に分解する。不安定な化合物で、特にアルカリの存在するときはその分解作用が極めて著しいので、普通、安定剤として種々の酸類または塩酸を添加して貯蔵する。強い酸化力と還元力を併有している。」

「強い酸化力と還元力を併有している」が、キーワードの1つです。

2 硝酸（HNO_3） 重要度 ★★

硝酸は多くの金属を溶解します。

「純品は無色透明な液体で、息が詰まるような特有な刺激臭を有する。腐食性が激しく、空気に接すると刺激性白煙を発する。水を吸収する性質が強く、その際に発熱する。金、白金その他白金族の金属を除く諸金属を溶解する。工業用のものは黄色ないし赤褐色を呈している。」

金、白金その他白金族の金属を除く諸金属を溶解します。

3 硫酸（H_2SO_4） 重要度 ★★★

硫酸は猛烈に水を吸収します。

「無臭で無色透明油状の液体だが、粗製品は微かに褐色を帯びていることがある。濃硫酸は猛烈に水を吸収するが、水と接触して激しく発熱する。」

硫酸は強酸ですが、臭気はありません。「猛烈に水を吸収する」という部分が大切なキーワードで、このような性質があるため、乾燥剤にも使われます。また、水に触れると発熱することも記憶しておいてください。

4 ブロムメチル（臭化メチル）(CH_3Br)　重要度 ★★

ブロムメチルは、圧縮冷却すると液化しやすい気体です。

「常温では気体であるが、圧縮冷却すると液化しやすく、わずかに甘いクロロホルムに類する臭気があり、ガスは空気の3.27倍である。液化したものは無色または淡黄緑色透明で揮発性があり、流動しやすい。」

ブロムメチルは有機ハロゲン化合物で、気体の劇物です。「圧縮冷却すると液化しやすい」がキーワードです。これは貯蔵法とも関連しますので、しっかりおさえておきたいところです。また、ブロムメチルは常温で気体ですが、ブロムエチル(C_2H_5Br)は液体です。

5 キシレン［$C_6H_4(CH_3)_2$］　重要度 ★

重質な液体は、キシレンです。

「重質無色透明の液体で、芳香族炭化水素特有の臭いがある。蒸気は空気より重く、引火しやすい。」

重質という語がキシレンのキーワードです。これが出題されたら、キシレンを選択肢から探しましょう。また、引火点は異性体により多少違いますが27～32℃で、常温よりは高い温度ですが、引火しやすい液体です。

オルト、メタ、パラの三異性体がありますが、異性体があるという記述は、試験で見かけたことがありません。三異性体はいずれも液体で、一般には混合キシレンが多いからのようです。

6 クレゾール［$C_6H_4(OH)CH_3$］　重要度 ★

三異性体があると問われたら、おそらくクレゾールです。

「オルト、メタ、パラの三異性体があり、工業的にはこれらの混合物を指す。オルトまたはパラ異性体は無色の結晶であるが、メタ異性体は無色ないし淡褐色の液体である。フェノール様の臭いがあり、蒸気は空気より重い。アルコール、エーテル、クロロホルムに可溶、水にわずかに溶け、混濁を与える。」

三異性体があるとされたら、トルイジンの可能性もありますが、おそらくクレゾールです。フェノール臭という記述が問題文にないこともありますが、臭気とあわせて覚えておいてください。

CH_3 / OH	CH_3 / OH	CH_3 / OH
o−クレゾール （オルト - クレゾール）	*m*−クレゾール （メタ - クレゾール）	*p*−クレゾール （パラ - クレゾール）

7　ニッケルカルボニル [Ni (CO)$_4$]

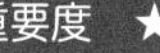

ニッケルカルボニルは液体です。

> 「常温で流動性の無色揮発性液体で、発火性があり、急に熱すると爆発する。ハロゲンとは反応しやすく、硝酸、硫酸などにより爆発的に分解する。」

有機ニッケル化合物で、液体の毒物です。ガソリンのアンチノック剤に使われます。

8　エチレンオキシド（酸化エチレン）(C_2H_4O)　重要度 ★

エチレンオキシドは、可燃性ガスです。

> 「エーテル臭、無色のガス。可燃性ガスで、蒸気は空気より重く、反応性に富む。

エチレンオキシドは燻蒸消毒や殺菌剤として使用されるガスですが、可燃性なので、取扱いは注意が必要です。

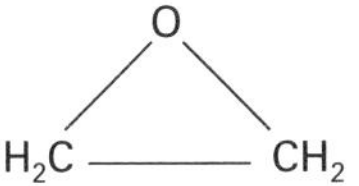

章末問題

▶問題1

次の文は薬物の性状に関する記述である。適切な薬物を選びなさい。

①白色または淡黄色のろう様半透明の結晶性固体で、ニンニク臭がある。空気中では非常に酸化されやすく、放置すると50℃で発火する。
②無色透明の濃厚な液体で、常温でも徐々に酸素と水に分解するが、もし微量の不純物が混入したり、加熱したりすると急に分解する。アルカリ存在下ではその分解作用が極めて著しいので、ふつう安定剤として種々の酸類を添加して貯蔵する。強い酸化力と還元力を併有している。
③銀白色の光輝をもつ金属である。常温ではロウのような硬度をもっており、空気中では容易に酸化される。冷水中に投げ入れると浮かび上がり、すぐに爆発的に発火する。
④刺激性の臭気をはなって揮発する赤褐色の重い液体。引火性、燃焼性はないが、強い腐食作用をもち、濃塩酸にあうと高熱を発し、また、干し草や繊維類のような有機物と接触すると火を発することがある。
⑤無色または微黄色の吸湿性の液体で、強い苦扁桃様の香気をもち、光線を屈折する。水にはわずかに溶け、その溶液は甘味を有する。アルコールには容易に溶ける。

a) 臭素　b) 黄燐　c) ナトリウム　d) 過酸化水素水　e) ニトロベンゼン

▶問題2

次の文は薬物の性状に関する記述である。適切な薬物を選びなさい。

①酢酸に似た刺激臭のある液体である。
②重質無色透明の液体で芳香族炭化水素特有の臭いがある。
③白色粉末で非常に水を吸いやすく、空気中の水分を吸って次第に青色になる。
④暗赤色針状結晶、潮解性があり、水に易溶。極めて強い酸化剤である。
⑤純品は無色、無臭で刺激性の味を有する油状液体であるが、空気中では速やかに褐変する。

a) 無水硫酸銅　b) 無水クロム酸　c) アクリル酸　d) キシレン　e) ニコチン

▶問題3

次の文は薬物の性状に関する記述である。適切な薬物を選びなさい。

①純品は無色の揮発性液体であるが、特殊の臭気があり、比較的不安定で、日光によって徐々に分解、白濁する。引火性であり、金属に対して腐食性もある。
②無色、揮発性液体で、特異の香気とかすかな甘味を有する。純品は空気に触れ、同時に日光の作用を受けると分解して、塩素、塩化水素、ホスゲン、四塩化炭素を生ずるが、少量のアルコールを含有させると分解を防ぐことができる。
③極めて純粋な水分を含まないものは無色の液体で、特有の臭気がある。腐食性が激しく、空気に接すると刺激性白煙を発し、水を吸収する性質が強い。工業用のものは黄色ないし赤褐色を呈しているものがある。
④無色または帯黄色の液体で刺激臭があり、引火性である。熱または炎にさらしたときは、分解して毒性の高い煙を発生するから危険である。
⑤本来は無色透明の麻酔性芳香をもつ液体であるが、普通市場にあるものは不快な臭気をもっている。有毒で、長く吸入すると麻酔をおこす。－20℃でも引火して燃焼する。硫黄、油脂などをよく溶解するので、溶媒として用いられる。

a) 硝酸　b) 二硫化炭素　c) 四エチル鉛　d) アクロレイン　e) クロロホルム

▶問題4

次の文は薬物の性状に関する記述である。適切な薬物を選びなさい。

①白色等軸晶の塊片あるいは粉末。十分に乾燥したものは無臭であるが、空気中では湿気を吸収し、かつ炭酸ガスと作用して有毒な青酸臭を放つ。
②純品は無色透明油状液体で、特有の臭気がある。空気に触れ赤褐色を呈する。
③強い果実様の香気がある可燃性無色の液体である。
④白色結晶性の固い塊で、繊維状結晶様の破砕面を現す。水と炭酸ガスを吸収する性質が強く、空気中で潮解して、徐々に炭酸ソーダの皮膜を生ずる。
⑤淡黄色の光沢ある小葉状あるいは針状結晶で、純品は無臭であるが、普通品はかすかにニトロベンゾールの臭気をもち、苦味がある。徐々に熱すると昇華するが、急熱あるいは衝撃により爆発する。

a) 酢酸エチル　b) シアン化カリウム　c) 水酸化ナトリウム
d) ピクリン酸　e) アニリン

問題5

✓ ✓ ✓

次の文は薬物の性状に関する記述である。適切な薬物を選びなさい。

①常温で液状のただ1つの金属。銀白色、金属光沢を有する重い液体で、比重は13.6。硝酸には溶け、塩酸には溶けない。
②無色透明の液体で、25%以上のものは湿った空気中で著しく発煙し、刺激臭がある。種々の金属を溶解し、水素を発生する。
③揮発性、麻酔性の芳香を有する無色の重い液体。不燃性であるが、さらに揮発して重い蒸気となり、火炎を包んで空気を遮断するので、強い消火力を示す。
④濃い藍色の結晶で、風解性がある。150℃で結晶水を失って、白色の粉末となる。水に溶けやすく、水溶液は青色リトマス試験紙を赤くする。
⑤黒灰色、金属様の光沢ある稜板状結晶。熱すると紫菫色蒸気を発生するが、常温でも多少不快な臭気をもつ蒸気をはなって揮散する。

a) 沃素　b) 水銀　c) 硫酸（第二）銅　d) 塩酸　e) 四塩化炭素

問題6

✓ ✓ ✓

次の文は薬物の性状に関する記述である。適切な薬物を選びなさい。

①無色またはわずかに着色した透明の不燃性液体。特有の刺激臭があり、濃厚なものは空気中で白煙を生じる。水に極めて溶けやすく、ガラスを腐食する。
②純品は無色油状液体であるが、市販品は普通、微黄色を呈している。催涙性があり、強い粘膜刺激臭を有する。熱には比較的不安定で、180℃以上に熱すると分解するが、引火性はない。酸・アルカリには安定で、金属腐食性が大きい。
③橙赤色の柱状結晶。水に易溶で、アルコールには不溶。強力な酸化剤である。
④無色、可燃性のベンゼン臭を有する液体。水に不溶、エタノール、ベンゼン、エーテルに可溶。
⑤無色の針状結晶あるいは白色の放射状結晶塊で、空気中で容易に赤変する。特異の臭気と灼くような味を有する。

a) 弗化水素酸　b) 重クロム酸カリウム　c) フェノール　d) トルエン
e) クロルピクリン

問題7

次の文は薬物の性状に関する記述である。適切な薬物を選びなさい。

①無色のアセチレンに似た、また、腐った魚の臭いのある気体である。水にわずかに溶け、酸素及びハロゲンと激しく結合する。
②常温においては窒息性臭気をもつ黄緑色気体。冷却すると黄色溶液を経て黄白色固体となる。
③2モルの結晶水を有する無色、稜柱状の結晶で、乾燥空気中で風化する。注意して加熱すると昇華するが、急に加熱すると分解する。
④無色またはほとんど無色透明の液体で、刺激性の臭気をもち、寒冷にあえば混濁することがある。空気中で一部酸化されて蟻酸を生ずる。中性または弱酸性の反応を呈し、水、アルコールによく混和するが、エーテルには混和しない。
⑤常温では気体であるが、圧縮冷却すると液化しやすく、クロロホルムに類する臭気があり、ガスは重く空気の3.27倍である。液化したものは無色透明で揮発性があり、流動しやすい。

a) 蓚酸　b) 塩素　c) ホスフィン　d) 臭化メチル　e) ホルマリン

問題8

次の文は薬物の性状に関する記述である。適切な薬物を選びなさい。

①純品は無色ないし淡黄色の液体であるが、普通は褐色の液体で、ニンニク臭を有する。アルカリ存在下で加水分解する。遅効性の殺虫剤として使用される。
②特有の刺激臭のある無色の気体で、圧縮することによって常温でも簡単に液化する。空気中では燃焼しないが、酸素中では黄色の炎をあげて燃焼する。
③無色透明結晶。光によって分解して黒変する。強力な酸化剤であり、腐食性がある。水に極めて溶けやすい。
④無色の斜方六面形結晶で、潮解性をもち、微弱の刺激性臭気を有する。水溶液は強酸性を呈する。皮膚、粘膜を腐食する性質を有する。
⑤無色透明、動揺しやすい揮発性の液体で、エチルアルコールに似た臭気をもち、火をつけると容易に燃える。

a) 硝酸銀　b) トリクロル酢酸　c) アンモニア　d) メタノール
e) パラチオン

▶問題9

✓ ✓ ✓

次の文は薬物の性状に関する記述である。適切な薬物を選びなさい。

①重い白色の粉末で吸湿性があり、からい味と酢酸の臭いとを有する。冷水にはたやすく溶けるが、有機溶媒には溶けない。
②無色のニンニク臭を有するガス体。水に溶けやすい。点火すれば無水亜砒酸の白色煙を放って燃える。
③オルト、メタ、パラの三異性体があり、工業的にはこれらの混合物をさす。オルトおよびパラ異性体は無色の結晶であるが、メタ異性体は無色ないし淡褐色の液体である。水にわずかに溶け、混濁を与える。
④重い粉末で黄色から赤色までの間の種々のものがある。水にはほとんど溶けないが、酸、アルカリにはよく溶ける。
⑤無色の液体で、アセトン様の芳香がある。引火性が大きい。

a) 水素化砒素　b) モノフルオール酢酸ナトリウム　c) メチルエチルケトン
d) 一酸化鉛　e) クレゾール

▶問題10

✓ ✓ ✓

次の文は薬物の性状に関する記述である。適切な薬物を選びなさい。

①無色で特異臭のある液体。水を含まない純粋なものは無色透明の液体で、青酸臭を帯び、点火すれば青紫色の炎を発し燃焼する。
②無色の単斜晶系板状の結晶で、水に溶けるがアルコールには溶けにくい。その溶液は中性を示す。燃えやすい物質と混合して摩擦すると激しく爆発する。
③無色または淡黄色、発煙性、刺激臭の液体。水と激しく反応し、硫酸と塩酸を生成する。
④無色透明、油様の液体であるが、粗製のものはしばしば有機質が混じてかすかに褐色を帯びていることがある。高濃度のものは猛烈に水を吸収する。
⑤暗赤色の光沢ある粉末で、水、アルコールに溶けないが、希酸にはホスフィンを出して溶解する。

a) 塩素酸カリウム　b) クロルスルホン酸　c) 燐化亜鉛
d) シアン化水素　e) 硫酸

解説と解答

▶問題1

aは液体、bは固体、cは固体、dは液体、eは液体です。

①ニンニク臭の固体で自然発火する危険性のあるのは、bの黄燐です。

②無色透明の液体で、常温でも酸素と水に分解するので安定剤として酸類を加えるのは、dの過酸化水素水です。また、酸化力と還元力を併有しています。

③ロウ様の軟らかい金属で、水と激しく反応するから、cのナトリウムです。

④刺激性の臭気がある赤褐色の重い液体ですから、aの臭素です。引火性、燃焼性がなく、強い腐食作用があることからもわかります。

⑤強い苦扁桃様の香気のある液体で、光線を屈折することから、eのニトロベンゼンです。

解答 ①b　②d　③c　④a　⑤e

▶問題2

aは固体、bは固体、cは液体、dは液体、eは液体です。

①cのアクリル酸で、その化学式は$CH_2=CHCOOH$です。酢酸（CH_3COOH）に似た刺激臭があるのもわかります。

②重質無色透明の液体ですから、dのキシレンです。

③白色の固体で水を吸って青色を呈することから、aの無水硫酸銅です。

④暗赤色固体で潮解性があり、極めて強い酸化剤であることから、bの無水クロム酸です。

⑤無色、無臭で刺激性の味を有する油状液体で、空気中では速やかに褐変することから、eのニコチンです。また、硫酸ニコチンは固体であることも覚えておきましょう。

解答 ①c　②d　③a　④b　⑤e

▶問題3

a～eのすべてが液体です。このようなケースはまれですが、こんなこともあるかもしれません。それでは見ていきましょう。

①日光によって徐々に分解、白濁する液体で、引火性があることから、cの四エチル鉛であることがわかります。

②空気と日光の作用により、塩素、塩化水素、ホスゲン、四塩化炭素を生ずることから塩素を含む薬物であることがわかります。また、特異の香気とかす

かな甘味を有する液体で、安定剤として少量のアルコールを加えることから、eのクロロホルムであることがわかります。
③極めて純粋なものは腐食性が激しく、空気に接すると刺激性白煙を発し、水を吸収する性質が強いから、aの硝酸です。また、工業用の硝酸はそれ自身が二酸化窒素 (NO_2) を含むので、黄色ないし赤褐色を呈しています。
④刺激臭のある引火性液体で、燃焼により有毒な一酸化炭素などを発生するので、dのアクロレインであることがわかります。
⑤蒸気が有毒で極めて揮発性、引火性が高いことから、bの二硫化炭素です。

解答 ①c　②e　③a　④d　⑤b

問題4

aは液体、bは固体、cは固体、dは固体、eは液体です。
①固体で、空気中では湿気を吸収し、かつ炭酸ガスと作用して有毒な青酸臭を放つことから、bのシアン化カリウムであることがわかります。
②無色透明な油状液体で空気に触れ赤褐色を呈するのは、eのアニリンです。
③強い果実様の香気がある可燃性液体は、aの酢酸エチルです。
④炭酸ガスにより徐々に炭酸ソーダの皮膜を生ずることから、これはナトリウムの化合物であることが推測でき、また白色固体で潮解性があるので、cの水酸化ナトリウムであることがわかります。
⑤淡黄色の固体で、普通品はかすかにニトロベンゾールの臭気を持つこと、急熱あるいは衝撃により爆発することから、dのピクリン酸であることがわかります。

解答 ①b　②e　③a　④c　⑤d

問題5

aは固体、bは液体、cは固体、dは液体、eは液体です。
①常温で唯一の液状金属は、bの水銀です。比重が13.6と非常に重いです。
②25%以上で著しく発煙し、刺激臭があり、種々の金属を溶解する液体であることから、発煙性の酸であることが推測できます。ちょっと細かいですが、「25%以上で著しく発煙」というのは塩酸の性状として特徴的な表現なので、dの塩酸であることがわかります。
③揮発性、麻酔性の重い液体であり、不燃性で強い消火力を示すことから、eの四塩化炭素であることがわかります。
④濃い藍色の固体で風解性があることから、cの硫酸銅であることがわかります。

⑤黒灰色、金属光沢のある固体で昇華することから、aの沃素であることがわかります。

解答 ①b　②d　③e　④c　⑤a

▶問題6

aは液体、bは固体、cは固体、dは液体、eは液体です。

①刺激臭があり、不燃性液体でガラスを腐食するので、aの弗化水素酸です。

②催涙性があるのはクロルピクリンです。微黄色の油状液体で、強い粘膜刺激臭があり、引火性がなく、金属腐食性が大きいことからも、eのクロルピクリンであることが推測できます。

③橙赤色固体で強力な酸化剤であることから、bの重クロム酸カリウムです。

④無色、可燃性のベンゼン臭を有する液体ですから、dのトルエンです。ベンゼン臭があるということはベンゼンに似た化学式をしており、構成元素が同じであることが推測できます。また、可燃性液体の中には引火性液体も含まれます。

⑤無色または白色の固体で、空気中で容易に赤変するので、cのフェノールです。「特異の臭気と灼くような味を有する」が特徴的なキーワードです。

解答 ①a　②e　③b　④d　⑤c

▶問題7

aは固体、bは気体、cは気体、dは気体、eは液体です。

①腐った魚の臭いのする気体ですから、cのホスフィン（燐化水素）です。

②黄緑色気体ですから、bの塩素です。

③2モルの結晶水を有する固体で風解性を持っていますから、aの蓚酸です。

④寒冷にあえば混濁する液体ですから、eのホルマリンです。

⑤は圧縮冷却すると液化しやすい気体で、クロロホルム臭がするので、dの臭化メチル（ブロムメチル）です。

解答 ①c　②b　③a　④e　⑤d

▶問題8

aは固体、bは固体、cは気体、dは液体、eは液体です。

①ニンニク臭の液体で、アルカリの存在下で加水分解し、遅効性の殺虫剤として使用されることから、有機燐製剤のパラチオン（e）です。

②刺激臭を有する無色気体で、圧縮して簡単に液化できることから、cのアンモ

ニアです。気体は選択肢に1つしかないことからも推測できます。
③光により分解、黒変する固体で、強力な酸化剤ですから、aの硝酸銀です。
④潮解性で微弱の刺激性臭気を有し、皮膚、粘膜の腐食性があることから、bのトリクロル酢酸です。
⑤エチルアルコールに似た臭気を持つ液体で、火をつけると容易に燃えることから、引火性であることがわかります。よって、dのメタノールです。

解答 ①e　②c　③a　④b　⑤d

▶問題9

aは気体、bは固体、cは液体、dは固体、eは固体または液体です。
①からい味と酢酸の臭いの固体は、bのモノフルオール酢酸ナトリウムです。
②無水亜砒酸の白色煙を放って燃焼するので、砒素化合物です。また、ニンニク臭の気体なので、aの水素化砒素（アルシン）であることがわかります。
③オルト、メタ、パラの三異性体があるのは、選択肢の中ではeのクレゾールしかありません。
④黄色から赤色まで種々のものがある重い固体ですから、dの一酸化鉛です。
⑤アセトン臭の液体で、引火性が高いのは、cのメチルエチルケトンです。また、アセトンの別名はジメチルケトンですから、ここからも推測できます。

解答 ①b　②a　③e　④d　⑤c

▶問題10

aは固体、bは液体、cは固体、dは液体、eは液体です。
①無色透明の液体で、青酸臭を帯びていることから、dのシアン化水素であることがわかります。シアン化水素は、非常に気体になりやすい毒物です。
②無色固体で、燃えやすい物質と混合して摩擦すると激しく爆発することから、aの塩素酸カリウムであることがわかります。
③水と激しく反応して硫酸と塩酸を生成することから、硫黄と塩素を含む薬物であることがわかります。また、刺激臭のある無色または淡黄色液体ですから、bのクロルスルホン酸です。
④無色透明油様の液体で、猛烈に水を吸収することから、eの硫酸です。
⑤希酸に溶解してホスフィンを出すことから、燐を含む薬物であることがわかります。また、暗赤色の固体ですから、cの燐化亜鉛です。

解答 ①d　②a　③b　④e　⑤c

第4章

毒物劇物の貯蔵法

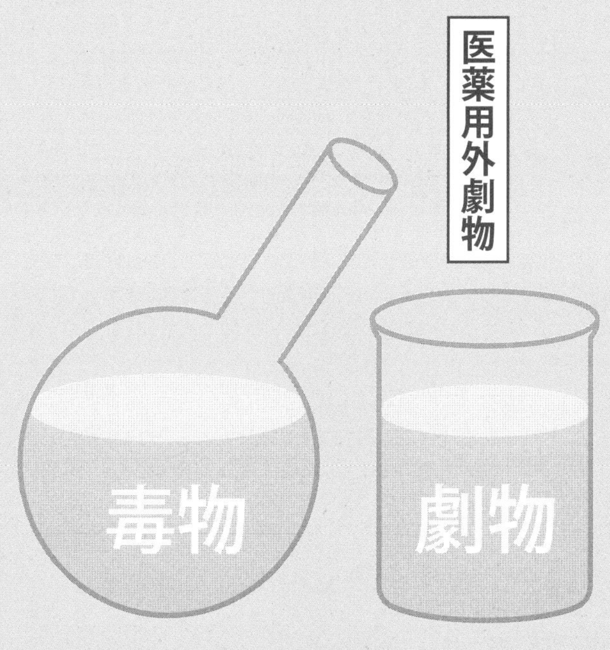

Check!   

4-1 貯蔵法

毒物劇物の貯蔵法について学びます。毒物劇物の一般的な貯蔵方法は密栓して冷暗所に保存ですが、特徴的な貯蔵法の毒物劇物がいくつかあります。その貯蔵法をしっかり覚えましょう。

1 はじめに

「性質及び貯蔵その他の取扱方法」で出題される問題の中で、貯蔵法に関する問題は非常に解きやすく、覚えるポイントもそれほど多くありません。ここにまとめた内容以外から出題されることはほとんどないと思いますので、得点源にできるようにしっかり覚えておきましょう。

太字は要点、試験では「　」内のような文章で出題されています。「　」内の下線は、その毒物劇物の貯蔵法のキーワードです。

2 水中保存 重要度 ★★★

水中保存するのは、**黄燐（黄リン）**です。

「空気に触れると発火しやすいので、<u>水中に沈めて</u>ビンに入れ、さらに砂を入れた缶中に固定して冷暗所にたくわえる。」

黄燐の発火点は約50℃。空気中では自然発火するので、水中にたくわえます。黄燐の貯蔵法は出題頻度が非常に高いです。

3 石油中保存 重要度 ★★★

石油中保存するのは、**ナトリウムとカリウム**です。

「空気中にそのままたくわえることはできないので、通常<u>石油中にたくわえる</u>。冷所で、雨水などの漏れが絶対ないような場所に保存する。」

ナトリウム（金属ナトリウム）、カリウム（金属カリウム）が水と反応すると水素が発生すると同時にその反応熱により、水素が発火します。そのため、水と触れることを避けるために石油（灯油）中に保存します。

4 密栓保存　重要度 ★★★

(1) 水酸化ナトリウム（NaOH）、水酸化カリウム（KOH）

潮解性物質「水酸化ナトリウム、水酸化カリウム」は、密栓保存です。

> 「二酸化炭素（炭酸ガス）と水を吸収する性質が強いから、密栓してたくわえる。」

水酸化ナトリウム、水酸化カリウムは空気中の湿気を吸収して、その吸収した水に溶けます（このことを潮解といいます）。また、空気中の二酸化炭素と反応して、それぞれ炭酸ナトリウム、炭酸カリウムの皮層を生じます。潮解とは書いていませんし、一見単純な文章のようですが、潮解性物質の代表である水酸化ナトリウム、水酸化カリウムの貯蔵法は、このような表現になっています。

(2) ホストキシン

ホストキシンは湿気により有毒ガスが発生するので、密閉容器にたくわえます。

> 「大気中の湿気に触れると徐々に分解して有毒ガスを発生するので、密閉容器にたくわえる。」

燐化アルミニウムとその分解促進剤を含有する製剤（ホストキシン）は特定毒物で、空気中の湿気に触れると分解して燐化水素（ホスフィン、PH_3）が発生するので、密閉容器にたくわえます。

(3) ロテノン

ロテノンは酸素により分解するので、空気を遮断してたくわえます。

> 「酸素により分解し、殺虫効力を失うから、空気を遮断してたくわえる。」

ロテノンは劇物で、サルハムシ類、ウリバエ類の殺虫剤として使われ、農業用品目に定められています。酸素により分解して、その殺虫効力が失われるので、空気（と光線）を遮断してたくわえます。除外濃度は2%以下です。

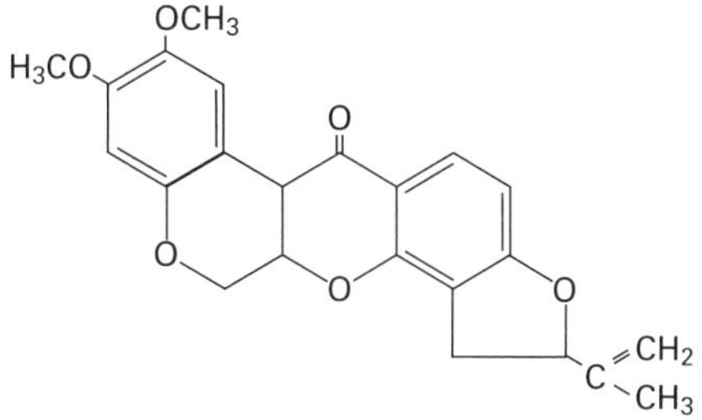

5 安定剤を加えて保存　重要度 ★★★

(1) クロロホルム ($CHCl_3$)

安定剤としてアルコールを加えるのは、クロロホルムです。

> 「冷暗所にたくわえる。純品は空気と日光によって変質するので、少量のアルコールを加えて分解を防止する。」

クロロホルムは空気と日光の作用を受けて、塩素 (Cl_2)、塩化水素 (HCl)、ホスゲン ($COCl_2$)、四塩化炭素 (CCl_4) などを生じます。クロロホルムの化学式をみると、どれも発生しそうです。この分解を防止するために安定剤として、アルコールを添加します。また、ホルマリンも安定剤としてアルコールを加えることがあります。

(2) 過酸化水素水 (H_2O_2 の水溶液)

安定剤として酸類を加えるのは、過酸化水素です。

> 「少量ならば褐色ガラスビン、大量ならばカーボイなどを使用し、三分の一の空間を保って貯蔵する。一般に安定剤として少量の酸類の添加は許容されている。」

過酸化水素は、その容器に「三分の一の空間を保って貯蔵する」というところが一番のキーワードですが、安定剤として酸類を加えることもあることを覚えておいてください。

(3) アクロレイン ($CH_2=CHCHO$)

非常に反応性に富むので安定剤を添加するのは、アクロレインです。

> 「火気厳禁。非常に反応性に富む物質なので、安定剤を加え空気を遮断して貯蔵する。」

アクロレインは、「非常に反応性に富む物質である」という表現がキーワードです。重合防止のため、安定剤としてハイドロキノンが使われます。

6 ～と(引き)離して保存　重要度 ★★★

(1) シアン化カリウム (青酸カリ、青化カリ) (KCN)

酸類と離すのは、シアン化カリウムです。

「少量ならばガラスビン、多量ならばブリキ缶あるいは鉄ドラム用い、酸類とは離して空気の流通のよい乾燥した冷所に密封してたくわえる。」

シアン化カリウムは酸類と反応して、有毒なシアン化水素（HCN）が発生しますから、酸類と離して保存する必要があります。

(2) アクリルニトリル（アクリロニトリル）（$CH_2=CHCN$）

強酸と安全な距離を保つ必要があるのは、アクリルニトリルです。

「硫酸や硝酸などの強酸と激しく反応するので、強酸と安全な距離を保つ必要がある。できるだけ直接空気に触れることを避け、窒素のような不活性ガスの雰囲気の中に貯蔵するのがよい。」

アクリルニトリルは化学式がアクロレイン（$CH_2=CHCHO$）とよく似ています。よって、性質もよく似ており、反応性が高い物質です。また、有機シアン化合物ですから、シアン化カリウムと同じようにシアン化水素が発生する可能性があります。

(3) ピクリン酸（2,4,6－トリニトロフェノール）［$C_6H_2(OH)(NO_2)_3$］

硫黄、ヨード、ガソリン、アルコール類と離すのは、ピクリン酸です。

「火気に対し安全で隔離された場所に、硫黄、ヨード、ガソリン、アルコール等と離して保管する。鉄、銅、鉛等の金属容器を使用しない。」

ピクリン酸は衝撃、摩擦等で爆発する物質です。酸化されやすい硫黄、ヨード、ガソリン、アルコール等と混合すると爆発しやすくなりますので、これらと離す必要があります。

(4) 臭素（Br_2）、沃素（I_2）

濃塩酸、アンモニア水、アンモニアガスなどと離すのは、臭素と沃素です。

臭素（ブロム）

「少量ならば共栓（ともせん）ガラスビン、多量ならばカーボイ、陶製壺などを使用し、冷所に濃塩酸、アンモニア水、アンモニアガスなどと引き離してたくわえる。直射日光を避け、通風をよくする。」

臭素は赤褐色の重い液体で、ハロゲンに分類されます。「陶製壺にたくわえる」と出題されたら、臭素です。

沃素（ヨウ素、ヨード）
「容器は気密性容器を用い、通風のよい冷所にたくわえる。腐食されやすい金属、濃塩酸、アンモニア水、アンモニアガス、テレビン油などとはなるべく引き離しておく。」

沃素は黒灰色で金属様光沢のある稜板状結晶で、常温でも昇華（固体の沃素が直接気体になります）します。気密性容器にたくわえるのは、そのためです。沃素も臭素と同じくハロゲンに分類されます。

7 特別製のドラム缶に入れ、独立倉庫に保存 重要度 ★★

四エチル鉛は、非常に揮発しやすく、引火しやすい特定毒物です。

> 「容器は特別製のドラム缶を用い、出入を遮断できる独立倉庫で火気のないところを選定し、床面はコンクリートまたは分厚な枕木の上に保管する。」

鉛化合物というと固体というイメージがあるかもしれませんが、四エチル鉛は液体です。「特別製のドラム缶」や「独立倉庫」などは、四エチル鉛の貯蔵法に特有のキーワードになっています。

8 ガラスを腐食してしまうから、容器は特別 重要度 ★★

弗化水素酸（弗化水素の水溶液）は、不燃性で腐食性の激しい毒物です。

> 「銅、鉄、コンクリートまたは木製のタンクにゴム、鉛、ポリ塩化ビニルあるいはポリエチレンのライニングを施した容器を用いる。火気厳禁。」

弗化水素酸は各種金属とガラスを腐食しますので、金属容器やガラス容器でたくわえることはできません。「ライニング」は弗化水素酸の貯蔵法に特有のキーワードになっています。ちなみにライニングとは、腐食を防ぐために張りつける材料のことです。

また、不燃性であるが火気厳禁となっている理由は、火災によって刺激性、腐食性または毒性のガス及びミストを発生するおそれがあり、加熱により容器が爆発するおそれがあるからです（ガス、ミストのように空気との接触面積が大きくなると、燃焼、爆発の危険性が高くなります）。なお、ミストとは気体中に分散した液体の微粒子のことです。

9 換気のよい場所で保存　重要度 ★★

四塩化炭素は揮発しやすい不燃性液体、その蒸気は非常に重いです。

「亜鉛または錫（スズ）メッキをした鋼鉄製容器で保管し、高温に接しない場所に保管する。ドラム缶で保管する場合には雨水が漏入（ろうにゅう）しないようにし、直射日光を避け冷所に置く。本品の蒸気は空気より重く、低所に滞留するので、地下室など換気の悪い場所には保管しない。」

四塩化炭素の分子量は154ですから、その蒸気比重が高い（蒸気が非常に重い）こともうなずけますね。不燃性ですから引火の危険性はありませんが、毒性のある蒸気ですから、換気のよい場所に保管する必要があります。また、「亜鉛または錫メッキ」もキーワードとして覚えておきましょう。

10 引火性大、比重大の物質の保存　重要度 ★★

二硫化炭素は揮発性が非常に高く、低温でも極めて引火性の劇物です。

「少量ならば共栓ガラスビン、多量ならば鋼製ドラムなどを使用する。揮発性が高く、容器内で圧力を生じ、微孔（びこう）を通って放出するので、密閉するのははなはだ困難である。低温でも極めて引火性で、いったん開封したものは蒸留水を混ぜておくと安全である。日光の直射を受けない冷所に、可燃性、発熱性、自然発火性のものからは充分に引き離しておくことが必要である。」

二硫化炭素は、危険物では特殊引火物に分類されているくらいに引火性の高い物質です（引火点－30℃、沸点46.3℃）。高い揮発性と引火性がセットで出題されたら、「二硫化炭素」を思い浮かべましょう。また、二硫化炭素の比重は1.26と水より重く、水に溶けないので、いったん開封したものに蒸留水を混ぜ、揮発を防ぐことが可能です。

11 赤変するから遮光保存　重要度 ★★

フェノールやベタナフトールは、空気や光線に触れると赤変します。

「空気や光線に触れると赤変するから、遮光してたくわえなければならない。」

フェノール、ベタナフトール（β－ナフトール）は固体で、「空気や光線に触れると赤変する」というのが、キーワードです。

12 気体は圧縮容器やボンベに保存　重要度 ★★

(1) ブロムメチル（臭化メチル）(CH_3Br)

ブロムメチル（臭化メチル）は、圧縮冷却して液化します。

> 「常温では気体なので、圧縮冷却して液化し、圧縮容器に入れ、直射日光その他、温度上昇の原因を避けて、冷暗所に貯蔵する。」

ブロムメチルは液化しやすい気体なので、圧縮冷却して液化し、圧縮容器に入れてたくわえます。「圧縮冷却して液化」は、ブロムメチル特有のキーワードです。ちなみにブロムメチル(CH_3Br)は気体ですが、ブロムエチル(C_2H_5Br)は液体です。

(2) 水素化砒素（アルシン、砒化水素）(AsH_3)

水素化砒素は、ボンベにたくわえます。

> 「ボンベに貯蔵する。」

砒素化合物というと固体のイメージがあるかもしれませんが、水素化砒素は気体です。

(3) シアン化水素（青酸ガス）(HCN)

シアン化水素は、非常に気体になりやすい毒物です。

> 「少量ならば褐色ガラスビンを用い、多量ならば銅製シリンダーを用いる。日光及び加熱を避け、通風のよい冷所に置く。極めて猛毒であるから、爆発性、燃焼性のものと隔離すべきである。」

常温を20℃とすると、シアン化水素の沸点は26℃なので、液体です。しかし、沸点が極めて低いため、非常に気体になりやすい物質で、毒物に分類されていることからもわかる通り、極めて猛毒です。また、「銅製シリンダー」は、シアン化水素の貯蔵法に特有のキーワードです。

13 発火性物質の保存　重要度 ★

硫化燐は、非常に発火しやすい毒物です。

三硫化燐（三硫化四燐）(P_4S_3)
「少量ならば共栓ガラスビンを用い、多量ならばブリキ缶を使用し、木箱入れとする。引火性、自然発火性、爆発性物質を遠ざけて、通風のよい冷所に置く。」

五硫化燐（五硫化二燐）（P_2S_5 または P_4S_{10}）

「火災、爆発の危険があり、わずかの加熱で発火し、発生した硫化水素で爆発することがあるので、換気の良好な冷暗所に貯蔵する。」

非常に発火しやすいので、火災の危険性をさらに高める引火性、自然発火性、爆発性物質とは離さなければなりません。また、燃焼すると硫化水素（H_2S）が発生しますが、そこから硫黄（S）を含む物質であるのがわかります。

14 シンプルな貯蔵法　重要度 ★

亜砒酸（三酸化二砒素）、亜砒酸ナトリウムの貯蔵法は意外にシンプルです。

亜砒酸（As_2O_3）

「少量ならばガラスビンに密栓し、大量ならば木樽に入れる。」

亜砒酸ナトリウム（$NaAsO_2$）

「よく密栓してたくわえる。」

砒素化合物で毒物ですから、貯蔵法もさぞ難しい方法なのだろうと思いきや、実は意外にシンプルです。ここでは、物質名に惑わされないようにしましょう。

15 常温保存　重要度 ★

常温保存するのは、ホルマリン（ホルムアルデヒドの水溶液）です。

「低温ではパラホルムアルデヒドとなって析出するので（寒冷にあうと混濁するので）、常温で保存する。」

密栓して冷暗所に保存するのが一般的な毒物劇物の貯蔵法ですが、ホルマリンは常温保存します。また、安定剤にアルコールを加えることがあります。

章末問題

▶問題1

☑☑☑

次の文は薬物の貯蔵に関する記述である。適切な薬物を選びなさい。

①容器は特別製のドラム缶を用い、出入を遮断できる独立倉庫で火気のないところを選定し、床面はコンクリートまたは分厚な枕木の上に保管する。
②冷暗所に貯える。純品は空気と日光によって変質するので、少量のアルコールを加えて分解を防止する。
③銅、鉄、コンクリートまたは木製のタンクにゴム、鉛、ポリ塩化ビニルあるいはポリエチレンのライニングを施した容器を用いる。火気厳禁。
④常温では気体なので、圧縮冷却して液化し、圧縮容器に入れ、直射日光その他、温度上昇の原因を避けて、冷暗所に貯蔵する。
⑤少量ならば褐色ガラスビン、大量ならばカーボイなどを使用し、三分の一の空間を保って貯蔵する。日光の直射を避け、冷所に、有機物、金属塩、樹脂、油類、その他有機性蒸気を放出する物質と引き離して貯蔵する。

a) 弗化水素酸　b) 過酸化水素　c) クロロホルム　d) 四エチル鉛
e) 臭化メチル

▶問題2

☑☑☑

次の文は薬物の貯蔵に関する記述である。適切な薬物を選びなさい。

①少量ならばガラスビンに密栓し、大量ならば木樽に入れる。
②少量ならば褐色ガラスビンを用い、多量ならば銅製シリンダーを用いる。日光及び加熱を避け、通風のよい冷所に置く。極めて猛毒であるから、爆発性、燃焼性のものと隔離すべきである。
③空気や光線に触れると赤変するから、遮光して貯えなければならない。
④火災、爆発の危険があり、わずかの加熱で発火し、発生した硫化水素で爆発することがあるので、換気の良好な冷暗所に貯蔵する。
⑤少量ならば共栓ガラスビン、多量ならばカーボイ、陶製壺などを使用し、冷所に濃塩酸、アンモニア水、アンモニアガスなどと引き離して貯える。直射日光を避け、通風をよくする。

a) 亜砒酸　b) 五硫化燐　c) 臭素　d) シアン化水素　e) ベタナフトール

▶問題3

次の文は薬物の貯蔵に関する記述である。適切な薬物を選びなさい。

①火気厳禁。非常に反応性に富むので、安定剤を加え空気を遮断して貯蔵する。
②炭酸ガスと水を吸収する性質が強いから、密栓して貯える。
③水中に沈めてビンに入れ、さらに砂を入れた缶中に固定して冷暗所に貯える。
④空気中にそのまま貯えることはできないので、通常石油中に貯える。冷所で、雨水などの漏れが絶対ないような場所に保存する。
⑤少量ならばガラスビン、多量ならばブリキ缶あるいは鉄ドラムを用い、酸類とは離して空気の流通のよい乾燥した冷所に密封して貯える。

a) 水酸化ナトリウム　b) シアン化カリウム　c) 黄燐　d) ナトリウム
e) アクロレイン

▶問題4

次の文は薬物の貯蔵に関する記述である。適切な薬物を選びなさい。

①火気に対し安全で隔離された場所に、硫黄、ヨード、ガソリン、アルコール等と離して保管する。鉄、銅、鉛等の金属容器を使用しない。
②亜鉛または錫メッキをした鋼鉄製容器で保管し、高温に接しない場所に保管する。ドラム缶で保管する場合には雨水が漏入しないようにし、直射日光を避け冷所に置く。本品の蒸気は空気より重く、低所に滞留するので、地下室など換気の悪い場所には保管しない。
③気密性容器を用い、通風のよい冷所に貯える。腐食されやすい金属、濃塩酸、アンモニア水、アンモニアガス、テレビン油などはなるべく引き離しておく。
④少量ならば共栓ガラスビン、多量ならば鋼製ドラムなどを使用する。揮発性が強く、容器内で圧力を生じ、微孔を通って放出するので、密閉するのははなはだ困難である。低温でも極めて引火性である。いったん開封したものは蒸留水を混ぜておくと安全である。
⑤硫酸や硝酸などの強酸と激しく反応するので、強酸と安全な距離を保つ必要がある。できるだけ直接空気に触れることを避け、窒素のような不活性ガスの雰囲気の中に貯蔵するのがよい。

a) 二硫化炭素　b) 四塩化炭素　c) ピクリン酸　d) アクリルニトリル
e) 沃素

▶問題5

☑☑☑

次の文は薬物の貯蔵に関する記述である。適切な薬物を選びなさい。

①ボンベに貯蔵する。
②酸素によって分解するので、遮光して密栓保存する。
③二酸化炭素と水を強く吸収するから、密栓して貯蔵する。
④空気中にそのまま貯蔵できないので、普通、石油中に貯蔵する。水分の混入、火気を避けて貯蔵する。
⑤寒冷にあえば混濁するので、常温で保存する。

a) カリウム　b) 水酸化カリウム　c) 水素化砒素　d) ホルマリン
e) ロテノン

解説と解答

▶問題1

aは液体、bは液体、cは液体、dは液体、eは気体です。
①特別製のドラム缶を用い、独立倉庫で保管するので、dの四エチル鉛です。
②「変質する」は、性状で記載した「塩素、塩化水素などを生ずる」と同じことです。分解防止のためにアルコールを加えるのは、cのクロロホルムです。
③ライニングを施した容器を使うのは、aの弗化水素酸です。
④圧縮冷却して液化するので、貯蔵するのは液化しやすい気体です。ここではeの臭化メチル（ブロムメチル）です。
⑤容器内に三分の一の空間を保って貯蔵しなければいけないことから、気体が発生しやすい物質であることがわかります。「三分の一の空間を保って」と出題されたら、bの過酸化水素ですが、これは不純物の混入で分解して酸素が発生しやすいので、分解防止のために少量の酸を添加します。

解答　①d　②c　③a　④e　⑤b

▶問題2

aは固体、bは固体、cは液体、dは液体、eは固体です。

①一般的な貯蔵法です。ここでは毒物だから毒性が高いのに貯蔵法は非常にシンプルなaの三酸化二砒素（亜砒酸）です。

②極めて猛毒であることと容器は腐食されづらい銅製シリンダーを用いることから、dのシアン化水素です。シアン化水素は、常温では液体ですが、極めて気体になりやすいです。

③空気や光線に触れると赤変する固体は、フェノールとベタナフトールですので、ここではeのベタナフトールです。遮光保存します。

④燃焼により硫化水素が発生するので、その物質は硫黄を含んでおり、かつ、発火性がありますから、bの五硫化燐になります。

⑤腐食されやすい金属、濃塩酸などと引き離さなければならないのは、cの臭素です。また、容器として「陶製壺」が出てくるのは、臭素です。

解答 ①a　②d　③e　④b　⑤c

▶問題3

aは固体、bは固体、cは固体、dは固体、eは液体です。

①「火気厳禁。非常に反応性に富む物質なので～」と出題されたら、eのアクロレインです。アクロレインは非常に反応性に富み、特にアルカリ存在下では激しい重合反応を起こすので、ハイドロキノンなどの安定剤を加えます。

②「炭酸ガスと水を吸収する性質が強いから、密栓保存」と出題されたら、ここでは潮解性物質である、aの水酸化ナトリウムです。

③「水中保存」と出題されたら、cの黄燐です。非常に酸化されやすく、空気中では発火する危険性が高いので、水中に保存します。

④「石油中保存」と出題されたら、ここでは、dのナトリウムです。水と激しく反応して水素を発生し、発火するので、石油中に保存します。

⑤「酸類と離して～」と出題されたら、シアン化合物で、ここではbのシアン化カリウムです。これらのシアン化合物は酸類と反応して、猛毒のシアン化水素（青酸ガス）が発生しますから、酸類と離して貯蔵しなければなりません。

解答 ①e　②a　③c　④d　⑤b

問題4

aは液体、bは液体、cは固体、dは液体、eは固体です。

①「硫黄、ヨード、ガソリン、アルコール等と離して～」と出題されたら、cのピクリン酸です。爆発性物質のピクリン酸とこれらを一緒に貯蔵すると、火災拡大の危険がありますから、これらと離さなければなりません。

②これはbの四塩化炭素です。これは不燃性ですが揮発しやすく、蒸気は空気より非常に重いので、通風のよい冷所に貯蔵しなければなりません。

③腐食されやすい金属、濃塩酸、アンモニア水、アンモニアガスなどと引き離さなければならないのは、eの沃素です。

④これはaの二硫化炭素です。これは水に溶けず、比重が水より大きいので、その液面を水で覆い、揮発を防止することができます。

⑤窒素などの不活性ガスを充填して、反応性を抑えます。ここでは、dのアクリルニトリルです。

解答 ①c　②b　③e　④a　⑤d

問題5

aは固体、bは固体、cは気体、dは液体、eは固体です。

①これは、cの水素化砒素（砒化水素、アルシン）です。水素化砒素はニンニク臭の気体で、ボンベに貯蔵します。

②これは、eのロテノンです。ロテノンはデリス根に存在することから、その製剤はデリス製剤と呼ばれます。サルハムシ類、ウリバエ類等に対する殺虫剤として用いられますが、酸素によって分解して殺虫効力を失うので、空気と光線を遮断して貯蔵しなければなりません。

③これは、bの水酸化カリウムです。水酸化カリウムは代表的な潮解性物質の1つです。空気中の水分（湿気）を吸収して、潮解します。また、空気中の二酸化炭素（炭酸ガス）と反応して、炭酸カリウムの皮膜を生じます。潮解というキーワードがなくても、結びつけられるようになっておきましょう。

④「石油中保存」ですから、ここではaのカリウム（金属カリウム）です。カリウム自身は不燃性ですが、水分と反応して水素が発生して、これが発火するので、石油中保存（通常は灯油に保存）しなければなりません。

⑤これは、dのホルマリンです。ホルマリンはホルムアルデヒド（気体）の水溶液で、低温ではホルムアルデヒドがパラホルムアルデヒドとして析出するので、常温で保存しなければなりません。安定剤としてアルコール（通常はメタノール）を加えることがあります。

解答 ①c　②e　③b　④a　⑤d

第5章

毒物劇物の廃棄法

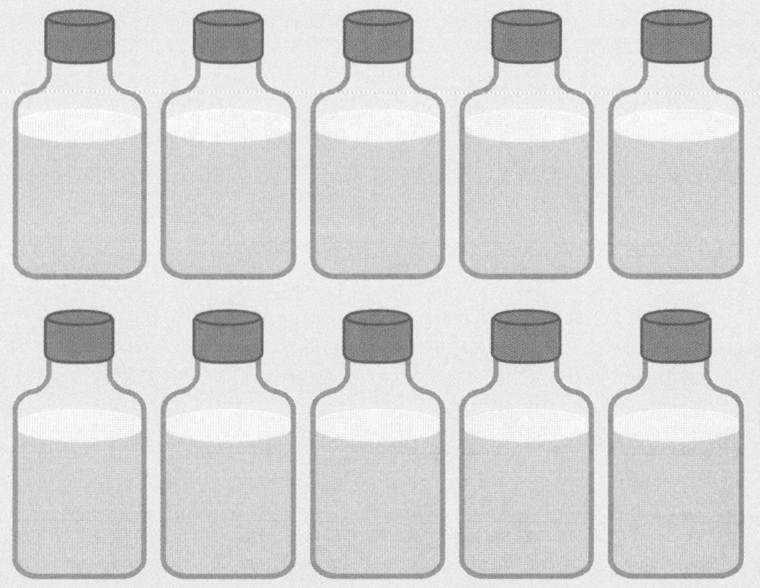

Check!   

5-1 廃棄法

これから、毒物劇物の廃棄法について学びます。まずは廃棄法の全体像について理解してください。

1 はじめに

「性質及び貯蔵その他の取扱方法」で出題される問題の中で、毒物劇物の廃棄法を苦手としてしまう人が最も多いようです。その大きな理由の1つは、1つの毒物劇物に複数種の廃棄法があることが挙げられます。物質ごとにこれらを暗記していくのは、大きな負担となる割に効率がよくありません。

ここでは、個々の廃棄法の特徴とその廃棄法で処理される毒物劇物を見ていきます。廃棄法の問題では、毒物劇物名と廃棄法名を結びつける問題と毒物劇物と具体的な廃棄方法を結びつける問題が出題されます。具体的には章末問題で見ていきますが、このことをちょっと意識して見ていくようにしてください。

なお、太字は要点、試験では「　」内のような文章で出題されています。「　」内の下線は、その毒物劇物の廃棄法のキーワードです。

2 廃棄法の全体像

廃棄法について、まずは大まかに全体像を理解しておいてください。

① 希釈法：過酸化水素、過酸化尿素
② 中和法：酸、アルカリ
③ 燃焼法：多くの有機化合物（燃焼の難易により具体的な方法は分かれます）
④ 酸化法：酸化分解されやすい毒物劇物
⑤ 還元法：還元されやすい毒物劇物
⑥ アルカリ法：アルカリで分解されやすい毒物劇物
⑦ 分解法：クロルピクリン
⑧ 回収法、焙焼法：毒性にかかわらず金属、半金属およびその化合物
⑨ 隔離法：毒性の高い金属、半金属およびその化合物
⑩ 沈殿法：毒性の低い金属、半金属およびその化合物
⑪ 活性汚泥法

5-2 希釈法と中和法

廃棄法の中で最も基本的な廃棄法である希釈法、中和法について、見ていきます。

1 希釈法 重要度 ★★

希釈法で処理するのは、過酸化水素水と過酸化尿素です。

「多量の水で希釈して処理する。」
過酸化水素水（H_2O_2の水溶液）、過酸化尿素（$NH_2CONH_2 \cdot H_2O_2$）

多量の水で洗い流す、最もシンプルな廃棄法です。過酸化尿素（$NH_2CONH_2 \cdot H_2O_2$）はほとんど出題されませんが、過酸化水素水（H_2O_2の水溶液）はよく出題されます。

2 中和法 重要度 ★★★

中和法で廃棄する毒物劇物は、酸とアルカリです。アンモニア水がアルカリであることは見落としがちなので、注意しましょう。また、過酸化ナトリウムは水と反応して水酸化ナトリウムが生成するので、酸での中和が必要です。

中和剤として使われる石灰乳、消石灰、ソーダ灰はいずれもアルカリで、酸を中和するのに使われるものであることも覚えておいてください。

(1) 酸で中和

酸で中和するのはアルカリです。

「水を加えて希薄な水溶液とし、酸（希塩酸、希硫酸など）で中和させた後、多量の水で希釈して処理する。」
水酸化ナトリウム（NaOH）、水酸化カリウム（KOH）、アンモニア水（NH_3の水溶液）、過酸化ナトリウム（Na_2O_2）

酸（希塩酸、希硫酸など）で中和するということは、処理したい毒物劇物は水に溶けてアルカリ性を示します。この方法で処理する毒物劇物は、上記の物質です。これらが中和法で処理するものであることを覚えておきましょう。

(2) アルカリで中和

アルカリで中和するのは酸です。

「徐々に石灰乳などの撹拌溶液に加え中和させた後、多量の水で希釈して処理する。」
「徐々にソーダ灰または消石灰の撹拌溶液に加えて中和させた後、多量の水で希釈して処理する。消石灰の場合は上澄液のみを流す。」
「水酸化ナトリウムまたは消石灰の水溶液で中和した後、多量の水で希釈して処理する。」
「水酸化ナトリウム水溶液で中和した後、多量の水で希釈して処理する。」

塩酸（HClの水溶液）、硝酸（HNO_3）、硫酸（H_2SO_4）、発煙硫酸（$H_2SO_4 + SO_3$）、ブロム水素酸（HBrの水溶液）、沃化水素酸（HIの水溶液）

いくつかパターンはありますが、石灰乳（水酸化カルシウムの水溶液）[$Ca(OH)_{2\ aq}$]、消石灰（水酸化カルシウム）[$Ca(OH)_2$]、ソーダ灰（炭酸ナトリウム）（Na_2CO_3）、水酸化ナトリウム［Na(OH)］はいずれもアルカリです。アルカリで中和するということは、処理したい毒物劇物は酸で、上記のものです。

3 溶解中和法　重要度 ★★

溶解中和法で処理するのは、ナトリウム、カリウムです。

「不活性ガスを通じて酸素濃度を3%以下にしたグローブボックス内で、乾燥した鉄製容器を用い、エタノールを徐々に加えて溶かす。溶解後、水を徐々に加えて加水分解し、希硫酸等で中和する。」

ナトリウム（金属ナトリウム）（Na）、カリウム（金属カリウム）（K）

グローブボックス内で酸素濃度を3%以下にして、水素が発生しても発火しないようにしてから、ナトリウムまたはカリウムをエタノールに溶かしてナトリウムエチラート（ナトリウムエトキシド）またはカリウムエチラート（カリウムエトキシド）とします。溶解後に水を加えて加水分解すると水酸化ナトリウムまたは水酸化カリウムが生成するので、希硫酸等で中和します。「グローブボックス」を溶解中和法のキーワードとして、覚えておきましょう。

5-3 燃焼法

有機化合物だけを燃焼法で処理するという訳ではありませんが、多くの有機化合物は燃焼法で処理します。ここでは「燃えやすいもの」と「燃えづらいもの」、「特徴的なもの」に分けて説明します。

1 燃焼法の分類

燃焼法は文字通り、燃やして処理する方法です。多くの有機化合物は燃焼法で処理します。引火性液体のように燃えやすいものの場合には、直接、焼却炉の火室へ噴霧したり、硅藻土(けいそうど)(珪藻土)等に吸収させて燃やします。また、ハロゲン元素を多く含むような燃えづらいものは、木粉(おが屑)や可燃性溶剤等の燃えやすいものと混ぜて燃やします。さらに、廃棄したい毒物劇物が燃焼時に一酸化炭素を発生しやすかったり、燐、硫黄、ハロゲン等を含み、有毒ガスが発生する場合には、より高温で完全燃焼させたり、有毒ガスを捕集する必要性があります。

爆発性等があり、一般的な燃焼法がとれない毒物劇物は、「特徴的な燃焼法」として分類しました。これらを意識して、燃焼法を見ていっていただけたらと思います。

まずは燃焼法に出てくる用語の説明を次に示しますが、これを覚える必要はありません。

●アフターバーナー

焼却炉の排気ガス中の炭化水素、一酸化炭素等を再燃焼させて、完全燃焼させるために用いられる装置です。

●スクラバー

水または他の液体を利用して廃ガス中の微小粒子及び有毒ガスを分離捕集する集塵装置です。液体を含塵ガス中へ分散させ、粒子と液滴との衝突、増湿による粒子相互の付着凝集、液膜による捕集粒子の再飛散防止、凝縮による粒径の増大等による粒子の捕集並びに有毒ガスの吸収を行う装置です。

2 燃焼法（燃焼しやすいもの）　重要度 ★★★

燃焼しやすいものは、火室へ噴霧して焼却するか、硅藻土（けいそうど）等に吸収させて焼却します。

(1) 燃焼しやすく、燃焼に際して有毒ガスが発生しづらいもの

「焼却炉の火室へ噴霧し、焼却する。」 「硅藻土等に吸収させて開放型の焼却炉で少量ずつ焼却する。」
トルエン、キシレン、メタノール（CH_3OH）、メチルエチルケトン（$CH_3COC_2H_5$）、酢酸エチル（$CH_3COOC_2H_5$）、アクリルニトリル（$CH_2=CHCN$）

引火性液体など燃えやすいもので構成元素が炭素（C）、水素（H）、酸素（O）、窒素（N）のみからなるものの多くが、この廃棄法で処理します。

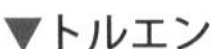

▼トルエン

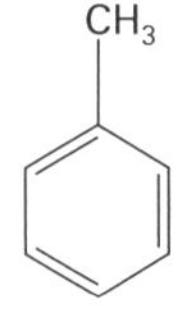

▼キシレン

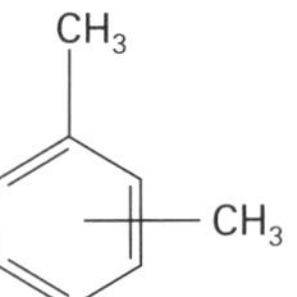

(2) 燃焼しやすいが、燃焼に際して有毒ガスが発生しやすいもの

「スクラバーを具備（ぐび）した焼却炉の火室へ噴霧し、焼却する。」 「スクラバーを具備した焼却炉の火室へ噴射し、焼却する。」 「アフターバーナー及びスクラバーを具備した焼却炉の火室へ噴霧し、焼却する。」 「アフターバーナー及びスクラバー（洗浄液にアルカリ液）を具備した焼却炉の火室へ噴霧し、焼却する。」
クロルメチル（塩化メチル）（CH_3Cl）、クロルエチル（塩化エチル）（C_2H_5Cl）、二硫化炭素（CS_2）、燐化水素（ホスフィン）（PH_3）、ジボラン（B_2H_6）

燃えやすく、構成元素が炭素(C)、水素(H)、酸素(O)、窒素(N)だけでなく、塩素（Cl）、臭素（Br）などを含むものの多くが、この廃棄法で処理します（例外はあります）。

3 燃焼法（燃焼しづらいもの）　重要度 ★★★

燃焼しづらいものは、燃えやすいものと混ぜて焼却します。

(1) 燃焼しづらいが、燃焼に際して有毒ガスが発生しづらいもの

「木粉（おが屑）等に吸収させて焼却炉で焼却する。」
「可燃性溶剤と共に焼却炉の火室へ噴霧し焼却する。」
「木粉（おが屑）と混ぜて焼却するか、または可燃性溶剤（アセトン、ベンゼン等）に溶かし、焼却炉の火室へ噴霧し焼却する。」

ニトロベンゼン、フェノール、クレゾール、トルイジン、アニリン、アクリル酸（$CH_2=CHCOOH$）、メタクリル酸［$CH_2=C(CH_3)COOH$］

燃えづらいもので構成元素が炭素（C）、水素（H）、酸素（O）、窒素（N）のみからなるものの多くが、この廃棄法で処理します（例外あり）。

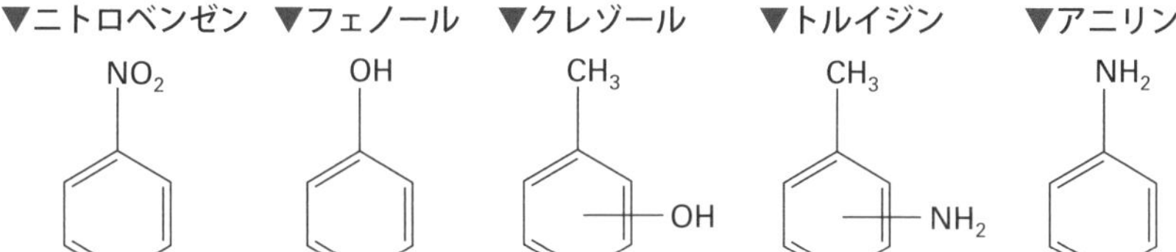

(2) 燃焼しづらく、燃焼に際して有毒ガスが発生しやすいもの

「木粉（おが屑）等に吸収させて（混ぜて）、（アフターバーナー及び）スクラバーを具備した焼却炉で焼却する。」
「可燃性溶剤と共にスクラバーを具備した焼却炉の火室へ噴霧し焼却する。」
「可燃性溶剤と共にアフターバーナー及びスクラバーを具備した焼却炉の火室へ噴霧し焼却する。」
「過剰の可燃性溶剤または重油等の燃料と共にアフターバーナー及びスクラバーを具備した焼却炉の火室へ噴霧してできるだけ高温で焼却する。」

モノクロル酢酸（$CH_2ClCOOH$）、ジクロル酢酸（$CHCl_2COOH$）、トリクロル酢酸（CCl_3COOH）、クロロホルム（$CHCl_3$）、四塩化炭素（CCl_4）、EPN（有機燐製剤）、DDVP（ジクロルボス）（有機燐製剤）、ダイアジノン（有機燐製剤）、燐化亜鉛

不燃性物質などの燃えづらく、構成元素が炭素（C）、水素（H）、酸素（O）、窒素（N）だけでなく、塩素（Cl）、臭素（Br）などを含むものの多くが、この廃棄法で処理します（例外はあります）。

▼EPN（有機燐製剤）

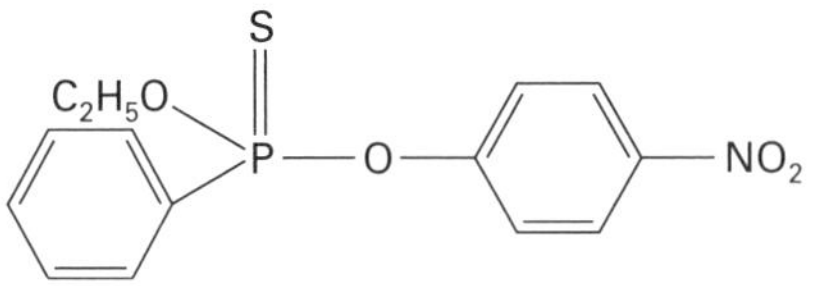

▼DDVP（ジクロルボス）（有機燐製剤）

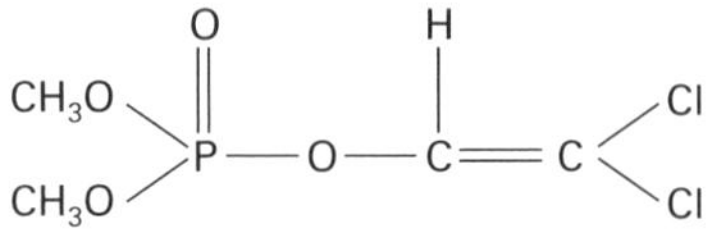

4 特徴的な燃焼法　重要度 ★★

その薬物に特徴的な燃焼法もあります。

「スクラバーを具備した焼却炉の中で、乾燥した鉄製容器を用い、油または油を浸した布等を加えて点火し、鉄棒で時々攪拌して完全に燃焼させる。残留物は放冷後、水に溶かし、希硫酸等で中和する。」
ナトリウム（金属ナトリウム）（Na）、カリウム（金属カリウム）（K）

ナトリウム、カリウムの燃焼では、酸化物、過酸化物、水酸化物が発生します。残留物を希硫酸で中和するのは、そのためです。鉄棒で時々攪拌するというのは、ナトリウム、カリウムの廃棄法（燃焼法）に特徴的な表現になっていますので、「鉄棒」をキーワードとして覚えておきましょう。

「廃ガス水洗設備及び必要があればアフターバーナーを具備した焼却設備で焼却する。」
黄燐（P_4）

黄燐を燃焼させると、有毒な五酸化燐［（P_2O_5）、（P_4O_{10}）］が発生するので、廃ガス水洗設備で処理します。廃ガス水洗設備は、黄燐の廃棄法（燃焼法）に特徴的な表現になっていますので、「廃ガス水洗設備」をキーワードとして覚えておきましょう。

①「炭酸水素ナトリウムと混合したものを少量ずつ紙などで包み、他の木材、紙等と一緒に危害を生ずるおそれがない場所で、開放状態で焼却する。」
②「大過剰の可燃性溶剤と共に、アフターバーナー及びスクラバーを具備した焼却炉の火室へ噴霧して焼却する。」

ピクリン酸［$C_6H_2(OH)(NO_2)_3$］、ピクリン酸塩類（①のみ）

ピクリン酸は爆発性の劇物です。加熱、摩擦、衝撃などで爆発しますので、廃棄のときには炭酸水素ナトリウムと混合したものを少量ずつ燃やしたり、大量の可燃性溶剤とともに燃やすのは、爆発を防ぐためです。

▼ピクリン酸

OH
O_2N NO_2
NO_2

「多量のベンゼンに溶解し、スクラバーを具備した焼却炉の火室へ噴霧し、焼却する。」

ニッケルカルボニル［$Ni(CO)_4$］

ニッケルカルボニルは毒性が高く、引火性が高い毒物です。気体になった場合は爆発の危険性もあります。そのため、多量のベンゼンに溶解してから、燃焼させます。可燃性溶剤や燃料と共に燃焼させるという表現は一般的ですが、「ベンゼンに溶解」はほとんど見たことがないので、ニッケルカルボニルの廃棄法（燃焼法）のキーワードとしてもよいでしょう。

「焼却炉で焼却する。」

蓚酸［$(COOH)_2 \cdot 2H_2O$］、ジメチル硫酸［$(CH_3)_2SO_4$］

シンプルすぎて、かえって特徴的な廃棄法（燃焼法）です。出題はほとんどされないと思います。

Check!  

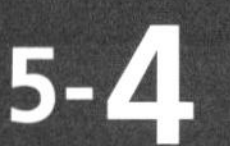

5-4 酸化法、還元法

廃棄法では、酸化法、還元法の出題も多く見られます。酸化法では酸化分解して処理、還元法では還元して処理します。具体的にはどのようなものかをこれから見ていきましょう。

1 酸化法

重要度 ★★

酸化法では、酸化剤で酸化分解して処理します。

「水酸化ナトリウム水溶液を加えてアルカリ性（pH11以上）とし、酸化剤（次亜塩素酸ナトリウム、さらし粉等）の水溶液を加えて酸化分解する。分解後は硫酸を加えて中和し、多量の水で希釈して処理する。」
シアン化カリウム（KCN）、シアン化ナトリウム（NaCN）

液性が酸性側に傾くとシアン化水素が発生するおそれがあるので、まずは液性をアルカリ性にしてから、酸化分解するのが特徴です。シアン化カリウム、シアン化ナトリウムはアルカリ法でも処理できますが、液性をアルカリ性にするのは共通です。とても出題頻度が高いので、確実に覚えておいてください。

「多量の水酸化ナトリウム水溶液［20％（w/v）以上］に吹き込んだ後、酸化剤（次亜塩素酸ナトリウム、さらし粉等）の水溶液を加えて酸化分解する。分解後は硫酸を加えて中和し、多量の水で希釈して処理する。」
シアン化水素（HCN）

まず液性をアルカリ性にするのは、シアン化カリウム、シアン化ナトリウムと共通です。また、シアン化水素は沸点が25.6℃で、常温では非常に気体になりやすい毒物です。「吹き込んだ後」という語との関連に注目してください。

「水酸化ナトリウム水溶液中へ徐々に吹き込んで処理した後、酸化剤（次亜塩素酸ナトリウム、さらし粉等）の水溶液を加えて酸化分解する。これに硫酸を加えて中和した後、多量の水を用いて希釈し、処理する。」
メチルメルカプタン（CH_3SH）

メチルメルカプタンは気体の毒物です。液性が酸性だと有毒な硫化水素(H_2S)が発生するので、液性をアルカリ性にし、そこにガスを吹き込んで、酸化分解して処理します。ここで「吹き込んで」という語に注目してください。気体や気体になりやすいことを示しています。気体の薬物はそれほど多くないので、メチルメルカプタンが気体であることを覚えていると、それだけで処理方法を特定することも可能です。

「多量の水を加え希薄な水溶液とした後、次亜塩素酸塩水溶液を加え分解させ、廃棄する。」
ホルマリン(HCHOの水溶液)

「過剰の酸性亜硫酸ナトリウム水溶液に混合した後、次亜塩素酸水溶液で分解し多量の水で希釈して流す。」
アクロレイン($CH_2=CHCHO$)

2 還元法　重要度 ★★

還元法では、還元剤で還元処理します。

「多量の水で希釈し、還元剤(チオ硫酸ナトリウム水溶液など)の溶液を加えた後、中和する。その後、多量の水で希釈して処理する。」
臭素(Br_2)

臭素は酸化力が強く、還元剤で還元して処理します。臭素はアルカリ法でも処理できますが、臭素の廃棄法はよく出題されますので、覚えておきましょう。

「還元剤(たとえばチオ硫酸ナトリウム等)の水溶液に希硫酸を加えて酸性にし、この中に少量ずつ投入する。反応終了後、反応液を中和し、多量の水で希釈して処理する。」
塩素酸塩類($-ClO_3$)、亜塩素酸ナトリウム($NaClO_2$)

塩素酸塩類、亜塩素酸ナトリウムは酸化剤として働きます。このような薬物は、還元して処理します。

Check! 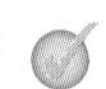 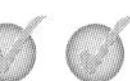

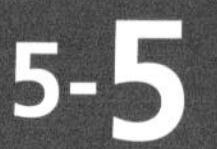

5-5 アルカリ法、分解法

廃棄法では、アルカリ法、分解法の出題も多く見られます。アルカリ法ではアルカリで分解して処理します。分解法は、クロルピクリンの廃棄法であることを知っていることがポイントになります。

1 アルカリ法　重要度 ★★

アルカリ法では、アルカリ処理により分解します。

「水酸化ナトリウム水溶液でアルカリ性とし、高温加圧下で加水分解する。」
シアン化カリウム（KCN）、シアン化ナトリウム（NaCN）

液性が酸性側に傾くとシアン化水素が発生するおそれがあるので、まずは液性をアルカリ性にしてから、加水分解するのが特徴です。シアン化カリウム、シアン化ナトリウムは酸化法でも処理できますが、まずは液性をアルカリ性にするのは共通です。とても出題頻度が高いので、確実に覚えておいてください。

「多量の水酸化ナトリウム水溶液［20％（w/v）以上］に吹き込んだ後、高温高圧下で加水分解する。」
シアン化水素（HCN）

まずは液性をアルカリ性にして、シアン化水素が気体として発生しづらくしてから、加水分解するのが特徴です。シアン化水素は酸化法でも処理しますが、まずは液性をアルカリ性にするのは共通です。シアン化カリウム、シアン化ナトリウムとも関連がありますから確実に覚えておいてください。

また、シアン化水素は沸点が25.6℃ですから、常温では非常に気体になりやすいといえます。文章の中の「吹き込んだ後」という語に注意してください。気体になりやすい薬物であることを示しています。

「水酸化ナトリウム水溶液でpH13以上に調整後、加温加圧下で加水分解する。」
アクリルニトリル（$CH_2=CHCN$）

アクリルニトリルを加水分解する際に途中、シアン化水素が発生する可能性があるので、液性をアルカリ性にしておきます。

「多量の水酸化ナトリウム水溶液（10％程度）に撹拌しながら少量ずつガスを吹き込み分解した後、希硫酸を加えて中和する。」
ホスゲン（$COCl_2$）

「多量のアルカリ水溶液（石灰乳または水酸化ナトリウム水溶液等）中に吹き込んだ後、多量の水で希釈して処理する。」
塩素（Cl_2）

「ガスを吹き込み」という語から、気体であることがわかります。塩素は多量の処理の場合などでは、アルカリ法で処理した後に還元法で処理することもあります。これについては、還元法で処理することもある程度の理解でよいと思います。

「アルカリ水溶液（石灰乳または水酸化ナトリウム水溶液）中に少量ずつ滴下し、多量の水で希釈して処理する。」
臭素（Br_2）

臭素は還元法でも処理できますが、アルカリ法もよく出題されます。臭素の還元法では記述されていませんが、アルカリ法では「少量ずつ滴下」という語から、液体であることがわかり、ヒントになります。

「多量の水または希アルカリ水溶液を加え、放置または撹拌して分解させた後、酸またはアルカリで中和して廃棄する。」
ジメチル硫酸［$(CH_3)_2SO_4$］

2 分解法　重要度 ★★★

分解法で処理するのは、クロルピクリンです。

「少量の界面活性剤を加えた亜硫酸ナトリウムと炭酸ナトリウムの混合溶液中で、撹拌し分解させた後、多量の水で希釈して処理する。」

クロルピクリン(CCl_3NO_2)

これは出題頻度が非常に高い廃棄法です。分解法と問われたら、クロルピクリンで、「界面活性剤」という語をキーワードとしておけばよいでしょう。確実に覚えておいてください。

コラム 金属(半金属)の廃棄について

金属(半金属)とその化合物の廃棄法として使われる「回収法」と「(還元)焙焼法」、「～隔離法」と「(～)沈殿法」について、説明します。整理して、覚えておきましょう。まずは回収法と(還元)焙焼法についてですが、これらはともに最終的には金属(半金属)として回収する廃棄法です。つまり、回収法と(還元)焙焼法は、金属(半金属)もしくはその化合物の廃棄法であることを覚えておいてください。そして、ここではその金属(半金属)の毒性と廃棄法とは関連があまりないことも付け加えておきます。次に「～隔離法」と「(～)沈殿法」についてです。「～隔離法」の隔離とは、環境と隔離することであり、具体的にはセメントで固化して環境と隔離することを表します。つまり、毒性の高い水銀(Hg)、鉛(Pb)、カドミウム(Cd)、砒素(As)、セレン(Se)などの金属(半金属)とその化合物は、この廃棄法を用います。それに対して、「(～)沈殿法」とは「～沈殿法」または単に「沈殿法」と呼ばれている廃棄法を指し、具体的には不溶性の沈殿を生成させ、それを沈殿濾過して埋立処分する方法です。比較的毒性の低い金(Au)、銀(Ag)、銅(Cu)、バリウム(Ba)、亜鉛(Zn)、ニッケル(Ni)、錫(スズ)(Sn)、アンチモン(Sb)、バナジウム(V)などの金属化合物はこの方法を用いますが、処理で最終的に生成する物質の化学的性質などで、「～隔離法」がとられる場合があります。しかし、これは例外的なものなので、覚える必要はないと思います。それよりも毒性の高い六価クロム(Cr^{6+})の廃棄法が「～隔離法」ではなく、還元沈殿法であるという例外はしっかりと覚えておく必要があります(240ページ参照)ので、チェックしてください。ちなみに半金属とは金属と非金属の中間の性質を有する元素で、毒物劇物では砒素(As)とセレン(Se)がそれにあたると考えてください。

5-6 回収法、焙焼法

金属、半金属の廃棄法として最も基本的な回収法、最終的に金属として回収する意味では回収法と同じ焙焼法について見ていきます。

1 回収法 重要度 ★★★

金属(半金属)は、回収法で回収して再利用できます。

「そのまま再生利用するため蒸留する。」
水銀(Hg)、砒素(As)

常温で唯一の液状金属である水銀は、よく出題されます。しっかり覚えておきましょう。砒素(半金属)の廃棄法の出題は、あまり見かけません。

「多量の場合には加熱し、蒸発させて捕集回収する。」	**セレン(Se)**

「多量の場合は、炭酸ナトリウムを加え焙焼し、水またはアルカリ水溶液で抽出した後、化合物として回収する。」
五酸化バナジウム(V_2O_5)

2 焙焼法 重要度 ★

焙焼(ばいしょう)法は、毒性の高い、低いに関わらず、金属化合物の処理に利用されます。還元焙焼法により、金属として回収します。

「還元焙焼法により、金属として回収する。」
水銀化合物(例外あり)、硝酸銀($AgNO_3$)

「多量の場合には還元焙焼法により、金属として回収する。」
カドミウム化合物(水溶性のもの)、クロム酸化合物(鉛、亜鉛を含む場合)、一酸化鉛、酢酸鉛、硫酸(第二)銅、塩化(第二)銅、無機錫塩類(液体のもの)

Check!   

5-7 隔離法

毒性の高い金属、半金属とその化合物の廃棄法でもある隔離法について見ていきます。毒性の高い金属、半金属にはどのようなものがあるのかも含めて、理解してください（一部例外的なものもあります）。

1 隔離法とは

隔離法で処理するのは、水銀（Hg）、鉛（Pb）、カドミウム（Cd）、砒素（As）、セレン（Se）などの毒性の高い金属（半金属）を含む毒物劇物です。これら毒性の高い金属（半金属）が環境中に溶出しないようにするため、セメントで固化して埋立処分するのがポイントです。毒性の高い金属（半金属）名と隔離法（セメントで固化して埋立処分）が結びつくようになりましょう。例外もいくつかありますが、試験には出題されないと思いますので、ここでは省略します。

2 固化隔離法　重要度 ★

セメントで固めて環境中に溶出しないようにした後、埋立処分する方法です。

「セメントを用いて固化し、溶出試験を行い、（溶出量が判定基準以下であることを確認して）埋立処分する。」
カドミウム化合物（水溶性のもの）、一酸化鉛（PbO）、砒素（As）、セレン（Se）

3 沈殿隔離法　重要度 ★

沈殿させた後、セメントで固めて環境中に溶出しないようにし、埋立処分する方法です。

「水に溶かし、消石灰、ソーダ灰等の水溶液を加えて処理し、さらにセメントを用いて固化する。溶出試験を行い、溶出量が判定基準以下であることを確認して埋立処分する。」
カドミウム化合物（水溶性のもの）、酢酸鉛

「水に溶かし、［希硫酸を加えて酸性にし、酸化剤（次亜塩素酸ナトリウム、さらし粉等）の水溶液を加えて酸化分解する。酸化分解した後、］硫化ナトリウムの水溶液を加えて沈殿させ、セメントを加えて固化し、溶出試験を行い、溶出量が判定基準以下であることを確認して埋立処分する。」

水銀化合物（例外あり）

4 燃焼隔離法　重要度 ★★

燃焼させた後、沈殿濾過（ろか）し、セメントで固めて環境中に溶出しないようにしてから、埋立処分する方法です。

「アフターバーナー及びスクラバー（洗浄液にアルカリ液）を具備した焼却炉の火室へ噴霧し焼却する。洗浄液に消石灰、ソーダ灰等の水溶液を加えて処理し、沈殿濾過し、さらに焼却灰と共にセメントを用いて固化する。溶出試験を行い、溶出量が判定基準以下であることを確認して埋立処分する。」

四アルキル鉛

よく出題されています。しっかり覚えておきましょう。

5 酸化隔離法　重要度 ★★

酸化分解させた後、沈殿濾過し、セメントで固めて環境中に溶出しないようにしてから、埋立処分する方法です。

「多量の次亜塩素酸塩水溶液を加えて分解させた後、消石灰、ソーダ灰等を加えて処理し、沈殿濾過し、さらにセメントを加えて固化し、溶出試験を行い、溶出量が判定基準以下であることを確認して埋立処分する。」

四アルキル鉛

5-8 沈殿法

毒性の低い金属の化合物の廃棄法でもある沈殿法について見ていきます。また、毒性の低い金属にはどのようなものがあるのかも含めて、理解してください(一部例外的なものもあります)。

1 沈殿法とは　重要度 ★★★

沈殿法で処理するのは、銀(Ag)、バリウム(Ba)、ニッケル(Ni)、錫(Sn)、アンチモン(Sb)、バナジウム(V)などの毒性が低い金属を含む化合物と弗化水素酸、硅弗化水素酸[半金属の硅素(Si)を含む]、硼弗化水素酸[半金属の硼素(B)を含む]などです。なお、クロム(Cr)のうち、六価クロム(Cr^{6+})は毒性の高い金属ですが、セメントで固化する処理が不適当なこともあり、還元沈殿法で処理します。詳しくは、還元沈殿法のところで説明します。

2 酸化沈殿法　重要度 ★

「多量の次亜塩素酸ナトリウム水溶液を用いて、酸化分解する。その後、過剰の塩素を亜硫酸ナトリウム水溶液等で分解させ、その後、硫酸を加えて中和し、沈殿濾過し埋立処分する。」
ニッケルカルボニル[$Ni(CO)_4$]

3 還元沈殿法　重要度 ★★★

「希硫酸に溶かし、還元剤(硫酸第一鉄等)の水溶液を過剰に用いて還元した後、消石灰、ソーダ灰等の水溶液で処理し、沈殿濾過する。溶出試験を行い、溶出量が判定基準以下であることを確認して埋立処分する。」
重クロム酸化合物(重クロム酸カリウム、重クロム酸ナトリウムなど)、クロム酸化合物(水溶性のもの)(クロム酸ナトリウムなど)、無水クロム酸

六価クロム(Cr^{6+})は毒性が高いので、還元剤で還元処理することにより毒性の低い三価クロム(Cr^{3+})とした後、アルカリ処理を行い、水酸化クロム

［$Cr(OH)_3$］の沈殿とします。また、アルカリ環境下（pH8.5以上）では水酸化クロムが少しずつ六価クロムに戻るので、クロム化合物ではセメントで固化する廃棄法は適切ではありません。これは出題頻度が非常に高い廃棄法です。特に重クロム酸カリウムの廃棄法として、よく出題されています。しっかり覚えておきましょう。

「水酸化ナトリウム水溶液に溶解し、希硫酸を加えて酸性とした後、還元剤（硫酸第一鉄、亜硫酸ナトリウム等）を過剰に加えて還元し、過剰の鉄化合物を加える。水酸化ナトリウム等のアルカリ溶液を加えて、水酸化鉄と共沈させ、沈殿濾過し、埋立処分する。」
五酸化バナジウム（V_2O_5）

4 分解沈殿法　重要度 ★

「水に溶かし、消石灰等の水溶液を加えて処理した後、希硫酸を加えて中和し、沈殿濾過して埋立処分する。」
硅弗化ナトリウム（Na_2SiF_6）

「多量の消石灰水溶液に撹拌しながら少量ずつ加えて中和し、沈殿濾過して埋立処分する。」
硅弗化水素酸（H_2SiF_6）

まれに出題されているのを見かけます。

「多量の塩化カルシウム水溶液に撹拌しながら少量ずつ加え、数時間加熱撹拌する。時々消石灰水溶液を加えて中和し、もはや溶液が酸性を示さなくなるまで加熱し、沈殿濾過して埋立処分する。」
硼弗化水素酸（HBF_4）

5 沈殿法　重要度 ★★

(1) 金属

「水に溶かし、食塩水を加えて沈殿濾過する。」
硝酸銀 ($AgNO_3$)

食塩水（塩化ナトリウム水溶液）と反応させることにより、塩化銀（AgCl）として沈殿させます。塩化銀は白色沈殿で、この反応は、鑑別法とも関連があります。

「水に溶かし、硫酸ナトリウムの水溶液を加えて処理し、沈殿濾過して埋立処分する。」
塩化バリウム ($BaCl_2$)

硫酸ナトリウムと反応させることにより、硫酸バリウム（$BaSO_4$）として沈殿させます。硫酸バリウムは白色沈殿で、この反応は、鑑別法とも関連があります。

「水に溶かし、硫化ナトリウム水溶液を加えて沈殿させ、濾過して、埋立処分する。」
三塩化アンチモン ($SbCl_3$)

硫化ナトリウムと反応させることにより、硫化アンチモン（Sb_2S_3）として沈殿させます。

「多量の水に溶かし、消石灰、（ソーダ灰等）の水溶液を加えて処理し、沈殿濾過して埋立処分する。」
硫酸（第二）銅、塩化（第二）銅、無機錫塩類（液体のもの）

(2) 非金属

「多量の消石灰水溶液中に吹き込んで吸収させ、中和し、沈殿濾過して埋立処分する。」
弗化水素 (HF)

消石灰と反応させて、弗化カルシウム（CaF_2）として沈殿させます。「吹き込んで」という語から、処理したい薬物が気体であることがわかります。

「多量の消石灰水溶液に撹拌しながら少量ずつ加えて中和し、沈殿濾過して埋立処分する。」
弗化水素酸（HFの水溶液）

消石灰と反応させて、弗化カルシウム（CaF_2）として沈殿させます。

コラム　活性汚泥法と燃焼法で処理できる毒物劇物について

活性汚泥法についての説明は次ページに記載していますが、ここでは活性汚泥法と燃焼法で処理できる毒物劇物について、少し書きたいと思います。

活性汚泥法で処理できる毒物劇物は、次ページで紹介しているもの以外にも数多くあります。アクリルニトリル、アクロレイン、アニリン、クレゾール、酢酸エチル、トルイジン、フェノール、メタノールなど、挙げればきりがありません。燃焼法でも同じことがいえ、これらの方法で廃棄できる毒物劇物を個別に覚えていくことは、あまり効率がよいとはいえません。これを見て気づいた方もいらっしゃると思いますが、いずれも有機化合物ですね。

有機化合物は共有結合を基本の結合とする炭素化合物で、炭素（C）、水素（H）、酸素（O）を基本の構成元素として持ちます。無機化合物のように構成元素はそれほど多くはありませんが、その種類は無機化合物に比べて、とても多いのが特徴です。ここでは、廃棄法で出題される多くの有機化合物は燃焼法、活性汚泥法で処理できることを頭に入れておいてください（ただし、例外も多くあります）。このくらいの理解でも、試験で役に立つのではないかと思います。

ちなみに活性汚泥法は好気性微生物や原生動物による化学物質の処理法ですが、そもそもこれら微生物自身が有機体であり、有機物を利用して生きているのですから、これら微生物が有機物の毒物劇物を分解できるというのもなんとなく理解できますね。

Check!   

5-9 活性汚泥法

活性汚泥法は今まで見てきた物理・化学的な廃棄法とは違い、微生物を利用した生物学的な廃棄法です。具体的な処理方法を覚える必要はありませんが、活性汚泥法という言葉だけでも覚えておいてください。

1 活性汚泥法 重要度 ★

活性汚泥法(かっせいおでい)は生物学的廃水処理法の1つで、好気性微生物作用で廃水中の汚れを分解処理する方法です。廃水中に空気を通じ(曝気)、微生物の作用により有機物を分解させます。繁殖した微生物は凝集してフロック状の汚泥となり、これを沈降分解すると廃水は透明な処理液となります。活性汚泥法は有機物の処理だけでなく、微生物を有害物質に馴養させることにより、有害物質の処理にも応用が可能です。

「多量の水酸化ナトリウム水溶液[20%(w/v)以上]に吹き込んだ後、多量の水で希釈して活性汚泥槽で処理する。」
シアン化水素(HCN)

「ナトリウム塩とした後、活性汚泥で処理する。」
蓚酸[$(COOH)_2 \cdot 2H_2O$]

「多量の水に少量ずつガスを吹き込み溶解し希釈した後、少量の硫酸を加えエチレングリコールに変え、アルカリ水で中和し、活性汚泥で処理する。」
エチレンオキシド

その他、アクリルニトリルやアニリンなども活性汚泥法で処理できます。

▼エチレンオキシド

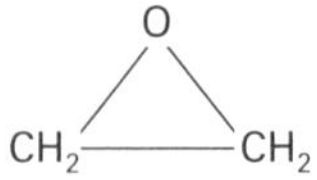

章末問題

▶問題1

次の薬物の廃棄法として適切なものを選びなさい。

①クロルピクリン　②重クロム酸カリウム　③硝酸
④水銀　⑤トルエン

a) 回収法　b) 中和法　c) 燃焼法　d) 分解法　e) 還元沈殿法

▶問題2

次の薬物の廃棄法として適切なものを選びなさい。

①過酸化ナトリウム　②過酸化尿素　③四アルキル鉛
④臭素　⑤フェノール

a) 希釈法　b) 中和法　c) アルカリ法　d) 酸化隔離法　e) 燃焼法

▶問題3

次の文は薬物の廃棄法に関する記述である。適切な薬物を選びなさい。

①硅藻土等に吸収させて、開放型の焼却炉で少量ずつ焼却する。
②多量の水で希釈し、還元剤（チオ硫酸ナトリウム水溶液など）の溶液を加えた後、中和する。その後、多量の水で希釈して処理する。
③希硫酸に溶かし、還元剤（硫酸第一鉄等）の水溶液を過剰に用いて還元した後、消石灰、ソーダ灰等の水溶液で処理し、沈殿濾過する。溶出試験を行い、溶出量が判定基準以下であることを確認して埋立処分する。
④多量の次亜塩素酸塩水溶液を加えて分解させた後、消石灰、ソーダ灰等を加えて処理し、沈殿濾過し、さらにセメントを加えて固化し、溶出試験を行い、溶出量が判定基準以下であることを確認して埋立処分する。
⑤スクラバーを具備した焼却炉の中で、乾燥した鉄製容器を用い、油または油を浸した布等を加えて点火し、鉄棒で時々攪拌して完全に燃焼させる。残留物は放冷後、水に溶かし、希硫酸等で中和する。

a) キシレン　b) 四アルキル鉛　c) 重クロム酸カリウム　d) 臭素　e) ナトリウム

▶問題4

次の文は薬物の廃棄法に関する記述である。適切な薬物を選びなさい。

①多量の水で希釈して処理する。
②水で希薄な水溶液とし、酸（希塩酸、希硫酸など）で中和させた後、多量の水で希釈して処理する。
③木粉（おが屑）等に吸収させて焼却炉で焼却する。
④水酸化ナトリウム水溶液でアルカリ性とし、高温加圧下で加水分解する。
⑤多量の消石灰水溶液に撹拌しながら少量ずつ加えて中和し、沈殿濾過して埋立処分する。

a）アンモニア水　b）過酸化水素　c）クレゾール　d）シアン化カリウム
e）弗化水素酸

▶問題5

次の文は薬物の廃棄法に関する記述である。適切な薬物を選びなさい。

①そのまま再生利用するため蒸留する。
②廃ガス水洗設備及び必要があればアフターバーナーを具備した焼却設備で焼却する。
③少量の界面活性剤を加えた亜硫酸ナトリウムと炭酸ナトリウムの混合溶液中で、撹拌し分解させた後、多量の水で希釈して処理する。
④水に溶かし、食塩水を加えて沈殿濾過する。
⑤徐々にソーダ灰または消石灰の撹拌溶液に加えて中和させた後、多量の水で希釈して処理する。消石灰の場合は上澄液のみを流す。

a）黄燐　b）クロルピクリン　c）硝酸　d）硝酸銀　e）砒素

解説と解答

問題1

①は液体、②は固体、③は液体、④は液体、⑤は液体です。
①クロルピクリンと問われたら、dの分解法です。
②重クロム酸カリウムは還元後、沈殿濾過しますので、eの還元沈殿法です。
③硝酸は強酸ですから、アルカリで中和するので、bの中和法です。
④水銀は再利用するために蒸留しますので、aの回収法です。
⑤トルエンは引火性液体ですから、直接火室へ噴霧するか、硅藻土に吸収させて燃焼させますので、cの燃焼法です。

解答 ①d　②e　③b　④a　⑤c

問題2

①は固体、②は固体、③は液体、④は液体、⑤は固体です。
①過酸化ナトリウムは、酸で中和するので、bの中和法です。
②過酸化尿素は多量の水で希釈して処理しますから、aの希釈法です。
③四アルキル鉛は有機鉛化合物です。鉛は毒性のある金属ですから、dの酸化隔離法です。
④臭素の廃棄法はアルカリ法か還元法です。ここでは、cのアルカリ法です。
⑤フェノールは燃えやすいものと混ぜ、燃焼させますので、eの燃焼法です。

解答 ①b　②a　③d　④c　⑤e

問題3

aは液体、bは液体、cは固体、dは液体、eは固体です。
①硅藻土等に吸収させて燃焼させますので、燃えやすい薬物です。よって、引火性液体であるaのキシレンです。
②チオ硫酸ナトリウム等の還元剤で、廃棄したい薬物を還元させているので、還元法で処理するdの臭素です。
③硫酸第一鉄等の還元剤で処理した後に沈殿濾過しますので、還元沈殿法で処理するcの重クロム酸カリウムです。
④次亜塩素酸水溶液で酸化分解し、最終的にセメントで固化していますので、酸化隔離法です。よって、毒性のある金属の鉛を含むbの四アルキル鉛です。
⑤eのナトリウムです。ここでの残留物は水酸化ナトリウムで、希硫酸で中和します。「鉄棒」をキーワードとしてよいでしょう。

解答 ①a　②d　③c　④b　⑤e

▶問題4

aは液体、bは液体、cは固体または液体、dは固体、eは液体です。

①多量の水で希釈する希釈法で処理するのは、bの過酸化水素です。

②酸で中和する中和法で処理しているので、廃棄したい薬物はアルカリです。よって、aのアンモニア水です。

③木粉（おが屑）等に吸収させて燃焼させるのは燃えづらい薬物です（燃焼法で処理する薬物は有機化合物が多い）。よって、cのクレゾールになります。

④まずは液性をアルカリ性として、シアン化水素の発生を防いでから、処理しているので、廃棄したい薬物はdのシアン化カリウムです。

⑤eの弗化水素酸です。アルカリで中和しているので、廃棄したい薬物は酸です。また、弗化水素酸は弗化カルシウムとして沈殿濾過して廃棄します。

解答 ①b　②a　③c　④d　⑤e

▶問題5

aは固体、bは液体、cは液体、dは固体、eは固体です。

①回収法ですから、eの砒素です。

②黄燐以外では「廃ガス水洗設備」という用語を使った出題は見たことがないので、黄燐の廃棄法のキーワードとしてもよいでしょう。よって、aの黄燐です。黄燐を燃焼させると有毒な五酸化燐等が発生するので、廃ガス水洗設備等が必要になります。

③これは、bのクロルピクリンの廃棄法である分解法の記述です。極めてよく出題されます。「界面活性剤」がキーワードです。

④食塩水を加えて塩化銀として沈殿させ、沈殿濾過するので、dの硝酸銀です。

⑤cの硝酸です。アルカリで中和しているので、廃棄したい薬物は酸です。

解答 ①e　②a　③b　④d　⑤c

第6章

漏洩時の応急措置

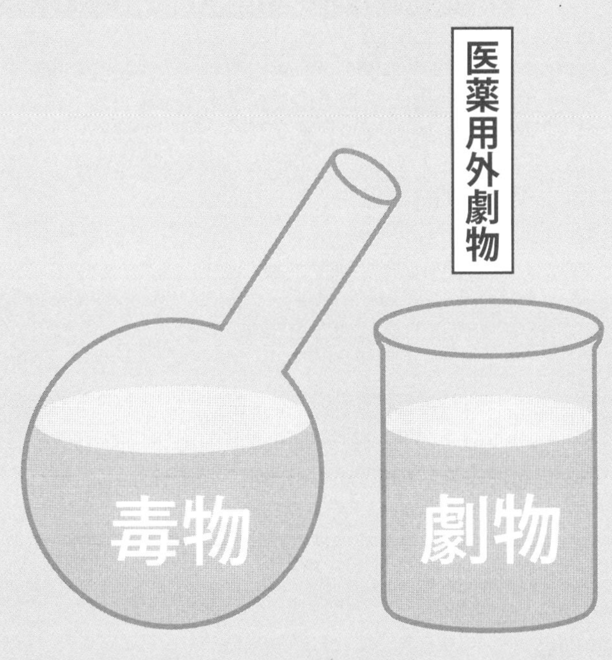

Check!   

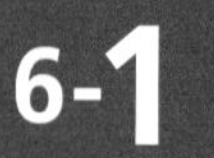

6-1 漏洩(ろうえい)時の応急措置

毒物劇物の運搬事故時における応急措置(漏洩時の応急措置)について学びます。漏洩時の措置が出題されることはあまりありませんが、念のために確認しておきましょう。

1 はじめに

「性質及び貯蔵その他の取扱方法」で、「毒物劇物の運搬事故時における応急措置(漏洩時の応急措置)」が出題されるケースは非常に少ないのですが、都道府県によっては毎年のように出題されている場合もあります。漏洩時の応急措置は毒物劇物の性状や廃棄法と関連がありますので、ポイントさえつかめばそれほど苦労なく理解できると思います。また、漏洩時の応急措置の問題を解く際にも、その毒物劇物の常温での状態がわかっていることは、選択肢を絞り込むのに非常に有効です。

なお、太字は要点、試験では「　」内のような文章で出題されています。「　」内の下線は、その毒物劇物の応急措置のキーワードです。

2 漏洩時の応急措置(総論)

これから漏洩時の応急措置について、学んでいきます。これから記載する個々の毒物劇物に対する応急措置の方法については、次の基本的な対応を行った上で実施するものとします。

●基本的な対応

「漏洩時の応急措置は、作業にあたっては風下の人を退避させ、周辺の出入り禁止、保護具の着用、風下での作業を行わないことや濃厚な廃液が河川等に排出されないよう注意する。」

漏洩時の応急措置の多くは、「毒物劇物を空容器に回収」です。また、出題される個々の毒物劇物の漏洩時の応急措置を見る際に、次の点に注意して見ることで、物質の絞り込みが可能です。

■ポイント

- **漏洩した物質が固体の場合**

  「漏洩したものは空容器にできるだけ回収して～」、「拾い集めて～」
- **漏洩した物質が液体の場合**

  「漏洩した液は土砂等でその流れを止め～」
- **漏洩した物質が気体、液化ガスまたは気体にとてもなりやすい物質の場合**

  「漏洩したボンベ等を～」

  一部の例外はありますが、多くは常温での状態を推測することができます。

3 水で希釈　重要度 ★★

「漏えいした液は土砂等でその流れを止め、安全な場所に導き、多量の水を用いて十分に希釈して洗い流す。」

過酸化水素水（H_2O_2の水溶液）、液化アンモニア（NH_3）、アンモニア水（NH_3の水溶液）、ホルマリン［ホルムアルデヒド（HCHO）の水溶液］、メタノール（CH_3OH）

多量の水で洗い流して処理をします。過酸化水素の廃棄法は希釈法でしたから、これはわかりやすい表現です。液化アンモニア、アンモニア水、ホルマリンについては、アンモニア、ホルムアルデヒドが水に溶けやすい気体であることから、理解しやすいのではないでしょうか。

なお、液化アンモニア、アンモニア水が濃厚な場合は、アンモニアガスの空気中への飛散を抑えるためにむしろで覆うこともあります。メタノールは引火性液体ですが、水によく溶けますので、希釈して洗い流します。

4 水に溶かす　重要度 ★

「飛散したものはできるだけ空容器に回収する。回収したものは、発火のおそれがあるので速やかに多量の水に溶かして処理する。回収した後は多量の水を用いて洗い流す。」

過酸化ナトリウム（Na_2O_2）

過酸化ナトリウムは、発火の危険性のある劇物です。水と反応して、酸素と水酸化ナトリウムになります。

「漏えいしたボンベ等を多量の水に容器ごと投入してガスを吸収させ、処理し、その処理液を多量の水で希釈して流す。」
エチレンオキシド（酸化エチレン）（C_2H_4O）

エチレンオキシドは水に溶けやすい気体です。気体ですから、一般にボンベに入れて、貯蔵・運搬します。

5 水で覆う　重要度 ★★

「漏出した薬物の表面を速やかに土砂または多量の水で覆い、水を満たした空容器に回収する。」
黄燐（P_4）

黄燐は空気中で発火する毒物ですから、水で覆う必要があります。貯蔵法では水中保存です。

「漏えいした液は土砂等でその流れを止め、安全な場所に導き水で覆った後、土砂等に吸収させて空容器に回収し、水封（すいふう）後密栓する。その後を多量の水を用いて洗い流す。」
二硫化炭素（CS_2）

二硫化炭素は非常に揮発しやすい引火性液体ですが、比重が水よりも大きく（比重1.26）、水に溶けないので、水で覆います。貯蔵法でも、いったん開封したものは蒸留水で液面を覆います。

6 灯油または流動パラフィンの入った容器に回収　重要度 ★★★

「露出したものは速やかに拾い集めて、灯油または流動パラフィンの入った容器に回収する。」
ナトリウム（Na）、カリウム（K）

ナトリウム、カリウムの貯蔵法は、石油中保存です。漏洩時の応急措置でも、灯油または流動パラフィンの入った容器に回収して、空気や水に触れないようにします。ちなみに流動パラフィンとは灯油と同じように石油中に含まれているもので、石油の分留によって取り出されます。

「漏えいした液は速やかに乾燥した砂等に吸着させて、灯油または流動パラフィンの入った容器に回収する。」

カリウムナトリウム合金

カリウムナトリウム合金は液体で、ナトリウム等と同様の応急措置をします。

7 酸で中和　重要度 ★★

「漏えいした液は土砂等でその流れを止め、土砂等に吸着させるか、又は安全な場所に導いて多量の水をかけて洗い流す。必要があれば更に中和し、多量の水を用いて洗い流す。」

水酸化ナトリウム水溶液（NaOHの水溶液）、水酸化カリウム水溶液（KOHの水溶液）

アルカリの廃棄法のときのように酸で中和とは記載されることはなく、単に中和と書かれているだけのことが多いようです。また、水酸化ナトリウムと水酸化カリウムは固体ですが、水溶液として出題されています。

8 アルカリで中和　重要度 ★★

「漏えいした薬物は土砂等で～、消石灰、ソーダ灰等で中和し、多量の水を用いて洗い流す。」

塩酸（HClの水溶液）、硝酸（HNO_3）、硫酸（H_2SO_4）、発煙硫酸（$H_2SO_4 + SO_3$）、クロルスルホン酸（HSO_3Cl）

これらの酸、酸性物質（液体）の漏洩時の応急措置は、消石灰やソーダ灰等のアルカリで中和することです。

「漏えいした液は、ある程度水で徐々に希釈した後、消石灰、ソーダ灰等で中和し、多量の水を用いて洗い流す。」
臭化水素酸（ブロム水素酸）（HBrの水溶液）、沃化水素酸（ヨード水素酸）（HIの水溶液）、弗化水素酸（HFの水溶液）

これらもアルカリで中和しますが、弗化水素酸の場合には、さらに発生する弗化水素のガスを霧状の水で吸収させます（中和と書いていない場合あり）。

「漏えいした液は土砂等に吸収させて空容器に回収し～（中略）～、消石灰、ソーダ灰等で中和し、多量の水を用いて洗い流す。」
ジクロル酢酸（$CHCl_2COOH$）

ジクロル酢酸は液体ですが、できるだけ空容器に回収した後、そのあとをアルカリで中和します。

「飛散したものは速やかに掃き集めて空容器に回収し～（中略）～、消石灰、ソーダ灰等で中和し、多量の水を用いて洗い流す。」
モノクロル酢酸（$CH_2ClCOOH$）、トリクロル酢酸（CCl_3COOH）

モノクロル酢酸、トリクロル酢酸は固体です。こちらもできるだけ空容器に回収した後、そのあとをアルカリで中和します。

「漏えいした液は土砂等でその流れを止め、安全な場所に導き、重炭酸ナトリウムまたは炭酸ナトリウムと水酸化カルシウムからなる混合物の水溶液で注意深く中和する。」
ホスゲンを含有する製剤（$COCl_2$を含有する製剤）

ホスゲンは水と反応して、二酸化炭素と塩化水素に分解します。こちらは消石灰、ソーダ灰等ではなく、重炭酸ナトリウムまたは炭酸ナトリウムと水酸化カルシウムの混合液を中和に用います。いずれにせよ、アルカリで中和することに変わりありません。

9 むしろ、シート等で覆う　重要度 ★★

「漏えい箇所や漏えいした液には消石灰を十分に散布し、むしろ、シート等をかぶせ、その上からさらに消石灰を散布して吸収させる。～（以下略）」

液化塩素（Cl_2）、臭素（Br_2）

液化塩素は塩素（黄緑色気体）を液化したもの、臭素は揮発しやすい赤褐色の重い液体です。いずれもガスが発生しやすいので、むしろやシートをかぶせて、ガスの発生を抑えます。

10 水酸化ナトリウム等でアルカリ性とする　重要度 ★★★

「漏えいしたボンベ等を多量の水酸化ナトリウム水溶液（20w/v％以上）に容器ごと投入してガスを吸収させ、さらに酸化剤（次亜塩素酸ナトリウム、晒粉（さらしこ）等）の水溶液で酸化処理を行い、多量の水で洗い流す。」

シアン化水素（HCN）

シアン化水素は沸点が25.7℃で、常温では液体ですが、気体に非常になりやすい毒物です。水酸化ナトリウム水溶液で液性をアルカリ性にすることにより、シアン化水素ガスの発生を防ぎ、次いで酸化剤で酸化分解します。

「飛散したものは空容器にできるだけ回収し～（中略）～、その後に水酸化ナトリウム、ソーダ灰等の水溶液を散布してアルカリ性（pH11以上）として、さらに酸化剤（次亜塩素酸ナトリウム、晒粉等）の水溶液で酸化処理を行い、多量の水で洗い流す。」

シアン化合物（オキシシアン化第二水銀を含む）

シアン化合物の場合もまずは水酸化ナトリウム等で液性をアルカリ性とすることにより、シアン化合物からのシアン化水素の発生とシアンガスの空気中への飛散を防止します。次いで酸化剤で酸化分解します。

11 水酸化ナトリウムと酸化剤の混合溶液で処理　重要度 ★★

「漏えいしたボンベ等を多量の水酸化ナトリウム水溶液と酸化剤（次亜塩素酸ナトリウム、晒粉等）の水溶液の混合溶液に容器ごと投入してガスを吸収させ酸化処理し～（以下略）」

セレン化水素（SeH_2）、燐化水素（ホスフィン）（PH_3）、水素化砒素（アルシン、砒化水素）（AsH_3）、ジボラン（B_2H_6）

これらの気体も水酸化ナトリウムで液性をアルカリ性としてガスの発生を抑え、それと同時に酸化剤で酸化分化します。

12 アルカリで加水分解　重要度 ★

「漏えいした液は土砂等でその流れを止め、安全な場所に導き、空容器にできるだけ回収し、その後を消石灰等の水溶液を用いて処理して、多量の水を用いて洗い流す。洗い流す場合には中性洗剤等の分散剤を使用して洗い流す。」

EPN、DDVP（ジクロルボス）、エチルチオメトン、ダイアジノン

これらはいずれも有機燐製剤です。有機燐製剤は、アルカリで加水分解しやすい物質が多いようです。ここでは、アルカリで加水分解させるので、「処理」という表現になっています。アルカリで中和する場合には、当然「中和」と表現されます。違いを意識して、注意しましょう。また、中性洗剤等の分散剤を使用するところもキーワードとして覚えておいてください。

13 泡で覆う　重要度 ★★

「漏えいした液は土砂等でその流れを止め、安全な場所に導き、液の表面を泡で覆い、できるだけ空容器に回収する。」

トルエン（$C_6H_5CH_3$）、キシレン［$C_6H_4(CH_3)_2$］、酢酸エチル（$CH_3COOC_2H_5$）、メチルエチルケトン（$CH_3COC_2H_5$）

これらはいずれも水に溶けないか、水にあまり溶けない引火性液体で、比重が水よりも小さい物質です。そのため、揮発を防ぐために液表面を泡で覆い、揮発を防ぎます。

14 硫酸第一鉄等で処理 重要度 ★★★

「飛散したものは空容器にできるだけ回収し、その後を還元剤（硫酸第一鉄等）の水溶液を散布して、消石灰、ソーダ灰等の水溶液を用いて処理した後、多量の水を用いて洗い流す。」

重クロム酸塩（$-Cr_2O_7$）、クロム酸塩（Pb、Baを除く）（$-CrO_4$）、無水クロム酸（CrO_3）

これらの物質の廃棄方法が還元沈殿法であったことからも推測できますが、応急措置でも還元剤（硫酸第一鉄等）で処理をして、有毒な六価クロム（Cr^{6+}）を毒性の低い三価クロム（Cr^{3+}）に変化させ、アルカリにより水酸化クロム［$Cr(OH)_3$］として処理します。これらは強力な酸化剤ですから、還元処理することも納得できます。

「飛散したものは空容器にできるだけ回収し、そのあとを還元剤（硫酸第一鉄等）の水溶液を散布して、水酸化カルシウム、無水炭酸ナトリウム等の水溶液で処理し、多量の水を用いて洗い流す。」

亜塩素酸ナトリウム（$NaClO_2$）

この物質も強力な酸化剤ですから、還元剤で処理します。

「飛散したものは空容器にできるだけ回収し、そのあとを硫酸第一鉄の水溶液を加えて処理して、多量の水を用いて洗い流す。」

硫化バリウム（BaS）

硫酸第一鉄の水溶液で、硫酸バリウムと硫化鉄にして処理します。

15 硫酸第二鉄等で処理 重要度 ★★

「飛散したものは空容器にできるだけ回収し、その後を硫酸第二鉄等の水溶液を散布して、消石灰、ソーダ灰等の水溶液を用いて処理した後、多量の水を用いて洗い流す。」

砒素（As）、亜砒酸（三酸化二砒素）（As_2O_3）

砒素と亜砒酸は、硫酸第二鉄等を用いて処理します。

16 食塩水で処理　重要度 ★★

「飛散したものは空容器にできるだけ回収し、そのあとを食塩水を用いて塩化銀として、多量の水を用いて洗い流す。」

硝酸銀（$AgNO_3$）、硫酸銀（Ag_2SO_4）

食塩水（NaClの水溶液）を用いて、水に不溶性の塩化銀（AgCl）の沈殿とします。塩化銀と書いてあればわかりやすいのですが、なくても判断できるようにしましょう。ちなみに塩化銀は白色沈殿で、鑑別法でまた出てきます。

17 硫酸ナトリウムで処理　重要度 ★

「飛散したものは空容器にできるだけ回収し、そのあとを硫酸ナトリウムの水溶液を用いて処理し、多量の水を用いて洗い流す。」

塩化バリウム（$BaCl_2$）、硝酸バリウム［$Ba(NO_3)_2$］

硫酸ナトリウム（Na_2SO_4）水溶液を用いて、水に不溶性の硫酸バリウム（$BaSO_4$）の沈殿とします。ちなみに硫酸バリウムは白色沈殿で、塩化銀と同じように鑑別法でまた出てきます。

18 蒸発させる　重要度 ★

「漏えいしたときは、土砂等でその流れを止め、液が拡がらないようにして蒸発させる。」

塩化メチル（クロルメチル）（CH_3Cl）、臭化メチル（ブロムメチル）（CH_3Br）

いずれも常温では気体の物質ですが、通常、圧縮して液化しています。ここではボンベ等という用語が出てきませんが、液化している訳ですから、漏洩時に蒸発させます。

19 爆発を防ぐ　重要度 ★

「飛散したものは空容器にできるだけ回収し、そのあとを多量の水を用いて洗い流す。なお、回収の際は飛散したものが乾燥しないよう、適量の水を散布して行い、また、回収物の保管、輸送に際しても十分に水分を含んだ状態を保つようにする。用具及び容器は金属製のものを使用してはならない。」

ピクリン酸［$C_6H_2(OH)(NO_2)_3$］

乾燥状態では摩擦、衝撃等により爆発するおそれがあるので、水分を含んだ状態を保つようにします。

20 その他　重要度 ★

「漏えいした液は土砂等でその流れを止め、安全な場所に導き、空容器にできるだけ回収し、そのあとを多量の水を用いて洗い流す。洗い流す場合には中性洗剤等の分散剤を使用して洗い流す。」

クロロホルム（$CHCl_3$）、四塩化炭素（CCl_4）

できるだけ空容器に回収します。これらは揮発性の不燃性液体で、水に溶けません。そのため、有機燐製剤のときにも記載されていましたが、そのあとを中性洗剤等の分散剤で処理するのです。つまり、これらの物質は油のようなものなので、水と混じり合いません。それを界面活性剤である中性洗剤を使って混じり合うようにして、洗い流します。

「漏えいしたボンベ等の漏出箇所に木栓等を打ち込み、できるだけ漏出を止め、更に濡れた布等で覆った後、できるだけ速やかに専門業者に処理を委託する。」

メチルアミン（CH_3NH_2）、ジメチルアミン［$(CH_3)_2NH$］

ガスの漏出を止め、専門業者に処理を委託するというつかみどころのない応急措置法です。

章末問題

以下の問題に出題されている漏洩時の措置については、風下の人を退避させ、周辺の立入りを禁止、保護具の着用、風下での作業を行わないことや濃厚な廃液が河川等に排出されないよう注意する等の基本的な対応の上に実施する措置とする。

問題1

☑ ☑ ☑

次の薬物について、最も適切な漏えい時の措置を選びなさい。

①クロム酸ナトリウム　②水酸化ナトリウム水溶液　③シアン化カリウム
④硝酸　⑤砒素

a) 漏えいした液は土砂等でその流れを止め、土砂等に吸着させるか、または安全な場所に導いて多量の水をかけて洗い流す。必要があれば更に中和し、多量の水を用いて洗い流す。
b) 飛散したものは空容器にできるだけ回収する。砂利等に付着している場合は砂利等を回収し、そのあとに水酸化ナトリウム、ソーダ灰等の水溶液を散布してアルカリ性（pH11以上）とし、さらに酸化剤（次亜塩素酸ナトリウム、晒粉等）の水溶液で酸化処理を行い、多量の水で洗い流す。
c) 漏えいした液は土砂等でその流れを止め、これに吸着させるか、または安全な場所に導いて遠くから徐々に注水してある程度希釈した後、消石灰、ソーダ灰等で中和し多量の水を用いて洗い流す。
d) 飛散したものは空容器にできるだけ回収し、そのあとを硫酸第一鉄等の水溶液を散布し、消石灰、ソーダ灰等の水溶液を用いて処理した後、多量の水を用いて洗い流す。
e) 飛散したものは空容器にできるだけ回収し、そのあとを硫酸第二鉄等の水溶液を散布し、消石灰、ソーダ灰等の水溶液を用いて処理した後、多量の水を用いて洗い流す。

▶問題2

✓ ✓ ✓

次の薬物について、最も適切な漏えい時の措置を選びなさい。

①塩化バリウム　②黄燐　③過酸化水素水　④ナトリウム　⑤弗化水素酸

a) 漏出した表面を速やかに土砂又は多量の水で覆い、水を満たした空容器に回収する。
b) 漏えいした液は土砂等でその流れを止め、安全な場所に導き、できるだけ空容器に回収し、そのあとを徐々に注水して、ある程度希釈した後、消石灰等の水溶液で処理し、多量の水を用いて洗い流す。発生するガスは霧状の水をかけて吸収させる。
c) 速やかに拾い集めて、灯油又は流動パラフィンの入った容器に回収する。砂利、石等に付着している場合は砂利等ごと回収する。
d) 飛散したものは空容器にできるだけ回収し、そのあとを硫酸ナトリウムの水溶液を用いて処理し、多量の水を用いて洗い流す。
e) 漏えいした液は土砂等でその流れを止め、安全な場所に導き、多量の水を用いて十分に希釈して洗い流す。

▶問題3

✓ ✓ ✓

次の薬物について、最も適切な漏えい時の措置を選びなさい。

①カリウムナトリウム合金　②シアン化水素　③ジメチルアミン
④臭化メチル　⑤ピクリン酸

a) 漏えいした液は、速やかに乾燥した砂等に吸収させて、灯油又は流動パラフィンの入った容器に回収する。汚染された場所の土砂等も同様に回収する。この際、発火の危険性が大きいので、周囲の水、可燃物は速やかに取り除く。
b) 漏えいしたボンベ等を多量の水酸化ナトリウム水溶液（20w/v%以上）に容器ごと投入してガスを吸収させ、さらに酸化剤（次亜塩素酸ナトリウム、晒粉等）の水溶液で酸化処理を行い、多量の水で洗い流す。
c) 飛散したものは空容器にできるだけ回収し、そのあとを多量の水を用いて洗い流す。なお、回収の際は飛散したものが乾燥しないよう、適量の水で散布して行い、また、回収物の保管、輸送に際しても十分に水分を含んだ状態を保つようにする。
d) 漏えいしたボンベ等の漏出箇所に木栓等を打ち込み、できるだけ漏出を止め、さらに濡れた布等で覆った後、できるだけ速やかに専門業者に処理を委託する。
e) 漏えいしたときは、土砂等でその流れを止め、液が拡がらないようにして蒸発させる。

▶問題4

次の薬物について、最も適切な漏えい時の措置を選びなさい。

①$CHCl_3$　②$CH_3COOC_2H_5$　③CH_3OH　④CS_2

a) 漏えいした液は土砂等でその流れを止め、安全な場所に導き、多量の水を用いて十分に希釈して洗い流す。
b) 漏えいした液は土砂等でその流れを止め、安全な場所に導き、空容器にできるだけ回収し、そのあとを多量の水を用いて洗い流す。洗い流す場合には中性洗剤等の分散剤を使用して洗い流す。
c) 漏えいした液は土砂等でその流れを止め、安全な場所に導き、液の表面を泡で覆い、できるだけ空容器に回収する。
d) 漏えいした液は土砂等でその流れを止め、安全な場所に導き水で覆った後、土砂等に吸収させて空容器に回収し、水封後密栓する。その後を多量の水を用いて洗い流す。

解説と解答

▶問題1

①は固体、②は液体、③は固体、④は液体、⑤は固体です。
aは液体、bは固体、cは液体、dは固体、eは固体の応急措置法です。

①クロム酸ナトリウムはクロム化合物で、硫酸第一鉄等で還元処理しますから、解答はdです。還元処理により、有毒な六価クロム(Cr^{6+})を毒性の低い三価クロム(Cr^{3+})にした後、アルカリ処理します。

②水酸化ナトリウム水溶液の漏洩時の措置は、aです。土砂等に吸着させるか、水で洗い流すのが基本ですが、必要があれば酸で中和します。しかし、中和するとは記載されていますが、酸で中和するとは記載されていないことが多いようです。いずれにせよ、中和という用語が出てきたら、酸またはアルカリが関わっていることを意識してください。

③シアン化カリウムは、酸と反応して猛毒なシアン化水素を発生します。シアン化水素の発生を防ぐために、まずは水酸化ナトリウムやソーダ灰等のアルカリで液性をアルカリ性にして、それから、シアン化カリウムを酸化分解しますので、解答はbです。ここでは、アルカリの散布は中和が目的ではないの

で、中和とは書かれていません。廃棄法の記述と非常に似ています。

④硝酸は強酸なので、土砂等に吸着させるか、水で希釈してから、消石灰やソーダ灰等のアルカリで中和しますので、解答はcです。

⑤砒素の漏洩時の措置では、硫酸第二鉄の水溶液を散布するのがその特徴になりますので、解答はeです。

解答 ①d　②a　③b　④c　⑤e

問題2

①は固体、②は固体、③は液体、④は固体、⑤は液体です。

aは状態を判断できない、bは液体、cは固体、dは固体、eは液体の応急措置法です。

①塩化バリウムは空容器にできるだけ回収し、そのあとを硫酸ナトリウムと反応させ、水に不溶性の硫酸バリウムとして処理をしますので、解答はdです。

②黄燐は非常に酸化されやすく、空気中では発火する固体ですから、貯蔵法では水中保存です。漏洩時の措置でも、酸化を防ぐために速やかにその表面を土砂または水で覆い、水を満たした空容器に回収しますので、解答はaです。

③過酸化水素水の廃棄法は希釈法でした。漏洩時の措置でも、同じように多量の水で希釈して処理しますから、解答はeです。

④ナトリウムは水と反応して水素を発生して、それが発火しますので、貯蔵法では石油中保存でした。漏洩時の措置でも、水に触れないように灯油または流動パラフィンの入った容器に回収しますので、解答はcです。

⑤弗化水素酸は弗化水素（気体）の水溶液（弱酸）で、空気中で発煙します。注水によりある程度希釈した後、消石灰等で処理しますので、解答はbです。ここでは中和とは書かれていませんが、中和のためと弗化カルシウムとして不溶化するために消石灰で処理します。

解答 ①d　②a　③e　④c　⑤b

問題3

①は液体、②は液体、③は気体、④は気体、⑤は固体です。

aは液体、bは気体、cは気体、dは液体、eは気体（液化ガス）の応急措置法です。

①カリウムナトリウム合金は液体で、カリウム、ナトリウムと似た性質があります。そのため、漏洩時は水と触れないように、乾燥した砂等に吸収させて、灯油または流動パラフィンの入った容器に回収しますから、解答はaです。

②シアン化水素の沸点は25.7℃で、非常に気体になりやすい液体です。そのため、ボンベや銅製シリンダー等で貯蔵、運搬します。漏洩時はシアン化水素ガス（水

によく溶ける）の発生をできるだけ防ぐために、ボンベごと多量の水酸化ナトリウム水溶液に投入してガスを吸収させた後、酸化分解しますので、解答はbです。

③ジメチルアミンは気体です。その漏洩時の措置は、ボンベ等の漏出箇所に木栓等を打ち込み、濡れた布等で覆ってガスの発生をできるだけ防ぎ、専門業者に処理を委託するという特有の方法ですから、解答はdです。

④臭化メチル（ブロムメチル）は気体で、圧縮冷却して液化して、ボンベ等で貯蔵、運搬します。液化ガスで水には溶けづらいので、液が拡がらないようにして蒸発させるので、解答はeです。

⑤ピクリン酸は摩擦、衝撃等により爆発する劇物ですから、漏洩時は乾燥しないように水を散布して、水分を充分に含んだ状態を保つようにするので、解答はcです。

解答　①a　②b　③d　④e　⑤c

▶問題4

①～④はすべて液体です。当然、a～dは液体の応急措置法です。

①クロロホルム（$CHCl_3$）は揮発しやすい不燃性液体です。水にはほとんど溶けない有機溶剤ですから、中性洗剤等の分散剤で水と混じり合うようにしてから、水で洗い流しますので、解答はbです。

②酢酸エチル（$CH_3COOC_2H_5$）は引火性液体で、比重は水よりも小さく、水には少しは溶けますが非水溶性です。そのため、漏洩時は可燃性蒸気の発生を防ぐために液面を泡で覆った後、空容器に回収しますから、解答はcです。

③メタノール（CH_3OH）は引火性液体ですが、水によく溶けるので、漏洩時は酢酸エチルとは違って、多量の水で希釈して処理しますので、解答はaです。

④二硫化炭素（CS_2）は酢酸エチルと同じように引火性液体ですが、比重が水よりも大きく、水には溶けません。そのため、引火性蒸気の発生を防ぐために水で液面を覆い、土砂等に吸収させてから空容器に回収して水封後密栓しますから、解答はdです。

解答　①b　②c　③a　④d

第7章

毒性・解毒剤

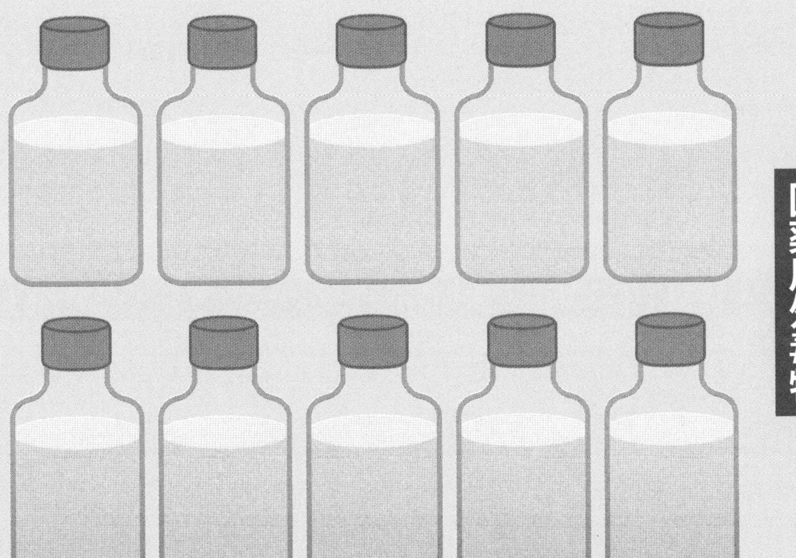

Check!   

7-1 毒物劇物の毒性

毒物劇物の毒性は、医学的な用語もあり、非常に読みづらい印象を受けるかもしれません。ここでは毒性の問題で出題されやすい毒物劇物とキーワードの組み合わせを覚えていきましょう。

1 毒性に関する医学用語

太字は要点、試験では「　」内のような文章で出題されています。「　」内の下線は、その毒物劇物の毒性のキーワードです。また、基本的な医学用語の説明を以下に記載しますので、参考にしてください。

チアノーゼとは、皮膚や粘膜が青紫色である状態をいいます。一般に血液中の酸素濃度が低下した際に爪床(そうしょう)や口唇周囲にあらわれやすく、医学的には毛細血管血液中の還元ヘモグロビン（デオキシヘモグロビン）が5g/dL以上で出現する状態を指します。

鼻カタルとは、空気中の塵埃や長期にわたる刺激性物質の刺激、副鼻腔炎(ふくびくうえん)が原因で起こる状態のことで、症状は主に鼻づまりと鼻汁です。

2 シアン化水素（HCN）　重要度 ★★

「極めて猛毒で、希薄な蒸気でもこれを吸入すると呼吸中枢を刺激して、ついで麻痺(まひ)させる。」

シアン化水素は極めて猛毒で、呼吸中枢を麻痺させます。シアン化合物が酸に触れ、加水分解されるとシアン化水素が発生しますので、同様な毒性を示します。とても重要です。

3 蓚酸(しゅうさん)［$(COOH)_2$・$2H_2O$］　重要度 ★★★

「血液中の石灰分を奪取し、神経系をおかす。急性中毒症状は、胃痛、嘔吐(おうと)、口腔、咽喉(いんこう)に炎症をおこし、腎臓がおかされる。」

「血液中の石灰分（カルシウム分）を奪う」と問われたら、蓚酸です。蓚酸は血液中の石灰分を奪いますから、その奪われた石灰分を補給するために、解毒剤としてカルシウム剤を使います。よく出題されます。

4 塩素酸カリウム(塩素酸塩類) 重要度 ★★★

「血液にはたらいて毒作用をするため、血液はどろどろになり、どす黒くなる。腎臓をおかされるため尿に血が混じり、尿の量が少なくなる。」

「血液がどろどろになり、腎臓がおかされる」と問われたら、塩素酸塩類です。

5 スルホナール[$(CH_3)_2C(SO_2C_2H_5)_2$] 重要度 ★

「嘔吐、めまい、胃腸障害、腹痛、下痢または便秘などをおこし、運動失調、麻痺、腎臓炎、尿量減退、ポルフィリン尿(尿が赤色を呈する)として現れる。」

スルホナールは、「ポルフィリン尿」をキーワードとして覚えておけばいいです。

6 ピクリン酸[$C_6H_2(OH)(NO_2)_3$] 重要度 ★★

「粉や蒸気を吸入して、眼、鼻、口腔などの粘膜、気管に障害をおこして、皮膚に湿疹を生ずることがある。多量に服用すると、嘔吐、下痢などをおこし、諸器官は黄色に染まる。」

ピクリン酸は黄色結晶ですから、器官が黄色に染まります。

7 メタノール(CH_3OH) 重要度 ★★★

「頭痛、めまい、嘔吐、下痢、腹痛などをおこし、致死量に近ければ麻酔状態になり、視神経がおかされ、目がかすみ、ついには失明することがある。」

「視神経がおかされる」と問われたら、メタノールです。とても重要ですから、しっかり覚えておきましょう。

8 トルエン($C_6H_5CH_3$) 重要度 ★★★

「蒸気の吸入により頭痛、食欲不振等が見られる。大量では緩和な大赤血球性貧血をきたす。麻酔性が強い。」

トルエンは揮発しやすい引火性液体ですが、その蒸気の吸入により頭痛、食欲不振等が見られます。また、大量の場合には大赤血球性貧血を起こしますが、この用語が出てこない問題文も多く見受けられますので、注意が必要です。「大量では～」が問題文に書かれていなくても、わかるようにしておきましょう。

9 アニリン（$C_6H_5NH_2$）　重要度 ★★

「血液毒であり、かつ神経毒であるので、血液に作用してメトヘモグロビンをつくり、チアノーゼをおこさせる。」

血液毒かつ神経毒であるのは、アニリンです。メトヘモグロビンをつくることも覚えておきましょう。

10 クロロホルム（$CHCl_3$）　重要度 ★★

「原形質毒である。脳の節細胞を麻痺（まひ）させ、赤血球を溶解する。」

原形質毒で脳の節細胞を麻痺させるのは、クロロホルムです。

11 四塩化炭素（CCl_4）　重要度 ★★

「揮発性蒸気の吸入などにより、はじめ頭痛、悪心などをきたし、また、黄疸（おうだん）のように角膜が黄色となり、次第に尿毒症様を呈し、はなはだしいときは死ぬこともある。」

四塩化炭素は、黄疸のように角膜が黄色になることを覚えておいてください。

12 アクリルアミド（$CH_2=CHCONH_2$）　重要度 ★

「高濃度の連続投与で、全身の振顫（しんせん）（振戦）、四肢麻痺、衰弱などの症状が現れる。」

アクリルアミドは神経毒です。振顫（振戦）とは、ふるえのことです。

13 ニトロベンゼン（$C_6H_5NO_2$）　重要度 ★

「皮膚、呼吸器、消化器などから吸収され、中毒症状は頭痛、めまいをおこすが、重いものは苦悶（くもん）、嘔吐、麻痺（まひ）、痙攣（けいれん）などをおこす。」

14 二硫化炭素（CS_2）　重要度 ★

「神経毒で、脳および神経細胞の脂肪変性をきたし、筋肉を萎縮（いしゅく）させ、かつ、溶血作用を呈する。」

15 黄燐（P_4）　重要度 ★

「非常に毒性が強い。内服では一般的に服用後暫時で胃部の疼痛（とうつう）、灼熱感、ニンニク臭のおくび、悪心、嘔吐をきたす。吐瀉物（としゃぶつ）はニンニク臭を有し、暗所では燐光を発する。」

黄燐はニンニク臭の固体ですから、内服時のおくび（げっぷ）や嘔吐したときの吐瀉物（げろ）が、ニンニク臭がするのもわかります。また、黄燐も燐ですから、燐光を発するのもうなずけます。

16 燐化亜鉛（Zn_3P_2）　重要度 ★

「嚥下（えんげ）吸入したときに、胃および肺で塩酸や水と反応してホスフィンを生成することにより中毒する。」

燐化亜鉛は燐を含む化合物です。ホスフィンが燐化水素であることがわかっていれば、胃酸や水分と反応してホスフィン（燐化水素）が発生することもわかるでしょう。

17 パラチオン（有機燐製剤） 重要度 ★★★

「血液中のアセチルコリンエステラーゼを阻害する。頭痛、めまい、縮瞳（しゅくどう）、吐き気、痙攣（けいれん）、麻痺をおこし、死亡する。」

パラチオンは有機燐製剤（有機燐化合物）です。有機燐製剤の毒性は、（アセチル）コリンエステラーゼの阻害です。縮瞳を起こすことも覚えておいてください。EPN、DDVP（ジクロルボス）、ダイアジノンなども同じ有機燐製剤（有機燐化合物）なので、同様の毒性があります。

18 モノフルオール酢酸ナトリウム（有機弗素化合物） 重要度 ★★

「哺乳動物ならびに人間にははなはだしい毒作用を呈するが、皮膚を刺激したり、皮膚から吸収されたりすることはない。主な中毒症状は激しい嘔吐が繰り返され、胃の疼痛（とうつう）を訴え、次第に意識が混濁し、てんかん性痙攣（けいれん）、脈拍の遅緩（ちかん）が起こり、チアノーゼ、血圧下降をきたす。死因は心臓障害による。TCAサイクル（アコニターゼ）を阻害する。」

モノフルオール酢酸ナトリウムは有機弗素化合物です。有機弗素化合物の毒性は、TCAサイクル阻害（TCAサイクル中のアコニターゼの働きを阻害）します。

19 ニコチン（硫酸ニコチン） 重要度 ★★

「猛烈な神経毒である。急性中毒では、よだれ、吐気、悪心、嘔吐があり、ついで脈拍緩徐不整（みゃくはくかんじょふせい）となり、発汗、瞳孔縮小、人事不省（じんじふせい）、呼吸困難、痙攣（けいれん）をきたす。慢性中毒では、咽頭（いんとう）・喉頭（こうとう）等のカタル、心臓障害、視力減弱、めまい、動脈硬化等をきたし、時として神経異常を引き起こすことがある。」

ニコチンは猛烈な神経毒で、急性中毒ではよだれが出ることを覚えておいてください。

20 砒素および砒素化合物　重要度 ★★

「急性中毒には二型あり、1つは麻痺（まひ）型で、意識喪失、昏睡（こんすい）、呼吸血管運動中枢の急性麻痺（まひ）をおこし、もう1つは胃腸型で、咽頭（いんとう）、食道等に熱灼の感をおこし、腹痛、嘔吐、口渇（こうかつ）などがあり、症状はコレラに似ている。」

砒素化合物の中毒症状では、コレラに似た症状を呈することを覚えておいてください。

21 セレンおよびセレン化合物　重要度 ★★

「急性中毒では、胃腸障害、神経過敏症、くしゃみ、肺炎、肝臓および脾臓の障害、低血圧、呼吸の衰弱等が見られる。慢性中毒では、著しい蒼白、息のニンニク臭、指・歯・毛髪等を赤くし、鼻出血、皮膚炎、うつ病、著しい衰弱等が見られる。」

セレンが体内に入った場合、慢性中毒では息がニンニク臭を帯び、指、歯、毛髪等を赤くします。これについて、覚えておいてください。

22 硫酸タリウム（Tl_2SO_4）　重要度 ★

「疝痛（せんつう）、嘔吐、震顫（しんせん）（振戦）、痙攣（けいれん）、麻痺（まひ）等の症状に伴い、次第に呼吸困難となり、虚脱症状となる。」

硫酸タリウムは、タリウム（Tl）が体内のカリウム（K）と置き換わることにより細胞毒性を示します。低カリウムなどにより、神経障害等を引き起こします。

23 ブロムメチル（臭化メチル）（CH_3Br）　重要度 ★

「普通の燻蒸濃度では臭気を感じないから、中毒をおこすおそれがあるので注意を要する。蒸気を吸入した場合の中毒症状としては、頭痛、眼や鼻孔の刺激、呼吸困難をきたす。」

ブロムメチルは気体で、通常、液化ガスの状態でボンベ等に保存されます。通常の燻蒸濃度では臭気を感じないので、中毒を起こしやすいことに注意しましょう。

24 クロルピクリン（CCl_3NO_2）　重要度 ★★

「吸入すると、分解しないで組織内に吸収され、各器官に障害を与える。血液に入ってメトヘモグロビンをつくり、また、中枢神経や心臓、眼結膜をおかし、肺にも相当強い障害を与える。」

クロルピクリンは揮発性で催涙性があり、蒸気として体内に入り込みやすいので、眼結膜や肺などの呼吸器に障害を与えるのもわかります。メトヘモグロビンをつくることも覚えておきましょう。また、クロルメチル（エチル）、ブロムメチル（エチル）もクロルピクリンと同様の中枢神経麻痺作用があります。

25 ホルマリン（HCHOの水溶液）　重要度 ★★

「蒸気は粘膜を刺激し、鼻カタル、結膜炎、気管支炎などをおこさせる。高濃度のものは、皮膚に対し壊疽（えそ）をおこさせ、しばしば湿疹を生じさせる。」

ホルマリンはホルムアルデヒド（気体）の水溶液で、催涙性があります。ホルマリンからホルムアルデヒドが発生して、呼吸器や粘膜に作用します。「鼻カタル」をキーワードとしておけばいいでしょう。

26 アクロレイン（$CH_2=CHCHO$）　重要度 ★★

「目と呼吸器を激しく刺激し、催涙性がある。また、皮膚を刺激し、気管支カタルや結膜炎をおこさせる。」

アクロレインは催涙性があります。揮発しやすいので呼吸器や粘膜に作用しやすく、気管支カタルをおこします。

27 アクリルニトリル（$CH_2=CHCN$）　重要度 ★

「粘膜刺激作用が強く、気道、目、消化器を刺激して、流涙（りゅうるい）その他の粘膜よりの分泌を促進させる。皮膚に接触すると水疱（すいほう）を発する。粘膜からの吸収は容易で、めまい、頭痛、悪心、嘔吐、下痢を訴え、意識喪失し、呼吸麻痺（まひ）で死亡する。」

アクリルニトリルは催涙性があり、揮発しやすいですから、呼吸器や粘膜を刺激します。

28 ブロムアセトン（CH_3COCH_2Br）　重要度 ★

「蒸気は眼を強く刺激し、催涙作用が強い。皮膚に触れると水疱を生じ、激痛を与える。」

ブロムアセトンは、催涙性が強いのが特徴です。

29 塩素（Cl_2）　重要度 ★★

「吸入により、窒息感、喉頭（こうとう）および気管支筋の硬直をきたし、呼吸困難におちいる。」

塩素は気体ですから、呼吸器に作用しやすいといえます。

30 臭素（Br_2）　重要度 ★

「揮発性が強く、かつ腐食作用が激しく、目や上気道の粘膜を強く刺激する。蒸気の吸入により、咳、鼻出血、めまい、頭痛等をおこし、眼球結膜の着色、発声異常、気管支炎、気管支喘息（ぜんそく）様発作等を見る。皮膚に付着すると激しくおかす。」

臭素は揮発性が強いので、呼吸器や粘膜に作用します。また、皮膚を激しく腐食します。

31 沃素（I_2）　重要度 ★★

「皮膚に触れると褐色に染め、その揮散する蒸気を吸入すると、めまいや頭痛を伴う一種の酩酊（めいてい）をおこす。」

沃素により、酩酊状態（酔った状態）になりますが、これをヨード熱といいます。

32 メチルエチルケトン（$CH_3COC_2H_5$）　重要度 ★

「吸入すると、眼、鼻、のどなどの<u>粘膜を刺激</u>する。高濃度で麻酔状態となる。」

メチルエチルケトンは揮発しやすく、粘膜刺激性があり、高濃度では麻酔作用があります。

33 キシレン［$C_6H_4(CH_3)_2$］　重要度 ★★

「吸入すると、目、鼻、のどを刺激する。高濃度で興奮、麻酔作用がある。」

キシレンは揮発しやすく、粘膜刺激性があり、高濃度では麻酔作用があります。

34 酢酸エチル（$CH_3COOC_2H_5$）　重要度 ★

「蒸気は粘膜を刺激し、持続的に吸入するときは肺、腎臓および心臓の障害をきたす。」

酢酸エチルは揮発しやすく、呼吸器に作用し、粘膜刺激性もあります。

35 アンモニア（NH_3）　重要度 ★★★

「吸入によりすべての露出粘膜の刺激症状を発し、咳、結膜炎、口腔、鼻、咽喉（いんとう）粘膜の発赤、高濃度では口唇、結膜の腫脹（しゅちょう）、一時的に失明をきたす。」

アンモニアは粘膜刺激性があります。呼吸器にも作用します。

36 アンモニア水（NH_3の水溶液）　重要度 ★

「アルカリ性で強い局所刺激作用を示す。内服によって口腔、胸腹部疼痛（とうつう）、嘔吐、咳嗽（がいそう）、虚脱を発する。また、腐食作用によって直接細胞を損傷し、気道刺激症状、肺浮腫、肺炎を招く。」

アンモニア水もアンモニアと同様に粘膜刺激性があります。呼吸器にも作用します。

37 ニッケルカルボニル［$Ni(CO)_4$］ 重要度 ★

「吸入毒性が強く、皮膚、粘膜の刺激作用が強い。急性作用は肺刺激と中枢神経系の障害である。」

ニッケルカルボニルは揮発性ですから、呼吸器や粘膜に作用します。

38 クロム酸塩類 重要度 ★

「経口摂取すると、口と食道が帯赤黄色に染まり、のちに青緑色に変化する。腹痛をおこし、緑色のものを吐き出し、血の混じった便をする。重くなると尿に血が混じり、痙攣（けいれん）をおこしたり、気を失ったりする。」

クロム酸塩は皮膚や粘膜の刺激性が大きく、経口摂取すると粘膜が青緑色になったり、吐瀉物（吐き出したもの）が緑色になったりするところを特徴として覚えておいてください。

39 重クロム酸カリウム（$K_2Cr_2O_7$） 重要度 ★

「皮膚や粘膜の刺激性が大きい。」

重クロム酸カリウムは強力な酸化剤であることからもある程度わかる通り、皮膚や粘膜の刺激性、腐食性が激しい劇物です。重クロム酸ナトリウムと重クロム酸アンモニウムも同様の毒性があります。

40 弗化水素酸（HFの水溶液） 重要度 ★★

「皮膚に触れると激しい痛みを感じて著しく腐食される。1～2％の低濃度であっても皮膚に付着するとその場では異常がなくても数時間後に痛み出す。特に指先の場合が激しく、数日後に爪が剥離（はくり）することがある。」

弗化水素酸はガラスを腐食するくらいに腐食性が激しい毒物です。皮膚に触れてしばらく経つと、激しい痛みを感じます。

41 硝酸（HNO_3）　重要度 ★★

「蒸気は眼、呼吸器などの粘膜および皮膚に強い刺激性をもつ。高濃度のものが皮膚に触れるとガスを発生して、組織ははじめ白く、次第に深黄色となる。」

硝酸が皮膚に触れると深黄色になるのは、タンパク質と反応したためです。この反応をキサントプロテイン反応といいます。

42 塩化水素（HCl）　重要度 ★

「目、呼吸器系粘膜を強く刺激し、喉頭痙攣（こうとうけいれん）や肺水腫をおこす。」

塩化水素は気体ですから、呼吸器に作用します。

43 塩酸（HClの水溶液）　重要度 ★

「強い酸であるから、人体に触れるときはこれをおかす。」

塩酸は塩化水素の水溶液です。塩化水素と同じように呼吸器に作用すると同時に、皮膚を腐食する作用があります。

44 硫酸（H_2SO_4）　重要度 ★★

「人体に触れると激しい火傷をおこさせる。」

硫酸は強酸ですから、皮膚を激しく腐食します。

45 クロルスルホン酸（HSO_3Cl）　重要度 ★

「皮膚を激しくおかす。」

クロルスルホン酸は強酸ですから、皮膚を激しく腐食します。

46 水酸化ナトリウム（NaOH）　重要度 ★★

「腐食性が極めて強いので、皮膚に触れると激しくおかし、また、濃厚溶液を飲めば、口内、食道、胃などの粘膜を腐食して、死に至らしめる。」

水酸化ナトリウムは強アルカリで、皮膚を激しく腐食します。

47 フェノール（C_6H_5OH）　重要度 ★★

「皮膚や粘膜につくと火傷をおこし、その部分は白色となる。内服した場合には口腔、咽喉（いんとう）、胃に高度の灼熱感を訴え、悪心、嘔吐、めまいをおこし、失神、虚脱、呼吸麻痺（まひ）で倒れる。尿は特有の暗赤色を呈する。」

フェノールが皮膚や粘膜につくと火傷をおこし、その部分はタンパク変性を起こして白色となります。また、ベタナフトールもフェノールと同様の生理作用を示し、特に血液と腎臓に有害な作用を及ぼします。

Check!  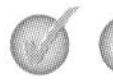 

7-2 毒物劇物の解毒剤

理由についてはここでは触れませんが、以前に比べると解毒剤に関する出題は少なくなっています。しかし、まれに出題されているのを見かけますので、重要なものだけでも覚えておきましょう。

解毒剤の出題に関しては、有機燐化合物（有機燐製剤）の出題が多く見られます。有機燐化合物の解毒剤に関しては、確実に記憶しておきましょう。

毒物劇物	解毒剤	重要度
有機燐化合物（パラチオン、EPN、DDVP（ジクロルボス）、ダイアジノンなど）	PAM（2－ピリジルアルドキシムメチオダイド）、硫酸アトロピン	★★★
カーバメイト系化合物（メトミル、NAC（カルバリル）など）	硫酸アトロピン	★★
シアン化合物（シアン化カリウム、シアン化ナトリウムなど）	チオ硫酸ナトリウム、亜硝酸ナトリウム、亜硝酸アミル、ヒドロキソコバラミン注）	★★
砒素、鉛、水銀、銅、金、ビスマス、クロム、アンチモン	BAL（ジメルカプロール）	★★
鉛、水銀、銅	ペニシラミン	★
鉛、銅	エチレンジアミン四酢酸カルシウム二ナトリウム（エデト酸カルシウム二ナトリウム）	★
タリウム	ヘキサシアノ鉄（II）酸鉄（III）水和物（ブルシアンブルー）、亜硝酸ナトリウム、チオ硫酸ナトリウム	★
弗化水素	グルコン酸カルシウム	★
有機弗素化合物（モノフルオール酢酸ナトリウム）	グリセロールモノ酢酸塩	★
蓚酸塩類	カルシウム剤	★
メタノール	ホメピゾール、エタノール、葉酸	★

※上記解毒剤には拮抗剤を含みますが、ここではそれを区別する必要はないと思われるので、すべて「解毒剤」と標記しました。

※セレン、カドミウム中毒では、BAL（ジメルカプロール）を使用してはいけません。

（注）チオ硫酸ナトリウムとヒドロキソコバラミンの併用は不可です。

章末問題

問題1

次の文は薬物の毒性に関する記述である。適切な薬物を選びなさい。

①極めて猛毒で、希薄な蒸気でもこれを吸入すると呼吸中枢を刺激し、ついで麻痺させる。
②目と呼吸器を激しく刺激し、催涙性がある。また、皮膚を刺激し、気管支カタルや結膜炎をおこさせる。
③血液毒であり、かつ神経毒であるので、血液に作用してメトヘモグロビンをつくり、チアノーゼをおこさせる。
④血液にはたらいて毒作用をするため、血液はどろどろになり、どす黒くなる。腎臓をおかされるため尿に血が混じり、尿の量が少なくなる。
⑤原形質毒である。脳の節細胞を麻痺させ、赤血球を溶解する。

a) アクロレイン　b) アニリン　c) 塩素酸カリウム　d) クロロホルム
e) シアン化水素

問題2

次の文は薬物の毒性に関する記述である。適切な薬物を選びなさい。

①揮発性蒸気の吸入により、はじめ頭痛、悪心などをきたし、黄疸のように角膜が黄色となり、次第に尿毒症様を呈し、はなはだしいときは死ぬこともある。
②血液中の石灰分を奪取し、神経系をおかす。急性中毒症状は、胃痛、嘔吐、口腔、咽喉に炎症をおこし、腎臓がおかされる。
③蒸気は粘膜を刺激し、鼻カタル、結膜炎、気管支炎などをおこさせる。高濃度のものは、皮膚に対し壊疽をおこさせ、しばしば湿疹を生じさせる。
④頭痛、めまい、嘔吐、下痢、腹痛などをおこし、致死量に近ければ麻酔状態になり、視神経がおかされ、目がかすみ、ついには失明することがある。
⑤蒸気の吸入により頭痛、食欲不振等が見られる。麻酔性が強い。

a) 四塩化炭素　b) 蓚酸　c) トルエン　d) ホルマリン　e) メタノール

▶問題3

次の文は薬物の毒性に関する記述である。適切な薬物を選びなさい。

①非常に毒性が強い。内服では一般的に服用後暫時で胃部の疼痛、灼熱感、ニンニク臭のおくび、悪心、嘔吐をきたす。吐瀉物はニンニク臭を有し、暗所ではリン光を発する。
②急性中毒には二型あり、1つは麻痺型で、意識喪失、昏睡、呼吸血管運動中枢の急性麻痺をおこし、もう1つは胃腸型で、咽頭、食道等に熱灼の感をおこし、腹痛、嘔吐、口渇などがあり、症状はコレラに似ている。
③皮膚や粘膜につくと火傷をおこし、その部分は白色となる。内服した場合には口腔、咽喉、胃に高度の灼熱感を訴え、悪心、嘔吐、めまいをおこし、失神、虚脱、呼吸麻痺で倒れる。尿は特有の暗赤色を呈する。
④吸入すると、目、鼻、のどを刺激する。高濃度で興奮、麻酔作用あり。
⑤蒸気は眼、呼吸器などの粘膜および皮膚に強い刺激性をもつ。高濃度のものが皮膚に触れるとガスを発生して、組織ははじめ白く、次第に深黄色となる。

a) 亜ヒ酸　b) 黄燐　c) キシレン　d) 硝酸　e) フェノール

▶問題4

次の文は薬物の毒性に関する記述である。適切な薬物を選びなさい。

①慢性中毒では、著しい蒼白、息のニンニク臭、指・歯・毛髪等を赤くし、鼻出血、皮膚炎、うつ病、著しい衰弱等が見られる。
②腐食性が極めて強いので、皮膚に触れると激しくおかし、また、濃厚溶液を飲めば、口内、食道、胃などの粘膜を腐食して、死に至らしめる。
③皮膚に触れると褐色に染め、その揮散する蒸気を吸入すると、めまいや頭痛を伴う一種の酩酊をおこす。
④人体に触れると激しい火傷をおこさせる。
⑤普通の燻蒸濃度では臭気を感じないから、中毒をおこすおそれがあるので注意を要する。蒸気を吸入した場合の中毒症状としては、頭痛、眼や鼻孔の刺激、呼吸困難をきたす。

a) 臭化メチル　b) 水酸化ナトリウム　c) セレン　d) 濃硫酸　e) 沃素

▶問題5

次の文は薬物の毒性に関する記述である。適切な薬物を選びなさい。

①経口摂取すると、口と食道が帯赤黄色に染まり、のちに青緑色に変化する。お腹が痛くなり、緑色のものを吐き出し、血の混じった便をする。
②生体細胞内のTCAサイクル（アコニターゼ）を阻害する。
③猛烈な神経毒で、急性中毒ではよだれ、吐気、悪心、嘔吐があり、ついで脈拍緩徐不整となり、発汗、瞳孔縮小、人事不省、呼吸困難、痙攣をきたす。
④血液中のアセチルコリンエステラーゼを阻害する。激しい中枢神経刺激と副交感神経刺激が認められる。
⑤吸入すると分解しないで組織内に吸収される。血液に入ってメトヘモグロビンをつくり、また、中枢神経や心臓、眼粘膜をおかし、肺にも相当強い障害を与える。

a）クロム酸カリウム　b）クロルピクリン　c）ニコチン
d）モノフルオール酢酸ナトリウム　e）DDVP

▶問題6

次の薬物の解毒剤として適切なものを選びなさい。

①有機燐化合物　②シアン化合物
③カーバメイト系化合物　④砒素および砒素化合物

a）硫酸アトロピン
b）PAM（2－ピリジルアルドキシムメチオダイト）、硫酸アトロピン
c）亜硝酸ナトリウム、亜硝酸アミル、チオ硫酸ナトリウム、ヒドロキソコバラミン
d）BAL（ジメルカプロール）

▶問題7

次の薬物の解毒剤として適切なものを選びなさい。

①ジクロルボス（DDVP）　②亜砒酸
③カルバリル（NAC）　④シアン化カリウム

a）PAM（2－ピリジルアルドキシムメチオダイト）、硫酸アトロピン
b）亜硝酸ナトリウム、亜硝酸アミル、チオ硫酸ナトリウム、ヒドロキソコバラミン
c）BAL（ジメルカプロール）
d）硫酸アトロピン

解説と解答

問題1

aは液体、bは液体、cは固体、dは液体、eは液体です。いずれも出題頻度が高い毒物劇物ばかりですので、しっかり覚えておきましょう。

①極めて猛毒で、呼吸中枢を麻痺させるのは、eのシアン化水素です。
②催涙性があり、気管支カタルなどをおこさせるのは、aのアクロレインです。
③血液毒かつ神経毒で、メトヘモグロビンをつくるのは、bのアニリンです。
④血液がどろどろになり、腎臓がおかされるのは、cの塩素酸カリウムです。
⑤原形質毒で、脳の節細胞を麻痺させるのは、dのクロロホルムです。

解答　①e　②a　③b　④c　⑤d

問題2

aは液体、bは固体、cは液体、dは液体、eは液体です。こちらも出題頻度が高い毒物劇物ばかりですので、しっかり覚えてください。

①黄疸のように角膜が黄色になるのは、aの四塩化炭素です。
②血液中の石灰分（カルシウム分）を奪うのは、bの蓚酸です。
③粘膜刺激性（催涙性あり）で、鼻カタルなどをおこさせるのは、dのホルマリンです。
④視神経がおかされるのは、eのメタノールです。
⑤蒸気の吸入により頭痛、食欲不振等が見られるのは、cのトルエンです。このように大赤血球貧血というキーワードがなくても、わかるようになっていてください。

解答　①a　②b　③d　④e　⑤c

問題3

aは固体、bは固体、cは液体、dは液体、eは固体です。

①毒性が強く、ニンニク臭のおくびとニンニク臭の吐瀉物、吐瀉物はリン光（燐光）を発することから、bの黄燐です。
②コレラに似た症状を呈することから、aの亜ヒ酸（亜砒酸）です。
③皮膚や粘膜につくと火傷をおこし、その部分が白くなることから、eのフェノールです。
④粘膜刺激性があり、高濃度で麻酔状態となることから、cのキシレンです。麻酔状態という用語が出題されている薬物には、これ以外にトルエン、メチル

エチルケトン、メタノールなどがあります。

⑤粘膜や呼吸器に作用するとともに、皮膚に触れると深黄色になる（キサントプロテイン反応）ことから、dの硝酸です。

解答 ①b ②a ③e ④c ⑤d

▶問題4

aは気体、bは固体、cは固体、dは液体、eは固体です。

①慢性中毒では息がニンニク臭をおび、指・歯・毛髪等を赤くすることから、cのセレンです。

②この毒性を示すのはbの水酸化ナトリウムです。水酸化ナトリウムは腐食性があり、皮膚に触れると激しくおかします。また、水酸化ナトリウムは水に触れると発熱しますが、皮膚に触れて火傷をおこさせるほどではありません。

③皮膚に触れると褐色に染め、蒸気の吸入により一種の酩酊（ヨード熱）をおこすことから、eの沃素です。

④この毒性を示すのはdの濃硫酸で、皮膚を腐食します。濃硫酸は猛烈に水を吸収し、水に触れると激しく発熱して、火傷をおこさせます。

⑤燻蒸に使われるということは、気体かもしくは気体に非常になりやすい薬物であることが推測できます。また、普通の燻蒸濃度では臭気を感じないというキーワードがありますので、これはaの臭化メチル（ブロムメチル）です。

解答 ①c ②b ③e ④d ⑤a

▶問題5

aは固体、bは液体、cは液体、dは固体、eは液体です。

①これはクロム酸塩共通の毒性で、ここではaのクロム酸カリウムです。クロム酸塩は経口摂取により、口腔粘膜や吐瀉物（としゃぶつ）が緑系色となるところがポイントです。

②これは、dのモノフルオール酢酸ナトリウムの毒性です。モノフルオール酢酸ナトリウムは有機弗素化合物で、TCAサイクルを構成しているアコニターゼという酵素を阻害して、中毒症状を起こさせます。

③これは、cのニコチンの毒性です。猛烈な神経毒で、急性中毒では「よだれ」が出ることを覚えておきましょう。ニコチンは毒物なので、「猛烈な神経毒」というキーワードと結びつけやすいですね。

④これは、eのDDVP（ジクロルボス）の毒性です。DDVPはパラチオン、EPNなどと同じ有機燐製剤です。有機燐製剤は血液中のアセチルコリンエステラーゼ（コリンエステラーゼ）と結合して、その作用を阻害します。アセチルコリ

ンエステラーゼはアセチルコリンを分解する酵素ですが、この酵素が阻害されるとアセチルコリンが蓄積して、神経が連続刺激状態になります。

⑤これは、bのクロルピクリンの毒性です。クロルピクリンは催涙性があることからもわかる通り、粘膜刺激性があります。また、ニトロ基（$-NO_2$）、アミノ基（$-NH_2$）を持つ薬物や塩素酸塩類は、メトヘモグロビンをつくる作用があります。

解答 ①a　②d　③c　④e　⑤b

▶問題6

①有機燐化合物（有機燐製剤）の解毒剤は、bのPAMと硫酸アトロピンです。有機燐化合物としては、パラチオン、EPN、DDVP（ジクロルボス）、ダイアジノンなどを覚えておいてください。

②シアン化合物の解毒剤は、cの亜硝酸ナトリウム、亜硝酸アミル、チオ硫酸ナトリウム、ヒドロキソコバラミンです。シアン化合物としては、シアン化水素、シアン化カリウムなどを覚えておいてください。

③カーバメイト化合物（カーバメイト製剤）の解毒剤は、aの硫酸アトロピンです。カーバメイト化合物としては、メトミル、NAC（カルバリル）などを覚えておいてください。

④砒素および砒素化合物の解毒剤は、dのBALです。砒素および砒素化合物としては、砒素、亜砒酸などを覚えておいてください。

解答 ①b　②c　③a　④d

▶問題7

①ジクロルボス（DDVP）は有機燐製剤で、その解毒剤はaのPAMと硫酸アトロピンです。

②亜砒酸は砒素化合物で、その解毒剤はcのBALです。

③カルバリル（NAC）はカーバメイト化合物で、その解毒剤はdの硫酸アトロピンです。

④シアン化カリウムはシアン化合物で、その解毒剤はbの亜硝酸ナトリウム、亜硝酸アミル、チオ硫酸ナトリウム、ヒドロキソコバラミンです。

解答 ①a　②c　③d　④b

第8章

鑑別法

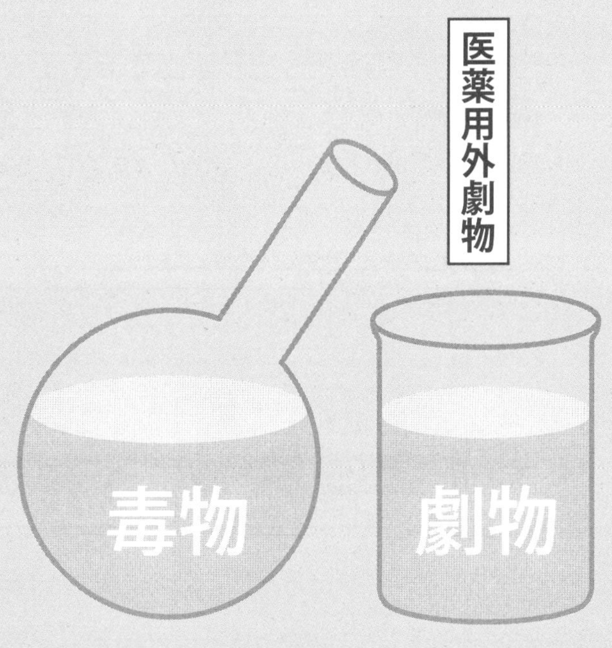

8-1 鑑別法の基礎知識

鑑別法は、「実地」の問題で必ず出題される重要な内容です。廃棄法と同じように1つの薬物に複数の鑑別法が対応していることも多いので、ここでは、重要なポイントを整理して覚えていくようにしましょう。

1 はじめに

毒物劇物の鑑別法は、「実地」部分で毒物劇物の性状とともに中心を成す重要な内容です。しかし、鑑別法は覚えづらさを感じる場合が多いようです。ここでは、鑑別法のキーワードごとに整理していきます。薬物名と鑑別法名を結びつける問題のほかに、沈殿や溶液の色、加える試薬名を答える問題も出題されています。このことは意識しておいてください。

太字は要点、試験では「　」内のような文章で出題されています。「　」内の下線は、その毒物劇物の鑑別法のキーワードです。

2 pH指示薬の色　重要度 ★★

pH指示薬については、念のために次のものを覚えておいてください。

(1) リトマス試験紙

酸性	青色リトマス紙－赤色	赤色リトマス紙—変化なし
中性	青色リトマス紙－変化なし	赤色リトマス紙－変化なし
アルカリ性	青色リトマス紙－変化なし	赤色リトマス紙－青色

(2) BTB溶液

酸性：黄色	中性：緑色	アルカリ性：青色

(3) フェノールフタレイン

酸性：無色	中性：無色	アルカリ性：赤紫色

およそpH8.0～10.0に変色域を持つので、アルカリ指示薬として使われます。なお、アルカリ性が強すぎるとフェノールフタレインは無色となります。

3 炎色反応　重要度 ★★★

炎色反応は薬物の鑑別において重要な手がかりとなるので、よく出題されます（p.127も参照）。毒物劇物の鑑別法としては、次の4つだけ覚えておけばよいでしょう。特にナトリウムがよく出題されています。なお、コバルトの色ガラスを通して見た色は必ずしも覚えなくてもよいです。

炎色反応	物質
黄緑色	バリウムおよびバリウム化合物
青緑色	銅および銅化合物
黄色	ナトリウムおよびナトリウム化合物
青紫色	カリウムおよびカリウム化合物

(1) 青緑色

硫酸銅 ($CuSO_4$・$5H_2O$)

「白金線につけて溶融炎で熱し、次に希塩酸で白金線をしめして再び溶融炎で炎の色を見ると、青緑色となる。」

硫酸銅は銅化合物ですから、炎色反応は青緑色になります。

(2) 黄色

水酸化ナトリウム (NaOH)

「水溶液を白金線につけて無色の火炎中に入れると、火炎は著しく黄色に染まり、長時間続く。」

水酸化ナトリウムはナトリウム化合物ですから、炎色反応は黄色になります。

ナトリウム (Na)

「白金線につけて溶融炎で熱し、炎の色を見ると黄色になる。それをコバルトの色ガラスを通して見れば吸収されて、この炎の色は見えなくなる。」

ナトリウムの炎色反応は、黄色です。

(3) 青紫色

カリウム (K)

「白金線につけて溶融炎で熱し、炎の色を見ると青紫色となる。この炎はコバルトの色ガラスを通して見ると紅紫色となる。」

カリウムの炎色反応は、青紫色です。

Check!   

8-2 沈殿の色

これから、生じる沈殿によって鑑別する鑑別法について記述していきますが、生じる沈殿の物質名と鑑別したい毒物劇物名とを混同しないようによく区別して見ていってください。

1 白色沈殿 重要度 ★★★

鑑別法で出てくる白色沈殿は、蓚酸カルシウム、硫酸バリウム、塩化銀がほとんどです。

(1) 白色沈殿は蓚酸カルシウム

蓚酸 [$(COOH)_2$・$2H_2O$]
①「水溶液を酢酸で弱酸性にして酢酸カルシウムを加えると、結晶性の白色沈殿を生ずる。」 ②「水溶液をアンモニア水で弱アルカリ性にして塩化カルシウムを加えると、白色の沈殿を生ずる。」

これらは蓚酸の鑑別法です。酢酸カルシウムまたは塩化カルシウムを加えて、白色沈殿が生じていますが、これは蓚酸カルシウムです。毒性でも出てきましたが、蓚酸は血液中の石灰分（カルシウム分）を奪う性質があります。

(2) 白色沈殿は硫酸バリウム ($BaSO_4$)

硫酸銅 ($CuSO_4$・$5H_2O$)
「水に溶かして硝酸バリウムを加えると、白色沈殿を生ずる。」

硫酸亜鉛 ($ZnSO_4$・$7H_2O$)
「水に溶かして塩化バリウムを加えると白色の沈殿を生ずる。」

硫酸 (H_2SO_4)
「希釈水溶液に塩化バリウムを加えると白色の沈殿を生ずる。」

バリウム化合物（硫酸バリウムを除く）
「硫酸または硫酸カルシウムの溶液で、白色の沈殿を生ずる。」

硫酸バリウムは水にほとんど溶けず、塩酸や硝酸にもほとんど溶けないので、白色沈殿として沈殿します。硫酸バリウムが生じるには、バリウムイオンと硫酸イオンがなければなりません。上記鑑別対象薬物を水に溶かし、そこへ試薬を加えたときにバリウムイオンと硫酸イオンが共存する場合、反応して硫酸バリウムの白色沈殿が生じます。

(3) 白色沈殿は塩化銀（AgCl）

塩酸（HClの水溶液）
「硝酸銀溶液を加えると白い沈殿を生ずる。」

塩化亜鉛（$ZnCl_2$）
「水に溶かし、硝酸銀を加えると、白色の沈殿を生ずる。」

無機銀塩類（塩化銀および雷酸銀（らいさんぎん）を除く）
「水に溶かして塩酸を加えると白色の沈殿を生ずる。」

塩化銀は水にほとんど溶けないので、白色沈殿として沈殿します。塩化銀が生じるには、銀イオンと塩化物イオンがなければならず、これらが反応して塩化銀の白色沈殿ができるのです。ここでは硝酸銀がよく出題されています。

(4) その他の白色沈殿

硫酸亜鉛（$ZnSO_4 \cdot 7H_2O$）
「水に溶かして硫化水素を通じると白色の沈殿を生じる。」

この場合の白色沈殿は硫化亜鉛（ZnS）です。その他の硫化物の沈殿としては、硫化鉛（PbS、黒色）と硫化カドミウム（CdS、黄色または橙色）があります。

水酸化カリウム（KOH）、塩素酸カリウム（$KClO_3$）
「水溶液に酒石酸（しゅせきさん）溶液を過剰（多量）に加えると、白色結晶性の沈殿を生ずる。」

この場合の白色結晶性の沈殿は、重酒石酸カリウム（酒石酸水素カリウム）です。

2 赤色沈殿　重要度 ★★

ホルマリン（HCHOの水溶液）
「フェーリング溶液とともに熱すると赤色の沈殿を生ずる。」

アルデヒドがフェーリング溶液を還元して、酸化銅（Ⅰ）（Cu_2O）の赤色沈殿が生じることにより、検出することができます（フェーリング反応）。

クロルピクリン（CCl_3NO_2）
「水溶液に金属カルシウムを加え、これにベタナフチルアミンおよび硫酸を加えると赤色の沈殿を生ずる。」

ニコチン
「エーテル溶液にヨードのエーテル溶液を加えると褐色の液状沈殿を生じ、これを放置すると赤色の針状結晶となる。」

3 黄赤色沈殿　重要度 ★★

四塩化炭素（CCl_4）
「アルコール性の水酸化カリウムと銅粉とともに煮沸すると、黄赤色の沈殿を生ずる。」

よく出題されます。覚えておきましょう。また、クロロホルムには、溶液の色が黄赤色になる鑑別法があります。

4 黄色沈殿　重要度 ★

アンモニア水（NH_3の水溶液）
「塩酸を加えて中和した後、塩化白金溶液を加えると黄色、結晶性の沈殿を生ずる。」

塩酸を加えて中性にしているので、鑑別したい薬物はアルカリであることが推測できます。なお、塩化白金（Ⅳ）（$PtCl_4$）溶液と反応して、アンモニアと水酸化カリウムは、それぞれ塩化白金（Ⅳ）酸アンモニウムと塩化白金（Ⅳ）カリウムの黄色結晶性沈殿が生じます。

ニコチン
「硫酸酸性水溶液にピクリン酸を加えると、黄色沈殿を生ずる。」

5 黒色沈殿　重要度 ★★

一酸化鉛（PbO）
「希硝酸に溶かすと無色の液となり、これに硫化水素を通じると黒色の沈殿を生ずる。」

この黒色沈殿は硫化鉛（PbS）です。覚えておきましょう。

Check!  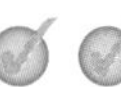

8-3 溶液の色

呈色反応は、鑑別法では非常に重要です。加える試薬名と色の組み合わせを覚えるようにしてください。なお、反応について少し記述したところもありますが、必ずしも覚える必要はありません。

1 紫色、藍色、藍紫色　重要度 ★★★

硝酸 (HNO_3)
「銅屑を加えて熱すると藍色を呈して溶け、その際に赤褐色の蒸気を発生する。」

硝酸の濃度などにより、呈する色には緑～青の幅がありますが、それは銅イオン (Cu^{2+}) と発生する赤褐色蒸気の量のバランスによるもののようです。ここでは、素直に藍色と覚えておけばよいでしょう。また、この反応の際に発生する赤褐色の蒸気は、二酸化窒素 (NO_2) です。よく出題されます。しっかり覚えておいてください。

沃素 (I_2)
「澱粉(でんぷん)にあうと藍色を呈し、これを熱すると退色し、冷えると再び藍色を現し、さらにチオ硫酸ソーダの溶液にあうと脱色する。」

澱粉にあうと藍色を呈するのは、沃素澱粉反応（ヨウ素デンプン反応）のためです。これはよく出題されるので、覚えておきましょう。熱すると退色（藍色が消える）し、冷えると再び藍色を呈するのは、澱粉の立体構造が変化するためにおこります。また、チオ硫酸ナトリウム（還元剤）により沃素は還元されて、沃化ナトリウムとなるので脱色され、無色となります。これは、沃素滴定とも関わり合いがありますが、ここでは覚える必要はありません。

アニリン ($C_6H_5NH_2$)
「水溶液に晒粉(さらしこ)を加えると紫色を呈する。」

アニリンは晒粉（次亜塩素酸カルシウム）により酸化されて、紫色になります。よく出題されます。覚えておきましょう。

フェノール（C_6H_5OH）

①「水溶液に過クロール鉄液を加えると紫色を呈する。」
②「水溶液に1/4量のアンモニア水と数滴の晒粉溶液を加えてあたためると藍色を呈する。」

① これはよく出題されます。過クロール鉄液［塩化鉄Ⅲ（$FeCl_3$）水溶液］を加えると、鉄フェノール錯体が形成して、紫色となります。この反応はフェノール性ヒドロキシ（ル）基を持つ化合物の検出法として、よく使われます。これは、試験によく出題されます。
② フェノールが酸化されて、ベンゾキノンが生成するために藍色になります。

ホルマリン（HCHOの水溶液）

「硝酸を加え、さらにフクシン亜硫酸溶液を加えると藍紫色（らんししょく）を呈する。」

2 黄色　重要度 ★★

硝酸（HNO_3）

「羽毛のような有機質をひたし、特にアンモニア水でこれをうるおすと黄色を呈する。」

硝酸とタンパク質を構成する芳香族アミノ酸が反応して、ベンゼン環のニトロ誘導体ができるために黄色を呈します。これをキサントプロテイン反応といいます。よく出題されますので、覚えておきましょう。

ピクリン酸［$C_6H_2(OH)(NO_2)_3$］

「アルコール溶液は白色の羊毛または絹糸を鮮黄色（せんおうしょく）に染める。」

ピクリン酸は黄色の結晶です。アルコールによく溶け、その溶液の色は鮮やかな黄色で、白色の羊毛や絹糸は鮮黄色に染まります。出題頻度は高くありませんが、まれに出題されます。

3 その他の色　重要度 ★

ニコチン
「ホルマリン一滴を加えた後、濃硝酸一滴を加えるとバラ色を呈する。」

バラ色は、ニコチンの鑑別法のキーワードとしてよいと思います。

クロロホルム（$CHCl_3$）
「レゾルシンと33％水酸化カリウム溶液と熱すると黄赤色を呈し、緑色の蛍石彩をはなつ。」

クロルピクリン（CCl_3NO_2）
「アルコール溶液にジメチルアニリンおよびブルシンを加えて溶解し、これにブロムシアン溶液を加えると緑色ないし赤紫色を呈する。」

臭素（Br_2）
「澱粉糊液を橙黄色に染め、ヨードカリ澱粉紙を藍変し、フルオレッセン溶液を赤変する。」

無水硫酸銅（$CuSO_4$）
「水を加えると青くなる。」

水に溶け、銅イオン（Cu^{2+}）が生成して、青くなります。

ホストキシン
「5～10％硝酸銀溶液を吸着させた濾紙に本剤から発生したガスが触れると黒変する。」

ホストキシンとは燐化アルミニウムとその分解促進剤（カルバミン酸アンモニウム）とを含有する製剤のことで、特定毒物です。ホストキシンから発生するガスは燐化水素（ホスフィン、PH_3）で、この鑑別法は燐化水素の検出法ということになります。

4 蛍石彩 重要度 ★★

呈色とは少し違うかもしれませんが、蛍石彩(けいせきさい)についても出題されることがあるので、記載します。覚えておきましょう。

クロロホルム ($CHCl_3$)
「レゾルシンと33%水酸化カリウム溶液と熱すると黄赤色を呈し、緑色の蛍石彩をはなつ。」

ベタナフトール ($C_{10}H_7OH$)
「水溶液にアンモニア水を加えると紫色の蛍石彩をはなつ。」

コラム 毒物劇物を構成する主な元素

毒物劇物取扱者試験では、毒物劇物などの化学式と特徴的な構成元素がわかることがヒントとなります。化学式や元素記号について、それなりに知っていると便利なので、それを少し意識してテキストを読んでみてください。ここでは毒物劇物を構成する主な元素の元素記号と元素名、毒物劇物名から構成元素を推測できる、少し役立つ情報を記載しておきますので、参考にしてください。

①B（硼素、ホウ素）：ジボラン（B_2H_6）、硼弗化～（$-BF_4$）
②N（窒素）：硝酸～（$-NO_3$）、亜硝酸～（$-NO_2$）、アジ化ナトリウム（NaN_3）
③F（弗素、フッ素）：弗化、フルオロ、フルオール
④Na（ナトリウム）：ソーダ
⑤Si（硅素、珪素、ケイ素）：硅弗化～（$-SiF_6$）
⑥P（燐、リン）：燐化、燐酸～（$-PO_4$）、ホスフィン（PH_3）、ホスホ、ホスフェイト
⑦S（硫黄）：硫化、硫酸～（$-SO_4$）、スルホ、チオ
⑧Cl（塩素）：塩化、塩酸、塩素酸～（$-ClO_3$）、クロル、クロロ
⑨K（カリウム）：カリ
⑩V（バナジウム）
⑪Cr（クロム）：クロム酸～（$-CrO_4$）、重クロム酸～（$-Cr_2O_7$）
⑫Ni（ニッケル）：ニッケルカルボニル[$Ni(CO)_4$]
⑬Cu（銅）
⑭Zn（亜鉛）
⑮Ge（ゲルマニウム）：モノゲルマン（GeH_4）
⑯As（砒素、ヒ素）：砒化、砒酸、アルシン（AsH_3）
⑰Se（セレン）
⑱Br（臭素）：臭化、ブロム、ブロモ
⑲Ag（銀）
⑳Cd（カドミウム）
㉑Sn（錫、スズ）
㉒Sb（アンチモン）
㉓I（沃素、ヨウ素）：沃化、ヨード
㉔Ba（バリウム）
㉕Au（金）
㉖Hg（水銀）チメロサール（有機水銀化合物）
㉗Tl（タリウム）
㉘Pb（鉛）

Check!   

8-4 発生する気体の色

反応により発生する気体の色は、鑑別する手がかりになります。加える試薬名とその反応によって発生する気体の色の組み合わせを覚えるようにしてください。

1 発生する気体の色 重要度 ★★

アンモニア水（NH_3の水溶液）
「濃塩酸をうるおしたガラス棒を近づけると白い霧を生ずる。」

アンモニア水と濃塩酸の反応により発生する白い霧は、塩化アンモニウム（NH_4Cl）です。

硝酸（HNO_3）
「銅屑を加えて熱すると藍色を呈して溶け、その際に赤褐色の蒸気を発生する。」

硝酸銀（$AgNO_3$）
「水に溶かして塩酸を加えると白色の沈殿を生ずる。その液に硫酸と銅屑を加えて熱すると赤褐色の蒸気を発生する。」

これらの反応で発生する赤褐色の蒸気は、二酸化窒素（NO_2）です。

Check!    

8-5 発生する臭気

反応により発生する臭気は鑑別の手がかりとなります。加える試薬名とその反応によって発生する臭気の組み合わせを覚えるようにしてください。

1 臭気　重要度 ★★

臭気はもとの薬物の化学式から推測しましょう。

スルホナール（メチルスルホナール）
「木炭とともに加熱するとメルカプタンの臭気をはなつ。」

スルホナール（メチルスルホナール）もメルカプタンも硫黄を含みます。スルホナールの化学式は［$(CH_3)_2C(SO_2C_2H_5)_2$］、メルカプタンの一般式はR－SHであることから、ある程度推測することができます。

トリクロル酢酸（CCl_3COOH）
①「水酸化ナトリウム溶液を加えて熱すれば、クロロホルムの臭気をはなつ。」 ②「アンチピリンおよび水を加えて熱すれば、クロロホルムの臭気をはなつ。」

トリクロル酢酸の化学式はCCl_3COOH、クロロホルムの化学式は$CHCl_3$ですから、そこから推測ができます。

ピクリン酸［$C_6H_2(OH)(NO_2)_3$］
「水溶液に晒粉溶液を加えて煮沸すると、クロルピクリンの刺激臭を発する。」

ピクリン酸の化学式は$C_6H_2(OH)(NO_2)_3$、クロルピクリンの化学式はCCl_3NO_2、晒粉は次亜塩素酸カルシウムですから、そこから推測ができます。

クロロホルム（$CHCl_3$）
「アルコール溶液に水酸化カリウム溶液と少量のアニリンを加えて熱すると、不快な臭気をはなつ。」

Check!  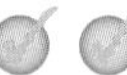 

8-6 性状、反応生成物から推測

鑑別法の中には毒物劇物の化学式や性状を知っていれば、容易に鑑別できるものもあります。具体的な例を見ながら、それらを覚えていきましょう。

1 性状との関連　重要度 ★★

毒物劇物の性状を知っていれば、容易に鑑別できるものもあります。

硫酸（H_2SO_4）
「濃いものは比重が極めて大で、水で薄めると激しく発熱し、蔗糖（しょとう）、木片などに触れるとそれらを炭化して黒変させる。」

硫酸は比重が非常に大きく、水と混じると激しく発熱し、有機物を炭化する性質があります。

臭素（Br_2）
「外観と臭気によって容易に鑑別することができる。」

臭素は、刺激性臭気を放って揮発する赤褐色の重い液体ですから、外観や臭気により鑑別ができます。

過酸化水素水（H_2O_2の水溶液）
①「過マンガン酸カリウムを還元し、過クロム酸を酸化する。」 ②「ヨード亜鉛からヨードを析出する。」

酸化、還元の両作用を併有しているのが、過酸化水素の特徴です。

弗化水素酸（HFの水溶液）
「ロウを塗ったガラス板に針で任意の模様を描いたものに塗ると、ロウをかぶらない模様の部分は腐食される。」

弗化水素酸はガラスを腐食する性質があることから、鑑別ができます。

2 反応生成物から推測 重要度 ★★

化学反応によって生成する反応生成物から鑑別できるものもあります。

ホルマリン（HCHOの水溶液）やアルデヒドの水溶液
「アンモニア水を加え、さらに硝酸銀溶液を加えると徐々に金属銀を析出する。」

アルデヒドはアンモニア性硝酸銀溶液を還元して、銀鏡（金属銀の析出により形成される）を作ります（銀鏡反応）。

三硫化燐（P_4S_3）
「火炎に接すると容易に引火し、沸騰水により徐々に分解して、硫化水素を発生し、燐酸を生ずる。」

硫化水素が発生して、燐酸を生ずることから、これは硫黄と燐を含んでいることがわかります。

塩素酸カリウム（塩素酸塩類）
①「熱すると酸素を出して塩化物にかわる。」 ②「炭の上に小さな孔をつくり、試料を入れ吹管炎（すいかんえん）で熱灼（ねっしゃく）するとパチパチ音を立てて分解する。」

①熱すると酸素を出して塩化物になるので、これは酸素と塩素を含んでいることがわかります。②塩素酸塩類の結晶は特定方向に割れやすいことから、このようになります。

メタノール（CH_3OH）
①「サリチル酸と濃硫酸とともに熱すると、芳香あるサリチル酸メチルエステルを生ずる。」 ②「あらかじめ熱灼した酸化銅を加えるとホルムアルデヒドができ、酸化銅は還元されて金属銅色を呈する。」

①サリチル酸とメタノールのエステル化反応です。②メタノールの酸化によりホルムアルデヒドが生成して、そのとき、酸化銅は還元して銅になります。

章末問題

▶問題1

次の文は薬物の鑑別法に関する記述である。適切な薬物を選びなさい。

①水に溶かして硝酸バリウムを加えると、白色沈殿を生ずる。
②水に溶かして塩酸を加えると白色の沈殿を生ずる。その液に硫酸と銅屑を加えて熱すると赤褐色の蒸気を発生する。
③濃塩酸をうるおしたガラス棒を近づけると白い霧を生ずる。
④水溶液に晒粉を加えると紫色を呈する。
⑤過マンガン酸カリウムを還元し、過クロム酸を酸化する。

a) アニリン　b) アンモニア水　c) 過酸化水素水　d) 硝酸銀　e) 硫酸銅

▶問題2

次の文は薬物の鑑別法に関する記述である。適切な薬物を選びなさい。

①炭の上に小さな孔をつくり、試料を入れて吹管炎で熱灼するとパチパチ音を立てて分解する。
②アルコール性の水酸化カリウムと銅粉とともに煮沸すると、黄赤色の沈殿を生ずる。
③澱粉にあうと藍色を呈し、これを熱すると退色し、冷えると再び藍色を現し、さらにチオ硫酸ソーダの溶液にあうと脱色する。
④水溶液に過クロール鉄液を加えると紫色を呈する。
⑤アルコール溶液は白色の羊毛または絹糸を鮮黄色に染める。

a) 塩素酸カリウム　b) 四塩化炭素　c) ピクリン酸　d) フェノール　e) 沃素

▶問題3

次の文は薬物の鑑別法に関する記述である。適切な薬物を選びなさい。

①ホルマリン一滴を加えた後、濃硝酸一滴を加えるとバラ色を呈する。
②銅屑を加えて熱すると藍色を呈して溶け、その際に赤褐色の蒸気を発生する。
③水溶液を白金線につけて無色の火炎中に入れると、火炎は著しく黄色に染まり、長時間続く。

④サリチル酸と濃硫酸とともに熱すると、芳香あるサリチル酸メチルエステルを生ずる。

⑤ロウを塗ったガラス板に針で任意の模様を描いたものに塗ると、ロウをかぶらない模様の部分は腐食される。

a) 硝酸　b) 水酸化ナトリウム　c) ニコチン　d) 弗化水素酸　e) メタノール

▶問題4

☑☑☑

次の文は薬物の鑑別法に関する記述である。適切な薬物を選びなさい。

①濃いものは比重が極めて大で、水で薄めると激しく発熱し、蔗糖、木片などに触れるとそれらを炭化して黒変させる。

②希硝酸に溶かすと無色の液となり、これに硫化水素を通じると黒色の沈殿を生ずる。

③フェーリング溶液とともに熱すると赤色の沈殿を生ずる。

④水溶液をアンモニア水で弱アルカリ性にして塩化カルシウムを加えると、白色の沈殿を生ずる。

⑤レゾルシンと33%水酸化カリウム溶液と熱すると藍色を呈し、緑色の蛍石彩をはなつ。

a) 一酸化鉛　b) クロロホルム　c) 蓚酸　d) ホルマリン　e) 硫酸

▶問題5

☑☑☑

次の文は薬物の鑑別法に関する記述である。適切な薬物を選びなさい。

①羽毛のような有機質をひたし、特にアンモニア水でこれをうるおすと黄色を呈する。

②水溶液にアンモニア水を加えると紫色の蛍石彩をはなつ。

③白金線につけて溶融炎で熱し、炎の色を見ると青紫色となる。この炎はコバルトの色ガラスを通してみると紅紫色となる。

④水酸化ナトリウム溶液を加えて熱すれば、クロロホルムの臭気をはなつ。

⑤あらかじめ熱灼した酸化銅を加えるとホルムアルデヒドができ、酸化銅は還元されて金属銅色を呈する。

a) カリウム　b) 硝酸　c) トリクロル酢酸　d) ベタナフトール　e) メタノール

▶問題6

5種類の物質A～Eを鑑別する試験を行った。試験Ⅰ～Ⅶの結果から、それぞれの物質を鑑別しなさい。

Ⅰ）物質A、Bの水溶液に赤色リトマス紙を浸すと青変した。
Ⅱ）物質D、Eの水溶液に青色リトマス紙を浸すと赤変した。
Ⅲ）物質Cは強い果実臭がした。
Ⅳ）物質Aの水溶液に塩酸を加えて中和した後、塩化白金溶液を加えると、黄色沈殿を生じた。
Ⅴ）物質Bの水溶液について炎色反応を行ったところ、黄緑色を呈した。
Ⅵ）物質Dは白色粉末だが、水を加えると青色を呈した。
Ⅶ）物質Eに硝酸銀溶液を加えると、白色沈殿を生じた。

a) $Ba(OH)_2$　　b) $CuSO_4$　　c) $CH_3COOC_2H_5$　　d) NH_3　　e) HCl

解説と解答

▶問題1

aは液体、bは液体、cは液体、dは固体、eは固体です。

①硝酸バリウムを加えて白色沈殿が生成しているので、この白色沈殿は硫酸バリウム、鑑別したい薬物は硫酸イオンが生じる物質であることがわかります。よって、eの硫酸銅です。

②塩酸を加えて白色沈殿が生成しているので、この白色沈殿は塩化銀、鑑別したい薬物は銀イオンが生じる物質であることがわかります。よって、dの硝酸銀です。

③濃塩酸と反応して白い霧が発生しているので、この白い霧は塩化アンモニウム、鑑別したい薬物は、bのアンモニア水であることがわかります。

④晒粉を加えると紫色を呈するのは、aのアニリンです。晒粉によりアニリンが酸化され、紫色となります。

⑤酸化と還元の両作用を併有しているのがわかるので、cの過酸化水素水です。

解答　①e　②d　③b　④a　⑤c

▶問題2

aは固体、bは液体、cは固体、dは固体、eは固体です。

①このようにして熱灼するとパチパチと音を立てて分解するのは、aの塩素酸カリウムです。

②アルコール性水酸化カリウムと銅粉とともに煮沸して黄赤色沈殿が生ずるのは、bの四塩化炭素です。

③これはヨウ素デンプン反応ですから、鑑別したい薬物はeの沃素です。

④過クロール鉄溶液を加えて鉄フェノール錯体が形成され、紫色になります。よって、鑑別したい薬物はdのフェノールです。

⑤白色羊毛または絹糸を鮮黄色に染めるのは、cのピクリン酸のアルコール溶液です。

解答 ①a ②b ③e ④d ⑤c

▶問題3

aは液体、bは固体、cは液体、dは液体、eは液体です。

①特徴的なキーワードのバラ色を呈するのは、cのニコチンです。

②銅屑を加えて熱して藍色を呈し、その際に赤褐色の二酸化窒素が発生しているので、aの硝酸です。

③炎色反応が黄色ですから、鑑別したい薬物はナトリウムを含むことがわかります。よって、bの水酸化ナトリウムです。

④サリチル酸と反応して、サリチル酸メチルエステルが生成しているので、この反応はエステル化反応で、鑑別したい薬物は、eのメタノールであることがわかります。

⑤ガラスを腐食しているので、鑑別したい薬物は、dの弗化水素酸であることがわかります。

解答 ①c ②a ③b ④e ⑤d

▶問題4

aは固体、bは液体、cは固体、dは液体、eは液体です。

①比重が大きく、水に触れると激しく発熱し、有機物を炭化する薬物は、eの硫酸です。

②硫化水素と反応して黒色の沈殿が生成しているので、この黒色沈殿は硫化鉛であることがわかります。よって、鑑別したい薬物は、aの一酸化鉛です。

③フェーリング溶液とともに熱すると赤色沈殿が生成しているので、鑑別したい薬物はアルデヒドまたはアルデヒド基を有することがわかります。よって、

鑑別したい薬物は、dのホルマリンです。

④塩化カルシウムはカルシウムを含んでおり、これと反応して白色沈殿が生成しているので、この白色沈殿は蓚酸カルシウムであることがわかります。よって、cの蓚酸です。

⑤緑色の蛍石彩をはなつので、鑑別したい薬物はbのクロロホルムです。

解答 ①e　②a　③d　④c　⑤b

問題5

aは固体、bは液体、cは固体、dは固体、eは液体です。

①これはキサントプロテイン反応を示しているので、鑑別したい薬物は、bの硝酸です。

②紫色の蛍石彩をはなつので、鑑別したい薬物はdのベタナフトールです。

③炎色反応が青紫色ですから、鑑別したい薬物はカリウムを含むことがわかります。よって、aのカリウムです。

④クロロホルムの臭気を発しているので、鑑別したい薬物はcのトリクロル酢酸です。

⑤この反応では、メタノールの酸化によりホルムアルデヒドが生成して、そのとき、酸化銅は還元して銅になります。よって、鑑別したい薬物はeのメタノールです。

解答 ①b　②d　③a　④c　⑤e

問題6

aの$Ba(OH)_2$は水酸化バリウムで固体、bの$CuSO_4$は無水硫酸銅で固体、cの$CH_3COOC_2H_5$は酢酸エチルで液体、dのNH_3はアンモニアで気体、eのHClは塩化水素で気体です。

試験Ⅰから、物質A､Bは水に溶かすと液性がアルカリ性を示すことがわかります。選択肢の物質の中では、水酸化バリウム[$Ba(OH)_2$]とアンモニア(NH_3)を水に溶かすとアルカリ性を示しますから、これらが物質A、Bのいずれかになることがわかります。また、試験Ⅳから物質Aがアンモニア(NH_3)、試験Ⅴから物質Bはバリウムを含む水酸化バリウム[$Ba(OH)_2$]であると特定できます。

試験Ⅱから、物質D、Eは水に溶かすと液性が酸性を示すことがわかります。選択肢の物質の中では、無水硫酸銅($CuSO_4$)と塩化水素(HCl)を水に溶かすと酸性を示しますから､これらが物質D､Eのいずれかになることがわかります。また、試験Ⅵから物質Dが無水硫酸銅($CuSO_4$)、試験Ⅶで硝酸銀溶液を加えて白色沈殿が生じることから、物質Eが塩化水素(HCl)であると特定できます。さらに、試験Ⅲから物質Cが酢酸エチル($CH_3COOC_2H_5$)であることがわかります。

解答 (物質A) d　(物質B) a　(物質C) c　(物質D) b　(物質E) e

第 9 章

用　途

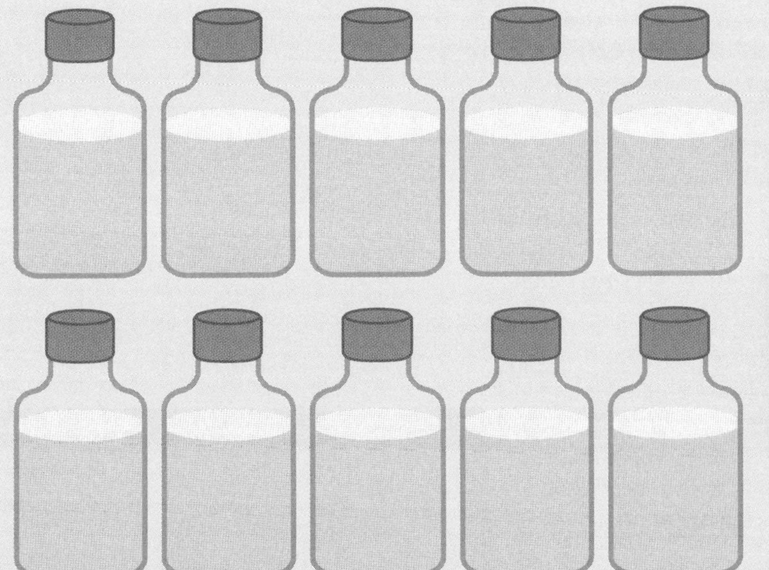

Check!   

9-1 用途

用途は、毒物劇物取扱者試験の「実地」で出題されることが多いようです。試験に出題される可能性の高い毒物劇物の用途をこれから見ていきましょう。

1 はじめに

用途は「実地」で問題が出題されることが多いようです。性状から推測できるものもありますが、毒物劇物名と用途のキーワードが結びつけられれば、それでいいと思います。なお、色のある結晶や空気や日光に触れて、色が付く液体などは、顔料や媒染剤に使われたりするように、性状と関連しているものも多くあります。

下線は、その毒劇劇物の用途のキーワードです。

2 農薬（殺鼠剤（さっそざい）） 重要度 ★★★

モノフルオール酢酸ナトリウム（$CH_2FCOONa$）

野鼠の駆除に使われます。

酢酸タリウム（CH_3COOTl）、硫酸タリウム（Tl_2SO_4）

野ネズミを対象とした殺鼠剤として使われます。

スルホナール、燐化亜鉛（Zn_3P_2）

殺鼠剤として用いられます。

黄燐（P_4）

酸素の吸収剤、赤燐その他の燐化合物及び殺鼠剤の原料として使用されます。また、マッチ、発煙剤の原料でもあります。

シアン化水素（HCN）

果実などの殺虫剤、船底倉庫の殺鼠剤、シアン化合物の製造、化学分析試薬などに使われます。

3 農薬（除草剤（じょそうざい）） 重要度 ★★

パラコート、ジクワット

除草剤に使われます。

塩素酸ナトリウム（$NaClO_3$）

農業用には除草剤として使用されます。工業用では抜染剤、酸化剤として使用されます。

シアン酸ナトリウム（NaOCN）

除草剤、有機合成、鋼の熱処理に用います。

4 農薬（殺虫剤、燻蒸剤） 重要度 ★★★

有機燐製剤［パラチオン、EPN、DDVP（ジクロルボス）、ダイアジノン］

遅効性殺虫剤、接触性殺虫剤に使われます。パラチオンは毒性が高いため、現在は使われなくなりました。

カーバメイト系化合物［メトミル、NAC（カルバリル）］

殺虫剤として使われます。

硫酸ニコチン

農薬として、病害虫に対する接触剤として用いられ、また、医薬その他の原料となります。

シアン化水素（HCN）

果実などの殺虫剤、船底倉庫の殺鼠剤、シアン化合物の製造、化学分析試薬などに使われます。

臭化メチル（ブロムメチル）（CH_3Br）

果樹、種子、貯蔵食糧等の病害虫の燻蒸に用いられます。通常使われる燻蒸濃度では臭気を感じないことに注意しましょう。

クロルピクリン（CCl_3NO_2）

農薬としては土壌燻蒸に使われ、土壌病原菌、線虫等の駆除などに用いられます。非常によく出題されます。

ホルマリン（HCHOの水溶液）

農薬として、トマト葉黴病、ウリ類ベト病などの防除、種子の消毒、温室の燻蒸に、工業用としては、フィルムの硬化、人造樹脂、人造角、色素などの製造に用いられます。ホルマリンは樹脂原料にも使われます。

硫酸銅（$CuSO_4 \cdot 5H_2O$）

工業用に電解液用、媒染剤、農薬として使用されるほか、試薬として用いられます。消石灰と混ぜて、ボルドー液として農薬に使われます。

5 殺菌・消毒剤、防腐剤　重要度 ★★★

塩素（Cl_2）

酸化剤、紙・パルプの漂白剤、殺菌剤、下水道の消毒剤などに利用されます。

フェノール（C_6H_5OH）

医薬品および染料の製造原料として用いられるほか、防腐剤、ベークライト、人造タンニンの原料、試薬などにも使用されます。

ベタナフトール（$C_{10}H_7OH$）

工業用として、染料製造原料に使用されるほか、防腐剤、試薬などにも用いられます。

クレゾール［$C_6H_4(OH)CH_3$］

消毒、殺菌、木材の防腐剤、合成樹脂可塑剤（かそざい）に使われます。

アジ化ナトリウム（NaN_3）

試薬、医療検体の防腐剤、エアバッグのガス発生剤に使われます。

アクロレイン（$CH_2{=}CHCHO$）

各種薬品の合成原料として非常に多く用いられ、また、医薬、アミノ酸、香料、染料、殺菌剤の製造の原料として重要です。そのもの自体は、主として探知剤（冷凍機用）、アルコールの変性、殺菌剤（水や下水）等に用います。

エチレンオキシド（C_2H_4O）

有機合成原料、界面活性剤、有機合成顔料、燻蒸消毒、殺菌剤に使われます。

6 漂白剤　重要度 ★★

塩素（Cl_2）

酸化剤、紙・パルプの漂白剤、殺菌剤、上水道の消毒剤などに利用されます。

蓚酸（しゅうさん）［$(COOH)_2 \cdot 2H_2O$］

捺染剤（なせんざい）、木、コルク、綿、藁製品等の漂白剤として使用されるほか、鉄錆による汚れを落とすのに用いられ、また、合成染料、試薬、その他真鍮（しんちゅう）、銅を磨くのに用いられます。

過酸化水素水（H_2O_2の水溶液）

酸化、還元の両作用を有しているので、工業上貴重な漂白剤として獣毛、羽毛、綿糸、絹糸、骨質、象牙などを漂白するのに応用されています。

7 酸化剤 重要度 ★★

重クロム酸カリウム（$K_2Cr_2O_7$）

工業用に酸化剤、媒染剤、製革用、電気鍍金（ときん）（めっき）用、電池調整用、顔料原料などに使用されるほか、試薬として用いられます。

塩素酸カリウム（$KClO_3$）

工業用にマッチ、煙火、爆発物の製造、抜染剤（ばっせんざい）、酸化剤として使用されます。

塩素酸ナトリウム（$NaClO_3$）

農業用には除草剤として、工業用では抜染剤、酸化剤として使用されます。

8 爆薬（爆発物）の製造 重要度 ★★

ピクリン酸［$C_6H_2(OH)(NO_2)_3$］

試薬、染料として用いられ、塩類は爆発薬として用いられます。

塩素酸カリウム（$KClO_3$）

工業用にマッチ、煙火、爆発物の製造、抜染剤、酸化剤として使用されます。

トルエン（$C_6H_5CH_3$）

爆薬、染料、香料、サッカリン、合成高分子材料などの原料、溶剤、分析用試薬など、その用途は多様です。

9 マッチ製造 重要度 ★★

三硫化燐（P_4S_3）

マッチの製造に用いられるほか、有機化合物の製造及び化学実験などに用いられます。

黄燐（P_4）

酸素の吸収剤、赤燐その他の燐化合物及び殺鼠剤の原料として使用され、また、マッチ、発煙剤の原料でもあります。

塩素酸カリウム（$KClO_3$）

工業用にマッチ、煙火、爆発物の製造、抜染剤、酸化剤として使用されます。

10 溶剤・溶媒 重要度 ★★

クロロホルム（$CHCl_3$）

溶媒として広く用いられます。

9 用途

トルエン（$C_6H_5CH_3$）

爆薬、染料、香料、サッカリン、合成高分子材料などの原料、溶剤、分析用試薬など、その用途は多様です。

酢酸エチル（$CH_3COOC_2H_5$）

香料、溶剤、有機合成原料として使われます。カルボン酸エステルですから、香料にも使われます。

メタノール（CH_3OH）

染料その他有機合成材料、樹脂、塗料などの溶剤、燃料、試薬、標本保存用などにも用いられます。メタノールはメタノール燃料としても使われます。

11 アンチノック剤　重要度 ★★

四エチル鉛［$(C_2H_5)_4Pb$］

ガソリンのアンチノック剤。有鉛ガソリンは現在、使われなくなりました。

ニッケルカルボニル［$Ni(CO)_4$］

高圧アセチレン重合、オキソ反応などにおける触媒、ガソリンのアンチノック剤に使われます。

12 鍍金と写真用　重要度 ★★

シアン化カリウム（KCN）

冶金、電気鍍金、写真に使われます。

硝酸銀（$AgNO_3$）

工業用には鍍金、写真用に使用される他、試薬、医薬用に用いられます。

13 乾燥剤　重要度 ★★

硫酸（H_2SO_4）

工業上の用途は極めて広く、肥料、各種化学薬品の製造、石油の精製、冶金、塗料、顔料などの製造に用いられ、また、乾燥剤あるいは試薬として用いられます。

無水硫酸銅（$CuSO_4$）

乾燥剤、試薬として使用されます。

14 石ケン製造 重要度 ★★★

水酸化ナトリウム（NaOH）

化学工業用として、セッケン製造、パルプ工業、染料工業、レイヨン工業、諸種の合成化学などに使用されるほか、試薬、農薬として用いられます。よく出題されます。

15 アニリン原料 重要度 ★★

ニトロベンゼン（$C_6H_5NO_2$）

純アニリンの製造原料として用いられるほか、タール中間物の製造原料、合成化学に酸化剤として、また、特殊溶媒に用いられ、ミルバン油と称してセッケン香料に用いられます。

16 洗濯剤・洗浄剤 重要度 ★

四塩化炭素（CCl_4）

洗濯剤および種々の洗浄剤の製造、引火性の少ないベンジンの製造などに応用され、また、化学薬品として使用されます。

17 冷凍用寒剤 重要度 ★

アンモニア（NH_3）

化学工業の原料、液化したものは冷凍用寒剤（最近はほとんどの場合フレオンなどを使用）として用いられます。

18 ガラスのつや消し 重要度 ★★

弗化水素酸（HFの水溶液）

フロンガスの原料、ガソリンのアルキル化反応の触媒、ガラスのつや消し、金属の酸洗剤、半導体のエッチング剤などに使われます。

19 釉薬（ゆうやく、うわぐすり） 重要度 ★

セレン（Se）

ガラスの脱色、釉薬（ゆうやく）、整流器などに使われます。

硅弗化ナトリウム（Na_2SiF_6）

釉薬（ゆうやく）、試薬に使われます。

9 用途

20 アマルガム　重要度 ★★

水銀（Hg）

寒暖計、整流器、医薬品、歯科用アマルガムなどに使われます。

21 ロケット燃料　重要度 ★

ヒドラジン（NH_2NH_2）

ロケット燃料に使われます。

22 ドーピングガス　重要度 ★

燐化水素（ホスフィン）（PH_3）

半導体工業におけるドーピングガスに使われます。

23 半導体・特殊材料ガス　重要度 ★

燐化水素（ホスフィン、PH_3）、水素化砒素（アルシン、AsH_3）、
セレン化水素（水素化セレニウム、H_2Se）

半導体工業におけるドーピングガスに使われます。

ジボラン（B_2H_6）、モノゲルマン（水素化ゲルマニウム、GeH_4）、
塩化ホスホリル（$POCl_3$）

特殊材料ガスとして使われます。

24 土質安定剤　重要度 ★

アクリルアミド（$CH_2=CHCONH_2$）

反応開始剤および促進剤と混合して地盤に注入し、土木工事用の土質安定剤として用いられます。

25 染料の製造原料　重要度 ★★

アニリン（$C_6H_5NH_2$）

タール中間物の製造原料、医薬品、染料等の製造原料として重要なものです。写真現像用のハイドロキノンなどの原料にも用いられます。

26 塩化物の製造 重要度 ★

塩酸（HClの水溶液）

化学工業用として諸種の塩化物、膠の製造、獣炭の精製、その他、染色、色素工業などに使用されます。

27 メチル化剤 重要度 ★

ジメチル硫酸［$(CH_3)_2SO_4$］

メチル化剤として使われます。

28 スルホン化剤 重要度 ★

クロルスルホン酸（HSO_3Cl）

スルホン化剤、煙幕として使われます。

コラム 農薬について

農薬をその用途により分類すると、①殺虫剤、②殺菌剤、③殺鼠剤（さっそざい）、④除草剤、⑤燻蒸剤（くんじょうざい）などに分類されます。以下にその用途に用いられる毒物劇物をいくつか挙げますので、参考にしてください。

① 殺虫剤：有機燐化合物［パラチオン、TEPP、EPN、DDVP（ジクロルボス）、ダイアジノン］、カーバメイト系化合物［メトミル、NAC（カルバリル）］、有機塩素化合物（アルドリン、エンドリン、ディルドリン）、テフルトリン、硫酸ニコチン、ロテノン
② 殺菌剤：硫酸銅、イミノクタジン、トリシクラゾール
③ 殺鼠剤：モノフルオール酢酸ナトリウム、酢酸タリウム、硫酸タリウム、燐化亜鉛、スルホナール、メチルスルホナール
④ 除草剤：塩素酸ナトリウム、シアン酸ナトリウム、パラコート、ジクワット
⑤ 燻蒸剤：クロルピクリン、ブロムメチル、ホストキシン（燐化アルミニウムとその分解促進剤を含有する製剤）

※ シアン化水素は殺虫剤、殺鼠剤に用いられ、黄燐は殺虫剤の原料に使われます。

章末問題

▶問題1

☑☑☑

次の薬物の主な用途として適切なものを選びなさい。

①クレゾール　②水銀　③トルエン　④硫酸銅　⑤DDVP

a) 接触性殺虫剤
b) 工業用に電解液用、媒染剤、農薬、試薬
c) 寒暖計、整流器、医薬品、歯科用アマルガム
d) 消毒、殺菌、木材の防腐剤、合成樹脂可塑剤
e) 爆薬、染料、香料、サッカリン、合成高分子等の原料、溶剤、分析用試薬

▶問題2

☑☑☑

次の薬物の主な用途として適切なものを選びなさい。

①アジ化ナトリウム　②酢酸エチル　③酢酸タリウム
④シアン化カリウム　⑤ブロムメチル

a) 冶金、電気鍍金（電気メッキ）、写真
b) 香料、溶剤、有機合成原料
c) 野ネズミを対象とした殺鼠剤
d) 果樹、種子、貯蔵食糧等の病害虫の燻蒸
e) 試薬、医療検体の防腐剤、エアバッグのガス発生剤

▶問題3

☑☑☑

次の薬物の主な用途として適切なものを選びなさい。

①クロルピクリン　②シアン酸ナトリウム　③蓚酸　④硝酸銀　⑤硫酸

a) 除草剤、有機合成、鋼の熱処理に用いる。
b) 農薬として土壌燻蒸に使われ、土壌病原菌、線虫等の駆除などに用いられる。
c) 捺染剤、木、コルク、綿、藁製品等の漂白剤として使用されるほか、鉄錆による汚れを落とし、合成染料、試薬、その他真鍮、銅を磨くのに用いられる。
d) 工業用には鍍金、写真用に使用される他、試薬、医薬用に用いられる。
e) 工業上の用途は極めて広く、肥料、各種化学薬品の製造、石油の精製、冶金、塗料、顔料などの製造に用いられ、また、乾燥剤や試薬として用いられる。

▶問題4

次の薬物の主な用途として適切なものを選びなさい。

①塩素酸ナトリウム　②三硫化燐　③水酸化ナトリウム
④セレン　⑤ニトロベンゼン　⑥ホルマリン

a) 農業用には除草剤、工業用では抜染剤、酸化剤として使用される。
b) 農薬用にはトマト葉黴病、ウリ類ベト病等の防除、種子消毒、温室の燻蒸、工業用ではフィルムの硬化、人造樹脂、人造角、色素等の製造に用いられる。
c) マッチの製造、有機化合物の製造及び化学実験等に用いられる。
d) 化学工業用として、セッケン製造、パルプ工業、染料工業、レイヨン工業、諸種の合成化学などに使用されるほか、試薬、農薬として用いられる。
e) 純アニリンの製造原料として用いられるほか、タール中間物の製造原料、合成化学に酸化剤として、また、特殊溶媒に用いられ、ミルバン油と称してセッケン香料に用いられる。
f) ガラスの脱色、釉薬、整流器に用いられる。

▶問題5

次の薬物の主な用途として適切なものを選びなさい。

①エチレンオキシド　②四塩化炭素　③重クロム酸カリウム
④ニッケルカルボニル　⑤弗化水素酸　⑥メタノール

a) 有機合成原料、界面活性剤、有機合成顔料、燻蒸消毒、殺菌剤。
b) 工業用に酸化剤、媒染剤、製革用、電気鍍金用、電池調整用、顔料原料などに使用されるほか、試薬として用いられる。
c) 高圧アセチレン重合、オキソ反応等での触媒、ガソリンのアンチノック剤。
d) 洗濯剤および種々の洗浄剤の製造、引火性の少ないベンジンの製造などに応用され、また、化学薬品として使用される。
e) 染料その他有機合成材料、樹脂、塗料などの溶剤、燃料、試薬、標本保存用などにも用いられる。
f) フロンガスの原料、ガソリンのアルキル化反応の触媒、ガラスのつや消し、金属の酸洗剤、半導体のエッチング剤など。

解説と解答

▶問題1

①は固体または液体、②は液体、③は液体、④は固体、⑤は液体です。

①クレゾールは消毒・殺菌剤、防腐剤などに使われますので、解答はdです。
②水銀は寒暖計、歯科用アマルガムなどに使われますので、解答はcです。
③トルエンは爆薬等の原料、溶剤などとして使われますので、解答はeです。
④硫酸銅は電解液やボルドー液として農薬にも使われますので、解答はbです。
⑤DDVPは有機燐製剤で、接触性殺虫剤として使われますので、解答はaです。

解答　①d　②c　③e　④b　⑤a

▶問題2

①は固体、②は液体、③は固体、④は固体、⑤は気体です。

①アジ化ナトリウムは防腐剤やエアバッグのガス発生剤に使われますので、解答はeです。
②酢酸エチルは溶剤やエステルですから香料に使われますので、解答はbです。
③酢酸タリウムは殺鼠剤として使われますので、解答はcです。
④シアン化カリウムは電気鍍金などに使われますので、解答はaです。
⑤ブロムメチル（臭化メチル）は燻蒸剤として使われますので、解答はdです。

解答　①e　②b　③c　④a　⑤d

▶問題3

①は液体、②は固体、③は固体、④は固体、⑤は液体です。

①クロルピクリンは土壌燻蒸剤としてよく出題されます。解答はbです。
②シアン酸ナトリウムは除草剤などに使われますので、解答はaです。
③蓚酸は木、コルク、綿、藁製品等の漂白剤に使われますので、解答はcです。
④硝酸銀は日光により黒変し、写真用として使われますので、解答はdです。
⑤硫酸は猛烈に水を吸収しますから、乾燥剤として使われます。解答はeです。

解答　①b　②a　③c　④d　⑤e

▶問題4

①は固体、②は固体、③は固体、④は固体、⑤は液体、⑥は液体です。

①塩素酸ナトリウムは除草剤、酸化剤などに使われますので、解答はaです。

②三硫化燐はマッチの製造などに使われますので、解答はcです。

③水酸化ナトリウムはセッケン製造などに使われますので、解答はdです。よく出題されます。

④セレンは釉薬（陶器のうわぐすり）などとして使われますので、解答はfです。

⑤ニトロベンゼンはアニリンの製造原料などに使われますので、解答はeです。

⑥ホルマリンは燻蒸剤、樹脂原料などに使われますので、解答はbです。

解答 ①a ②c ③d ④f ⑤e ⑥b

▶問題5

①は気体、②は液体、③は固体、④は液体、⑤は液体、⑥は液体です。

①エチレンオキシドは燻蒸消毒、殺菌剤などに使われますので、解答はaです。

②四塩化炭素はドライクリーニングの洗濯剤、コンピュータチップの洗浄剤などに使われますので、解答はdです。

③重クロム酸カリウムは赤橙色結晶なので顔料として、また酸化剤として使われますので、解答はbです。

④ニッケルカルボニルはアンチノック剤として使われますので、解答はcです。

⑤弗化水素酸はフロンガスの原料になるとともに、ガラスを腐食するからガラスのつや消しに使われますので、解答はfです。

⑥メタノールは溶剤やメタノール燃料などとして使われますので、解答はeです。

解答 ①a ②d ③b ④c ⑤f ⑥e

毒物及び劇物取締法施行令　別表第2（第40条の5、第42条関係）

1 黄燐
2 四アルキル鉛を含有する製剤
3 無機シアン化合物たる毒物及びこれを含有する製剤で液体状のもの
4 弗化水素及びこれを含有する製剤
5 アクリルニトリル
6 アクロレイン
7 アンモニア及びこれを含有する製剤（アンモニア10%以下を含有するものを除く）で液体状のもの
8 塩化水素及びこれを含有する製剤（塩化水素10%以下を含有するものを除く）で液体状のもの
9 塩素
10 過酸化水素及びこれを含有する製剤（過酸化水素6%以下を含有するものを除く）
11 クロルスルホン酸
12 クロルピクリン
13 クロルメチル
14 硅弗化水素酸
15 ジメチル硫酸
16 臭素
17 硝酸及びこれを含有する製剤（硝酸10%以下を含有するものを除く）で液体状のもの
18 水酸化カリウム及びこれを含有する製剤（水酸化カリウム5%以下を含有するものを除く）で液体状のもの
19 水酸化ナトリウム及びこれを含有する製剤（水酸化ナトリウム5%以下を含有するものを除く）で液体状のもの
20 ニトロベンゼン
21 発煙硫酸
22 ホルムアルデヒド及びこれを含有する製剤（ホルムアルデヒド1%以下を含有するものを除く）で液体状のもの
23 硫酸及びこれを含有する製剤（硫酸10%以下を含有するものを除く）で液体状のもの

さくいん

■英数字

■あ

■い

■う

■し

■す

■せ

■そ

■た

■ち

■つ

■て

■と

■な

■に

■ね

■の

■は

■ひ

■ふ

■へ

■ほ

■ま

■み

■む

■め

■も

■ゆ

■よ

■ら

■り

■れ

■ろ

■参考文献およびURL

「毒物及び劇物に関する参考資料」、上野　明
「毒物劇物試験問題集 全国版」毒物劇物安全性研究会編、薬務公報社
「フォトサイエンス化学図録」、数研出版
「ダイナミックワイド図説化学」、東京書籍
「化学辞典（普及版）」、編集代表 志田正二、森北出版
「化学　基本の考え方を中心に」、石倉洋子・石倉久之、東京化学同人
「化学式・化学記号の読み方書き方」、山本　績・藤谷正一、オーム社
「大学への橋渡し　一般化学」、芝原寛泰・斉藤正治、化学同人
「大学への橋渡し　有機化学」、宮本真敏・斉藤正治、化学同人
「理系なら知っておきたい　化学の基本ノート（物理化学編）」、岡島光洋、中経出版
「理系なら知っておきたい　化学の基本ノート（有機化学編）」、岡島光洋、中経出版
「基礎からベスト　化学ⅠＢ」、冨田　功、学習研究社
「理解しやすい　化学Ⅰ・Ⅱ」、戸嶋直樹・瀬川浩司、文英堂
「毒物及び劇物取締法令集」、薬務公報社
「毒劇物取扱者必携　第３版」、山村醇一・野島貞栄、産業図書
「臨床中毒学」、相馬一亥監修、上條吉人執筆、医学書院

・厚生労働省　https://www.mhlw.go.jp/index.html
・電子政府の総合窓口　法令データ提供システム
https://elaws.e-gov.go.jp/search/elawsSearch/elaws_search/lsg0100/

■ダウンロード教材について

本書では、ダウンロード教材をインターネットから提供しています。

提供するダウンロード教材は、「毒物及び劇物に関する参考資料［改訂版］」、「試験用暗記プリント」、「オリジナル問題」、「漢字の読み方ガイド」などです。

下記のURLからパスフレーズを入力してご利用ください。

https://gihyo.jp/book/2021/978-4-297-12046-7/support
パスフレーズ：DG764021
または
https://www.sho-oh.ac.jp/dokugeki/
パスフレーズは不要です。

注意

- このサービスはインターネットからのみの提供となります。著者および出版社は印刷物としての提供は行っておりません。
- このサービスは予告なく終了することもございますので、あらかじめご了承ください。

■著者紹介

竹尾　文彦（たけお　ふみひこ）
湘央生命科学技術専門学校専任教員
1章、2章担当。専門は毒物劇物取扱法、基礎化学、応用化学、バイオインフォマティクス
資格：公害防止管理者（水質）

花輪　俊宏（はなわ　としひろ）
湘央生命科学技術専門学校専任教員
3章～9章担当。専門は薬物管理学、微生物学、遺伝子解析実習、実験動物学実習
資格：毒物劇物取扱者（一般品目）、技術士補（生物工学部門）、実験動物1級技術者、
認定動物看護師、公害防止管理者（大気・水質・ダイオキシン）など

カバーデザイン　●デザイン集合〔ゼブラ〕＋坂井哲也
立体イラスト　●長谷川貴子
撮影　●西村陽一郎
本文デザイン・DTP●藤田 順

第3版　毒物劇物取扱者 合格教本

2010年 4月10日　初　版　第1刷発行
2021年 4月30日　第3版　第1刷発行
2024年 8月 6日　第3版　第5刷発行

著　者　竹尾 文彦、花輪 俊宏
発行者　片岡 巌
発行所　株式会社技術評論社
東京都新宿区市谷左内町21-13
電話　03-3513-6150 販売促進部
03-3513-6166 書籍編集部
印刷／製本　日経印刷株式会社

定価はカバーに表示してあります。

ISBN 978-4-297-12046-7 C3058
Printed in Japan

■お問い合わせについて

お問い合わせの前にp.2の「注意」をご確認ください。

本書に関するご質問は、FAXか書面でお願いします。電話での直接のお問い合わせにはお答えできませんので、あらかじめご了承ください。また、下記のWebサイトでも質問用のフォームを用意しておりますので、ご利用ください。

ご質問の際には、書名と該当ページ、返信先を明記してください。e-mailをお使いになられる方は、メールアドレスの併記をお願いします。

お送りいただいた質問は、場合によっては回答にお時間をいただくこともございます。なお、ご質問は本書に書いてあるもののみとさせていただきます。

■お問い合わせ先
〒162-0846
東京都新宿区市谷左内町21-13
株式会社技術評論社　書籍編集部
「第3版　毒物劇物取扱者 合格教本」係
FAX：03-3513-6183
Web：https://gihyo.jp/